ISABELLA HENER

EATING your way

südwest

INHALT

VORWORT DER AUTORIN

Alles begann für mich vor acht Jahren mit einer verrückten Idee auf einer Auslandsreise: Einen Ort für alle mit Lebensmittelintoleranzen zu schaffen, wo jeder etwas Leckeres und Verträgliches zu essen findet.

Aber bevor ich ins Detail gehe, möchte ich mich euch erst mal kurz vorstellen. Mein Name ist Isabella, oder kurz einfach „Isi". Ursprünglich bin ich studierte Mediendesignerin, und vor etwa zehn Jahren hatte ich mit Essen bei Intoleranzen noch nicht ganz so viel am Hut. Gekocht und gebacken habe ich aber schon immer wahnsinnig gerne. Nach mehreren Jahren immer wiederkehrender Beschwerden wurde bei mir eine Laktoseintoleranz diagnostiziert. Danach musste ich mich erst mal durch Zutatenlisten und weitere Infos zu dem Thema kämpfen. Ich stellte daraufhin meinen Speiseplan um und verwendete nur noch laktosefreie Zutaten. So weit, so gut, dachte ich. Allerdings hatte ich auch weiterhin oft mit Kopfschmerzen, Müdigkeit und Erkältungen zu kämpfen. Was für mich damals aber einfach der Normalzustand war.

Zu der Zeit dachte ich, ich brauche einfach mal eine Auszeit vom stressigen Joballtag, und beschloss, eine zweimonatige Reise nach Neuseeland zu unternehmen. Dort fiel mir dann erst auf, wie schwer es eigentlich ist, im Restaurant oder Café etwas Verträgliches zu essen zu finden. Zu Hause arrangiert man sich ja meistens ganz gut. In Neuseeland also entstand die Idee, ein Lokal zu eröffnen, das speziell Gerichte für alle mit Unverträglichkeiten anbietet. Als ich von meiner Reise nach Hause zurückkehrte, ließ mich der Gedanke nicht mehr los. Also hängte ich meinen Job in der Werbeagentur an den Nagel und gründete 2014, nach einer erfolgreichen Crowdfunding-Kampagne, „Die intolerante Isi" – Foodtruck, Catering und Kochkurse für alle mit Unverträglichkeiten.

In den darauffolgenden Jahren befasste ich mich immer mehr mit gesunder Ernährung und der optimalen Nährstoffversorgung. Ich verschlang viele Studien und Bücher zu dem Thema. Denn „laktosefrei", „glutenfrei" oder „vegan" bedeutet noch lange nicht, dass diese Ernährungsweise auch automatisch gesund ist oder einem guttut. Die meisten Ersatzprodukte sind vollgestopft mit Weißmehl, Zucker und einer langen Liste an Zusatzstoffen. Man lässt damit zwar unverträgliche Lebensmittel weg, ergänzt den Speiseplan aber durch entzündungsfördernde oder nährstoffarme Nahrungsmittel. Ehrlicherweise sieht der Speiseplan in unserer heutigen Gesellschaft leider im Allgemeinen oft nicht besonders gesund und ausgewogen aus. Das eigene Erleben und der Austausch mit anderen Betroffenen zeigten mir, dass diese Problematik dann zu verschiedenen Intoleranzen und anderen Beschwerden führen kann.

2018/2019 ergänzte ich meine langjährige Erfahrung zum Thema Lebensmittelunverträglichkeiten durch eine Weiterbildung zu Mikronährstoffen und deren Bedeutung für unsere Gesundheit. Das gesammelte Wissen gebe ich in meinen Kochkursen, bei Coachings und Vorträgen weiter. Viele der Kochkurse finden auch online statt, so dass du von überall aus daran teilnehmen kannst.

Und nun habe ich die wundervolle Möglichkeit erhalten, mit diesem Buch noch mehr Menschen zu unterstützen und mein über die Jahre gesammeltes Wissen weiterzugeben. „Eating your way“ ist dabei keine lückenlose Enzyklopädie der Unverträglichkeiten – das Thema ist viel zu komplex, um es in nur ein Buch zu packen. Es soll dir vor allem leckere und verträgliche Rezepte liefern, hilfreiche Tipps und Tricks für den Alltag vermitteln und so hoffentlich ein Stück Lebensqualität zurückgeben. Deshalb sind zum Beispiel die „Verträglichkeitslisten“ möglichst einfach und übersichtlich gehalten, damit du schnell erkennen kannst, welche Lebensmittel in der Regel verträglich sind und welche eher nicht. Außerdem gibt es zu den Rezepten viele Tipps zu austauschbaren Zutaten und interessantes Hintergrundwissen zu den verschiedenen Lebensmitteln. Ich habe alle Informationen nach bestem Wissen und Gewissen anhand aktueller Studien und Erfahrungsberichten von Betroffenen für dich zusammengetragen. Bitte beachte allerdings, dass viele Bereiche noch nicht komplett erforscht sind und es daher manchmal Widersprüche oder Abweichungen geben kann.

Außerdem wichtig zu wissen ist: Jeder Mensch ist ein Individuum. Jeder hat eine andere Vorgeschichte. Jeder verträgt andere Lebensmittel, und jeder verstoffwechselt diese auf unterschiedliche Art und Weise. Unser Mikrobiom, das ist die Gesamtheit aller Mikroorganismen, die sozusagen auf und in uns „wohnen“, ist komplex und divers. Deshalb gibt es nicht die eine perfekte Lösung für alle. Du musst für dich selbst herausfinden, was DIR guttut. Es erfordert außerdem etwas Disziplin und Durchhaltevermögen, bis eine Besserung der Symptome und des Allgemeinbefindens eintritt – aber unsere Gesundheit ist unser höchstes Gut, und darauf aufzupassen, kann uns niemand abnehmen. Ich hoffe, dieses Buch verhilft dir zu einem besseren Bauchgefühl und dazu, wieder leckere Gerichte genießen zu können.

Alles Liebe,

Isi

Bei den Rezepten verwendete Symbole

Die Rezepte in Eating your way decken möglichst viele Unverträglichkeiten ab. Welche Rezepte für dich geeignet sind, erkennst du schnell an den folgenden Icons unter dem Rezepttitel:

- glutenfrei
- laktosefrei
- histaminarm
- fruktosearm
- vegan

Noch mehr Infos findest du unter
www.die-intolerante-isi.de

Hinweis:

Aus Gründen der besseren Lesbarkeit wird bei Personenbezeichnungen und personenbezogenen Hauptwörtern in diesem Buch die männliche Form verwendet. Entsprechende Begriffe gelten im Sinne der Gleichbehandlung grundsätzlich für alle Geschlechter. Die verkürzte Sprachform hat nur redaktionelle Gründe und beinhaltet keine Wertung.

Kapitel 1

EINFÜHRUNG

UNVERTRÄGLICHKEIT VS. ALLERGIE

Eine Lebensmittelunverträglichkeit (fachsprachlich Lebensmittelintoleranz) ist nicht mit einer Lebensmittelallergie zu verwechseln, und doch werden diese beiden Begriffe oft im selben Atemzug genannt oder miteinander verwechselt. Obwohl einige Symptome gleich oder ähnlich sein können, handelt es sich um zwei grundverschiedene Vorgänge im Körper, die im Folgenden erklärt werden sollen.

LEBENSMITTELALLERGIE

Eine Lebensmittelallergie ist eine Reaktion des Immunsystems auf einzelne Bestandteile eines Lebensmittels, meistens auf bestimmte Eiweiße (fachsprachlich: Proteine). Das können z. B. Proteine in Nüssen, Milch oder Fisch sein. Der Körper stuft diese fälschlicherweise als „Feind" und somit als Bedrohung ein. Daraufhin geht das Immunsystem dagegen vor und bildet Antikörper, also körpereigene Abwehrstoffe. Die aus dieser Abwehrreaktion entstehenden Beschwerden können von Magen-Darm-Problemen, Ausschlägen und Schwellungen bis hin zu Atemnot und einem lebensbedrohlichen sogenannten anaphylaktischen Schock reichen.

Oft können auch Kreuzallergien vorhanden sein. Dabei handelt es sich ursprünglich nicht um eine Lebensmittelallergie, sondern um Allergien gegenüber Pollen, beispielsweise von Birke, Erle oder Hasel. In diesem Fall kann ein Birkenallergiker beispielsweise auch beim Verzehr eines Apfels mit Allergiesymptomen reagieren. Grund dafür ist, dass im Apfel ähnliche Proteinstrukturen wie in der Birke vorkommen. Das Immunsystem erkennt somit das Protein aus dem Apfel als „Birke-Protein", und dies verursacht eine allergische Reaktion.

Nachweisen kann man eine Lebensmittelallergie durch einen Bluttest oder einen sogenannten Prick-Test.

- Im Blut sind bei einer Allergie IgE-Antikörper gegen das entsprechende Nahrungsmittel nachweisbar.
- Bei einem Prick-Test wird meist eine konzentrierte Lösung des Allergens auf die Haut aufgetragen und eine entsprechende Hautreaktion abgewartet. Die gleichzeitige Einnahme von Antihistaminika oder Kortikosteroiden kann jedoch zu einem falschen Ergebnis des Tests führen.

Bei Verdacht ist es zu empfehlen, einen dieser Tests durchzuführen, statt viele Nahrungsmittel einfach wegzulassen, da der dauerhafte Verzicht auf bestimmte Lebensmittel ebenfalls die Entstehung einer Allergie begünstigen kann.

Ist dagegen eine Allergie nachgewiesen, sollten die entsprechenden Nahrungsmittel strikt gemieden werden, da bereits Spuren des Allergens schwerwiegende Symptome hervorrufen können.

Good to know!

Grundsätzlich können nahezu alle Nahrungsmittel Allergien verursachen. Nur sehr wenige Lebensmittel, wie z. B. Artischocken, Blattsalate oder Reis, sind kaum Auslöser für Allergien.

LEBENSMITTEL-UNVERTRÄGLICHKEIT

Bei einer Unverträglichkeit (medizinisch: Intoleranz) gegenüber Lebensmitteln ist der Körper nicht in der Lage, bestimmte Nahrungsbestandteile zu verdauen oder aufzunehmen. Medizinisch spricht man von einer Intoleranz. Das kann entweder aufgrund fehlender Enzyme oder Transportproteine der Fall sein. Somit gelangen unverdaute Nahrungsbestandteile in den Dickdarm und werden dort von Bakterien zersetzt. Dabei treten vor allem Beschwerden im Magen-Darm-Bereich auf. Unverträglichkeiten können sich aber auch durch unspezifische Beschwerden wie z. B. Kopfschmerzen, Hautausschläge oder Kreislaufbeschwerden äußern.

Viele Faktoren wirken sich negativ auf den Körper aus und können Unverträglichkeiten hervorrufen oder verstärken:

- Umwelteinflüsse
- Giftstoffe/Schwermetalle
- geschädigte Darmschleimhaut
- ungesunde/einseitige Ernährung
- zu wenig Bewegung

Eine Lebensmittelunverträglichkeit kann durch verschiedene Verfahren nachgewiesen werden. Am häufigsten kommt dabei ein Atemtest, der Wasserstoff- bzw. H2-Atemtest, zum Einsatz. Dabei wird eine konzentrierte Lösung auf nüchternem Magen getrunken, und im Anschluss werden die Werte in der Atemluft gemessen.

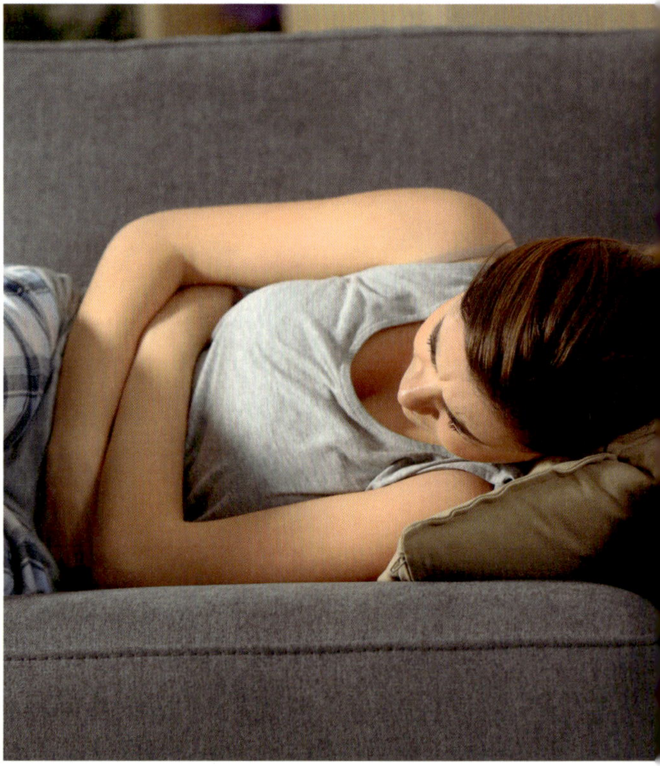

Bei Beschwerden ist es in erster Linie sinnvoll, ein ausführliches Ernährungstagebuch zu führen. Besteht ein Verdacht auf eine Unverträglichkeit gegenüber bestimmten Nahrungsmitteln, sollten diese nach Rücksprache mit einem Arzt oder Ernährungsberater eine gewisse Zeit lang komplett gemieden und anschließend die eigene Verträglichkeitsgrenze ausgetestet werden.

Good to know!

Anders als bei einer Allergie werden bei einer Unverträglichkeit Spuren der betreffenden Lebensmittel meist problemlos vertragen. Ausgenommen bei einer Zöliakie – hier muss dauerhaft strikt auf eine glutenfreie Diät geachtet werden (mehr dazu ab Seite 21).

LAKTOSEUNVERTRÄGLICHKEIT/-INTOLERANZ

Eine Unverträglichkeit gegenüber Laktose ist die wohl bekannteste und am weitesten verbreitete Intoleranz. Allein in Deutschland sind mindestens 15 Prozent der Menschen davon betroffen. Was es damit auf sich hat und welche Möglichkeiten es für Betroffene gibt, schauen wir uns im folgenden Kapitel an.

WAS IST LAKTOSE?

Als Laktose wird der in Milchprodukten und der Muttermilch enthaltene Milchzucker bezeichnet. Es handelt sich dabei um einen Zweifachzucker (Disaccharid), der aus den beiden Bestandteilen Galaktose und Glukose besteht. Diese gehören zu den Einfachzuckern (Monosaccharide).

WAS IST EINE LAKTOSEINTOLERANZ?

Normalerweise wird Laktose in unserem Dünndarm von dem Enzym Laktase in seine beiden Bestandteile aufgespalten und kann anschließend verdaut werden. Bei einer Laktoseintoleranz (auf Deutsch Laktoseunverträglichkeit) ist dieses Enzym nur noch in geringen Mengen vorhanden oder fehlt ganz. Dadurch gelangt die Laktose unverdaut in den Dickdarm und wird dort von den Darmbakterien zersetzt. Dabei entstehen die Abbauprodukte Wasserstoff, Kohlenstoffdioxid, Methan, Milchsäure und kurzkettige Fettsäuren. Diese Gase verursachen unter anderem typische Symptome wie Blähungen, Bauchkrämpfe oder Durchfall. Es kann aber auch zu unspezifischen Symptomen kommen, die in erster Linie vielleicht nicht mit einer Laktoseintoleranz in Verbindung gebracht werden. Dazu zählen beispielsweise Erschöpfungszustände, Kopfschmerzen, depressive Verstimmungen, Schlafstörungen, unreine Haut oder Gliederschmerzen.

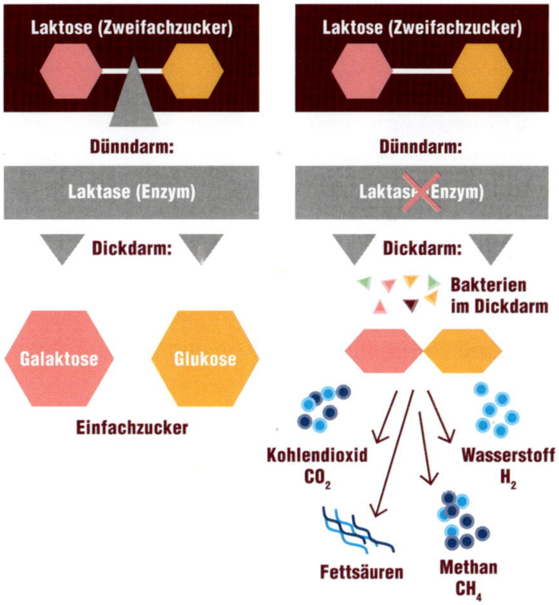

Im Dünndarm spaltet das Enzym Laktase die Laktose in ihre zwei Bestandteile auf: Galaktose und Glukose. Fehlt das Enzym Laktase oder ist es in zu geringer Menge vorhanden, wandert die Laktose ungespalten in den Dickdarm, wo sie von Bakterien verstoffwechselt wird. Die dabei entstehenden Gase verursachen Beschwerden.

Grundsätzlich ist eine niedrigere Produktion der Laktase mit steigendem Alter von Natur aus völlig normal, da das Enzym eigentlich dafür da ist, um im Säuglingsalter die Muttermilch aufnehmen zu können. Aufgrund einer Genmutation, die im Laufe der Jahrzehnte durch den Beginn der Viehzucht entstanden ist, sind vor allem in Europa Menschen auch in hohem Alter noch in der Lage, Laktose zu verarbeiten.

Man muss zwischen drei Formen der Laktoseintoleranz unterscheiden:

Primärer Laktasemangel
Dies ist die erworbene Form und beginnt am Ende der Stillzeit. Die Produktion des Enzyms nimmt mit zunehmendem Alter kontinuierlich ab. Das ist die weltweit häufigste Form eines Laktasemangels.

Sekundärer Laktasemangel
Dieser entsteht in Folge von Darmerkrankungen (beispielsweise Zöliakie oder Colitis ulcerosa) oder wenn z. B. Antibiotika über einen längeren Zeitraum eingenommen wurden. Im Gegensatz zu den anderen beiden Formen kann diese Form des Laktasemangels sich nach Behandlung der Ursache wieder bessern oder auch ganz verschwinden.

Kongenitaler Laktasemangel
Diese Form der Laktoseintoleranz ist angeboren und genetisch bedingt. Sie kommt extrem selten vor und kann für Säuglinge lebensbedrohlich sein, da sie selbst die Muttermilch nicht vertragen. Das äußert sich vor allem durch wässrige Durchfälle. Hier ist eine strikte laktosefreie Diät notwendig, damit es nicht zu Mangelernährung und Wachstumsstörungen kommt.

WIE WIRD EINE LAKTOSEINTOLERANZ FESTGESTELLT?

Wenn man auf nüchternen Magen ein Glas Milch trinkt und daraufhin Beschwerden hat, kann das ein erstes Anzeichen dafür sein, dass man Milchzucker nicht optimal verträgt. Es könnte sich aber beispielsweise auch um eine Milch**eiweiß**unverträglichkeit handeln. Daher ist es sinnvoll, beim Arzt einen Test durchzuführen, um auf Nummer Sicher zu gehen.

- Ob eine Laktoseintoleranz besteht, kann durch einen Wasserstoff- bzw. H2-Atemtest festgestellt werden. Dabei wird eine Laktoselösung auf nüchternen Magen getrunken und im Anschluss die H2-Konzentration in der Atemluft mehrmals im Abstand von etwa 30 Minuten gemessen. Ab einem Anstieg der H2-Konzentration von mehr 20 ppm in der ausgeatmeten Luft, gehen die Mediziner von einer unzureichenden Aufspaltung der Laktose aus.

- Eine weitere Möglichkeit, Laktoseintoleranz festzustellen, ist ein oraler Laktosetoleranztest. Bei diesem wird 60 und 120 Minuten nach Milchzuckerzufuhr der Blutzuckerspiegel gemessen. Dieser Test ist allerdings relativ aufwendig und weniger spezifisch und sensitiv als der H2-Laktose-Atemtest.

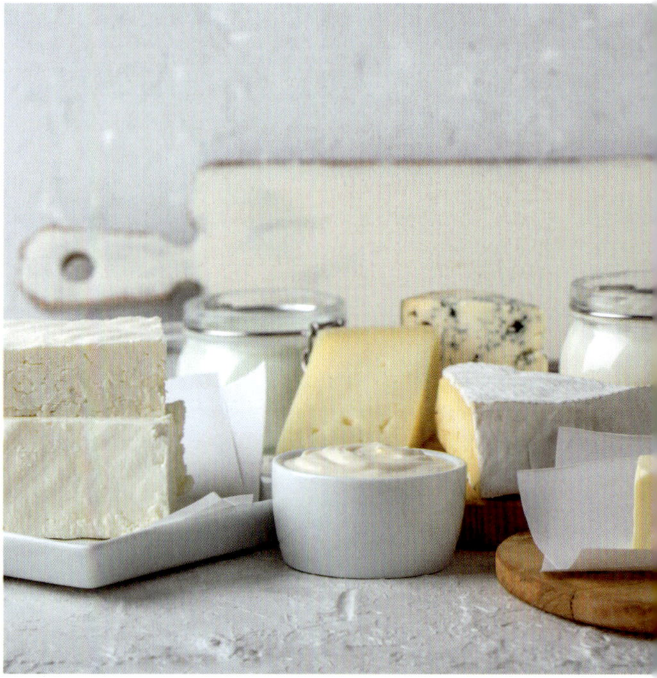

WIE SIEHT DIE BEHANDLUNG EINER LAKTOSEINTOLERANZ AUS?

Liegt eine Laktoseintoleranz vor, ist es wichtig – nach Rücksprache mit einem Arzt oder Ernährungsberater –, erst einmal alle laktosehaltigen Lebensmittel vom Speiseplan zu streichen, um den Darm zu entlasten. Je nachdem, wie stark die Intoleranz ausgeprägt ist, ist ein Zeitraum von etwa zwei bis vier Wochen sinnvoll. Anschließend können langsam kleine Mengen an Lebensmitteln mit geringem Laktosegehalt hinzugefügt werden.

Good to know!

Die Kalziumzufuhr kann bei Laktoseintoleranz durch die reduzierte oder fehlende Aufnahme von Milchprodukten stark vermindert sein, so dass der Kalziumbedarf durch pflanzliche Kalziumquellen, kalziumreiche Getränke oder kalziumhaltige Nahrungsergänzungsmittel gedeckt werden muss.

Personen mit einer Laktoseintoleranz haben eine höhere Wahrscheinlichkeit, an Osteoporose zu erkranken, sofern sie ihre Kalziumzufuhr nicht ausgleichen. Wichtig ist außerdem, auf eine ausreichende Versorgung mit Vitamin D3 zu achten, da dieses die Kalziumaufnahme im Körper fördert.

Eine unbehandelte Laktoseintoleranz kann durch die ständige Reizung des Darms zu einer Schädigung der Darmschleimhaut führen – was wiederum weitere Unverträglichkeiten und Darmerkrankungen wie z. B. Colitis ulcerosa, Morbus Crohn oder Reizdarm zur Folge haben kann.

Bessern sich die Beschwerden trotz laktosefreier Kost nicht, könnte zusätzlich beispielsweise eine Fruktosemalabsorption (s. Seite 14) oder eine Allergie gegen Milcheiweiß die Ursache dafür sein. Zur Abklärung einer eventuellen Allergie wende dich an deinen Arzt oder Ernährungsberater.

WO IST LAKTOSE DRIN?

- Laktose wird vor allem vielen Fertiggerichten/Tiefkühlgerichten zugesetzt, Gewürzmischungen beigemengt, als Füllstoff für Wurst oder Schinken verwendet und kann sich sogar in Ketchup oder Senf befinden. In vielen Medikamenten (z. B. der Antibabypille) und auch in Nahrungsergänzungsmitteln ist ebenfalls Laktose enthalten, allerdings meist in verträglichen Mengen. Dennoch ist es wichtig, auch hier auf die genauen Inhaltsstoffe zu achten.

- Hartkäse wie z. B. lange gereifter Gouda, Bergkäse oder Emmentaler haben durchschnittlich einen Laktosegehalt von unter 0,1 Gramm pro 100 Gramm und sind bei Laktoseintoleranz meist gut verträglich.

- Folgende Zutaten enthalten überhaupt keine Laktose, auch wenn sie danach klingen: Milchsäure, Milchsäurebakterien, milchsauer vergorene Lebensmittel, Laktat, Laktit, Milcheiweiß. Ab Seite 42 findest du eine Übersicht über laktosefreie bzw. laktosehaltige Lebensmittel.

Good to know!

Lebensmittel gelten als laktosefrei, wenn sie weniger als 0,1 Gramm Laktose pro 100 Gramm oder 100 Milliliter enthalten. Um z. B. laktosefreie Milch herzustellen, wird Milch mit dem Enzym Laktase versetzt. Es spaltet den Milchzucker in die beiden Einfachzucker Galaktose und Glukose. Diese beiden Einfachzucker haben einzeln eine höhere Süßkraft als der Zweifachzucker Laktose. Deshalb schmeckt laktosefreie Milch deutlich süßer als herkömmliche Milch.

FRUKTOSEUNVERTRÄGLICHKEIT/-INTOLERANZ

Bei der Fruktoseunverträglichkeit muss man zwischen einer angeborenen Fruktoseintoleranz und der intestinalen Fruktoseintoleranz, auch Fruktosemalabsorption genannt, unterscheiden. Im folgenden Kapitel gehe ich genauer darauf ein, und wir schauen uns die Fruktose sowie mögliche Zuckeralternativen im Detail an. – Keine Angst, ihr könnt eueren Alltag auch fruktosearm (ver)süßen.

ANGEBORENE FRUKTOSEINTOLERANZ (HFI)

Bei dieser fachsprachlich als hereditäre Fruktoseintoleranz bezeichneten Unverträglichkeit, abgekürzt HFI, handelt es sich um eine angeborene Störung des Kohlenhydratstoffwechsels. Bei dieser kann Fruktose nur in sehr geringen Mengen oder gar nicht abgebaut werden. Im Vergleich zur Fruktosemalabsorption (mehr dazu unten) ist die HFI sehr selten: Nur etwa einer von 20.000 Menschen kommt damit zur Welt.

Bei HFI sorgt das Enzym Fruktose-1-Phosphat-Aldolase B entweder gar nicht mehr oder nur noch in unzureichender Menge dafür, dass die Fruktose im Körper abgebaut wird. Dadurch sammelt sich Fruktose-1-Phosphat in der Leber an und behindert dort die Verarbeitung von Glukose. Das führt zu einer Unterzuckerung (Hypoglykämie). Essen Betroffene trotzdem noch fruktosehaltige Nahrungsmittel, kann es zu Leber- oder Nierenschäden bis hin zum Koma oder Tod kommen.

Bei der hereditären Fruktoseintoleranz reicht eine fruktosearme Diät nicht aus. Es muss streng fruktosefrei gegessen werden. Das bedeutet, dass man möglichst über den Tag hinweg weniger als 1 Gramm Fruktose zu sich nehmen sollte, damit es nicht zu Beschwerden kommt. Weniger als 1 Gramm Fruktose entspricht etwa einem Viertel Gurke.

Besteht der Verdacht auf eine HFI, darf zur Diagnose kein H2-Atemtest mit einer Fruktoselösung durchgeführt werden, weil bei den Betroffenen durch die hohe Konzentration an Fruktose schwere gesundheitliche Schäden auftreten können. Diagnostiziert werden kann eine hereditäre Fruktoseintoleranz unter anderem durch die Analyse einer Probe vom Lebergewebe.

INTESTINALE FRUKTOSEINTOLERANZ (FRUKTOSEMALABSORPTION)

Die Fruktosemalabsorption ist die häufigere der beiden Arten von Unverträglichkeiten. Sie beruht auf einem defekten Transportsystem für Fruktose im Dünndarm. Dabei schaffen es die so genannten GLUT5-Transporter nicht, die gesamte Menge der vorhandenen Fruktose durch die Darmschleimhaut in den Blutkreislauf zu transportieren. Die überschüssige Fruktose gelangt weiter, bis in den Dickdarm, wo sie von Bakterien aufgespalten wird und verschiedene Beschwerden verursacht. Das können z. B. Magenkrämpfe, Durchfall oder Blähungen, aber auch Schwindel oder depressive Verstimmungen sein.

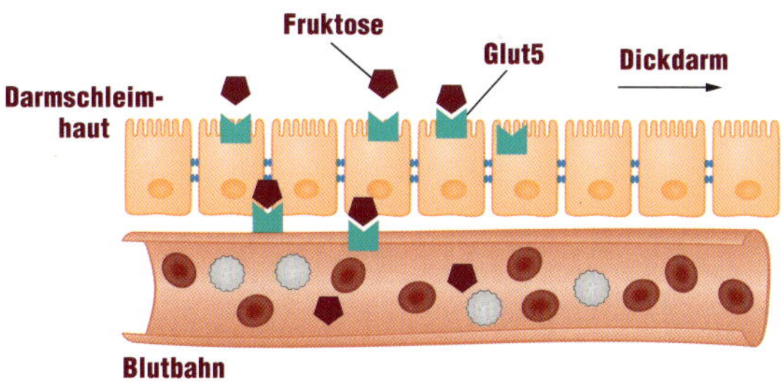

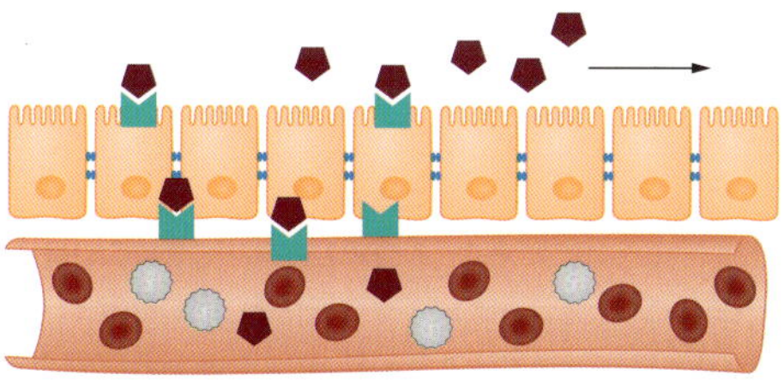

Oben die Fruktoseaufnahme beim gesunden Menschen: Es sind genug Glut5-Transporter vorhanden. Unten die Fruktoseaufnahme bei einer Malabsorption: Fruktose wandert weiter in den Dickdarm, da nicht genug Glut5-Transporter vorhanden sind.

Dieser Defekt kann aufgrund anderer Erkrankungen oder Nährstoffmängel entstehen, oder angeboren sein. Ursache für die fehlenden GLUT5-Transporter können beispielsweise Darmerkrankungen wie Morbus Crohn, Colitis ulcerosa oder Leaky Gut sein. Wird dies erkannt und behandelt, kann sich auch eine Fruktosemalabsorption wieder bessern oder verschwinden.

Feststellen kann der Arzt eine Fruktosemalabsorption über einen H2-Atemtest. Dabei trinkt man auf nüchternen Magen eine hoch konzentrierte Fruktoselösung. Anschließend wird mit einem speziellen Gerät über einen gewissen Zeitraum der Wasserstoffgehalt in der Atemluft gemessen. Steigt der Wert auf 10 bis 20 ppm (Millionstel), und treten Symptome auf, kann dies an einer Unverträglichkeit gegenüber Fruktose liegen.

Wird die Diagnose gestellt, sollte im Anschluss etwa zwei bis vier Wochen lang möglichst strikt auf Fruchtzucker verzichtet werden, damit sich der Darm erholen kann (sogenannte Karenzphase). Dabei wird empfohlen, täglich möglichst nicht mehr als 2 Gramm Fruktose zu verzehren. Anschließend können fruktosearme Lebensmittel langsam wieder in den Speiseplan eingebaut werden. Eine Tabelle mit fruktosearmen und fruktosereichen Lebensmitteln findest du auf Seite 44.

WIE VIEL FRUKTOSE VERTRÄGT DER MENSCH?

Durchschnittlich verträgt ein gesunder Mensch etwa 50 Gramm Fruktose pro Tag. Nimmt man diese Menge allerdings mit nur einer Mahlzeit zu sich, beispielsweise über einen Smoothie mit drei Äpfeln, kann es auch bei einem gesunden Menschen zu Beschwerden kommen.

Bei einer Fruktosemalabsorption werden nur etwa 2 bis 5 Gramm Fruktose pro Tag vertragen. Dies entspricht z. B. etwa 100 bis 120 Gramm Brombeeren (ca. 3 g Fruktose). Zum Vergleich: Eine Person ohne Fruktose-Malabsorption könnte theoretisch ohne Beschwerden rund 1,5 Kilogramm der Beeren pro Tag essen.

WIE VIEL FRUKTOSE IST WO DRIN?

Viel Fruktose ist vor allem in Äpfeln, Birnen, Hagebutten, Süßkirschen und Weintrauben enthalten. In Trockenfrüchten wie Feigen, Rosinen oder Pflaumen ist die Fruktosekonzentration pro 100 Gramm aufgrund des entzogenen Wassers noch deutlich höher.

Spitzenreiter beim Fruktosegehalt ist der industriell hergestellte „High Fructose Corn Syrup“ (HFCS oder auch Isoglukose genannt), der zu

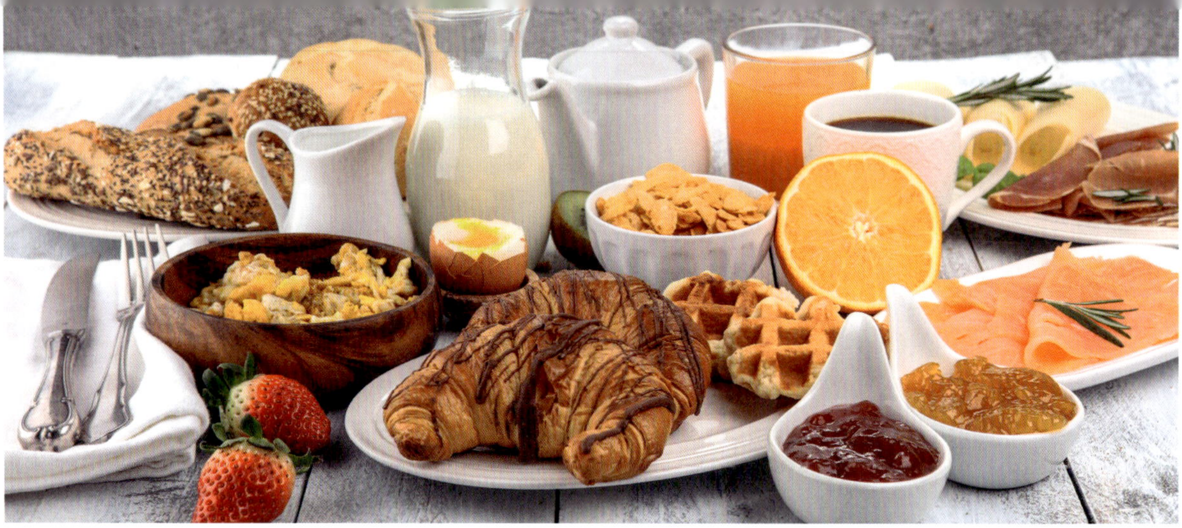

42 bis 90 Prozent aus Fruktose besteht. Dieser wird vor allem in den USA sehr häufig eingesetzt. Aber auch in Deutschland findet sich auf vielen Fertigprodukten, Süßigkeiten und Softdrinks z. B. die Zutat „Fruktose-Glukose-Sirup“ mit einem Gehalt von rund 50 Prozent Fruktose.

Natürliche Süßungsmittel wie beispielsweise Agavendicksaft, Ahornsirup oder Honig enthalten ebenfalls zwischen 30 und 55 Gramm Fruktose auf 100 Gramm.

Der Fruktosegehalt eines natürlichen Nahrungsmittels lässt sich aber nicht pauschal bestimmen, da dieser je nach Sorte, Anbaugebiet oder Reifegrad etwas variiert. Vergleicht man beispielsweise Äpfel miteinander, unterscheidet sich der Fruktosegehalt deutlich von Sorte zu Sorte: Ein Apfel der Sorte Granny Smith hat im Durchschnitt einen Fruktosegehalt von etwa 2,3 Gramm pro 100 Gramm. Die Sorte Fuji beispielsweise liegt mit einem Fruktosegehalt von etwa 7,7 Gramm pro 100 Gramm deutlich höher.

Somit können unter Umständen Sorten wie Granny Smith, Elstar oder Boskop in sehr geringen Mengen auch bei einer Fruktosemalabsorption relativ gut vertragen werden. In der zwei- bis vierwöchigen Karenzphase dürfen diese allerdings nicht auf dem Speiseplan stehen, und auch bei gleichzeitiger Sorbitintoleranz (mehr dazu ab Seite 30) ist Vorsicht geboten. In jedem Fall gilt: Vorsichtig testen, und nicht gleich einen ganzen Apfel verspeisen.

WELCHE LEBENSMITTEL SIND VERTRÄGLICH?

Statt Kristallzucker kann bei einer Fruktosemalabsorption beispielsweise Getreidezucker, Traubenzucker, Xylit, Erythrit oder Stevia verwendet werden. Als Ersatz für flüssige Süße eignet sich z. B. Reissirup oder Tapiokasirup.

- **Getreidezucker** ist ein Süßungsmittel auf Getreidebasis, meist aus Weizen, Dinkel oder Mais. Bei der Herstellung werden Enzyme zugesetzt, um die im Getreide enthaltene Stärke aufzuspalten. Dadurch entsteht Glukose (Traubenzucker), der die Süße ausmacht.

- **Traubenzucker**, auch Glukose bzw. Dextrose genannt, wird meistens aus Weizen, Kartoffeln oder Mais gewonnen. Bei der Herstellung werden die in den Lebensmitteln enthaltenen Stärkeketten zerkleinert und in die einzelnen Zuckermoleküle/Glukosemoleküle zerlegt.

- **Xylit**, auch Birkenzucker genannt, ist ein sogenannter Zuckeralkohol – keine Sorge, die chemische Bezeichnung „Alkohol“ hat in diesem Fall nichts mit einem eventuellen Alkoholgehalt zu tun. Anders als der alternative Name Birkenzucker vermuten lässt, kann Xylit nicht nur aus der Birke, sondern auch aus anderen Laubhölzern gewonnen werden. Es wird heute aber in großem Stil aus Mais,

Stroh, Getreidekleie oder Zuckerrohr-Resten hergestellt. Xylit hat etwa halb so viele Kalorien wie Haushaltszucker.

- **Erythrit**, wie Xylit ein sogenannter Zuckeralkohol, wird in der Regel durch Fermentation gewonnen. Dabei wird Traubenzucker (Glukose) mit Hilfe von Hefen oder Pilzen zu Erythrit umgewandelt. Erythrit hat keinen Einfluss auf den Blutzuckerspiegel und ist kalorienfrei.

- **Stevia** wird aus der Pflanze Stevia rebaudiana hergestellt. Über chemische Prozesse werden so genannte Glykoside, die süß schmeckenden Verbindungen, die in der Stevia reichlich vorhanden sind, herausgelöst. Die Süßkraft von Steviaglykosiden ist 200 bis 300 Mal höher als die von Zucker.

- Für **Reissirup** wird Reismehl in Wasser aufgelöst und anschließend unter Zugabe von Enzymen bei starker Hitze eingekocht. Dabei entsteht der dickflüssige Sirup, der hauptsächlich aus Glukose (Traubenzucker) besteht.

- **Tapiokasirup** wird aus den Wurzeln der Maniokpflanze gewonnen, indem die enthaltene Stärke durch Erhitzen und Enzymzufuhr in Traubenzucker aufgespalten wird. Tapiokasirup hat etwa 75 Prozent der Süßkraft von Haushaltszucker.

Obstsorten wie Aprikosen, Cranberrys, Heidelbeeren, Honigmelonen und Papayas enthalten wenig Fruktose und sind in geringen Mengen meist gut verträglich.

Beim Gemüse sind es vor allem Avocados, Chicorée, Feldsalat, Kartoffeln, Mangold, Petersilienwurzeln, Rucola, Sellerie und Spinat, die sehr wenig Fruktose enthalten.

Abgesehen von Obst, Gemüse, Süßungsmitteln und Fertigprodukten sind die meisten anderen unverarbeiteten Lebensmittel wie Nüsse/Kerne, Kräuter/Gewürze und tierische Produkte meist sehr gut verträglich. Wichtig ist nur, dass man bei unbekannten Zutaten lieber erst kleine Mengen austestet, da auch andere Unverträglichkeiten im Spiel sein können und die Verträglichkeitsgrenzen sehr unterschiedlich sind.

Good to know!

Generell sollten möglichst nur unverarbeitete Lebensmittel verwendet werden, da den meisten Fertigprodukten, Gewürzmischungen oder Saucen Fruktose zugesetzt wird.

Eine übersichtliche Tabelle mit verträglichen Lebensmitteln findest du auf Seite 44.

WAS HAT ES MIT SORBIT AUF SICH?

Bei einer Fruktoseunverträglichkeit wird auch Sorbit oft schlecht vertragen. Sorbit ist ein Zuckeralkohol und blockiert im Körper die Aufnahme von Fruktose. Es kommt in einigen Lebensmitteln in natürlicher Form vor. Dazu gehören vor allem Steinobst und Kernobst wie Pflaumen, Pfirsiche, Äpfel oder Birnen. Trockenfrüchte haben sogar einen noch deutlich höheren Sorbitgehalt. Wird aus diesen Obstsorten Marmelade hergestellt, steigt der Gehalt an Sorbit nochmals.

Diabetikerprodukten und als zuckerfrei gekennzeichneten Lebensmitteln wird Sorbit in hohen Mengen zugesetzt, um, trotz Verzicht auf Zucker, einen angenehm süßen Geschmack zu erhalten. Außerdem ist Sorbit in vielen Fertigprodukten und auch in Kaugummis enthalten. Da es als Zuckerersatz eingesetzt werden darf, nennt man Sorbit auch „Zuckeraustauschstoff". Mehr dazu kannst du im Kapitel „Sonstige Unverträglichkeiten" ab Seite 30 lesen.

HISTAMINUNVERTRÄGLICHKEIT/-INTOLERANZ

Die Histaminintoleranz ist etwas komplexer als die bisher genannten Unverträglichkeiten, zumal ein gewisses Maß an Histamin für verschiedene Prozesse in unserem Körper notwendig ist. Oft tritt eine Histaminintoleranz außerdem in Kombination mit weiteren Unverträglichkeiten auf. Um Licht ins Dunkel zu bringen, schauen wir uns das im folgenden Kapitel einmal genauer an.

WAS IST HISTAMIN?

Histamin ist ein körpereigener Botenstoff, der zu den Gewebshormonen zählt. Er wird in den Mastzellen (spezielle weiße Blutkörperchen) aus der Aminosäure Histidin in Kombination mit Vitamin B6 gebildet und bei Bedarf freigesetzt. Beispielsweise versetzt der Stoff unseren Körper bei Infektionen oder allergischen Reaktionen in Alarmbereitschaft. So auch bei der Berührung einer Brennnessel, oder bei einem Mückenstich. Durch die Ausschüttung von Histamin reagiert die Haut mit Quaddelbildung. Prinzipiell ist Histamin also nichts Schlechtes. Ein „zu Viel" an Histamin kann allerdings massive Probleme und Beschwerden mit sich bringen.

WAS IST EINE HISTAMININTOLERANZ?

Die Bezeichnung „Histaminintoleranz" bzw. „Histaminunverträglichkeit" ist eigentlich nicht ganz korrekt. Vielmehr handelt es sich um einen Überschuss bzw. eine Abbaustörung des Botenstoffs im Körper. Ein Überschuss kann u. a. dadurch entstehen, dass die Mastzellen durch verschiedene Einflüsse getriggert werden, Histamin auszuschütten. Ursachen dafür können z. B. bestimmte Nahrungsmittel, körperliche Anstrengung, Stress, Alkohol, Medikamente oder Infekte sein. Es kann zudem auch durch den Verzehr stark histaminhaltiger Lebensmittel zu einem Überschuss kommen.

Für den Abbau von Histamin sind zwei Enzyme verantwortlich: die Diaminoxidase (DAO) und die Histamin-N-Methyltransferase (HNMT). Besteht ein Mangel dieser Enzyme, kann Histamin im Körper nur unzureichend abgebaut werden. Ein DAO-Mangel kann primär oder aber sekundär sein. Ein primärer Mangel ist genetisch bedingt. Ein sekundärer Mangel ist „erworben" und kann z. B. aufgrund einer Darmerkrankung, durch die Einwirkung von Medikamenten, Alkohol oder anderen Giftstoffen bzw. durch einen Mangel an bestimmten Nährstoffen zustandekommen.

In beiden Fällen kommt es zu einem Überschuss des Botenstoffs im Körper, der nicht schnell genug abgebaut werden kann. Die Folge davon ist eine Fehlregulation zahlreicher Körperfunktionen und eine Vielzahl an Symptomen. So kann es neben Magen-Darm-Beschwerden beispielsweise zu folgenden Beschwerden kommen: Hautausschläge, Atemnot, Herzrasen, Migräne, Depressionen, Angststörungen, Juckreiz, laufende Nase, tränende Augen oder Muskelschmerzen.

WELCHE SYMPTOME TRETEN BEI EINER HISTAMININTOLERANZ AUF?

Viele der Symptome, die bei einer Histaminintoleranz (abgekürzt HI) auftreten, gleichen denen einer Allergie. Allerdings sind bei einer HI keine Antikörper im Blut nachweisbar. Die Intensität der Beschwerden ist von der Menge der gegessenen Lebensmittel und der eigenen „Verträglichkeitsgrenze“ abhängig.

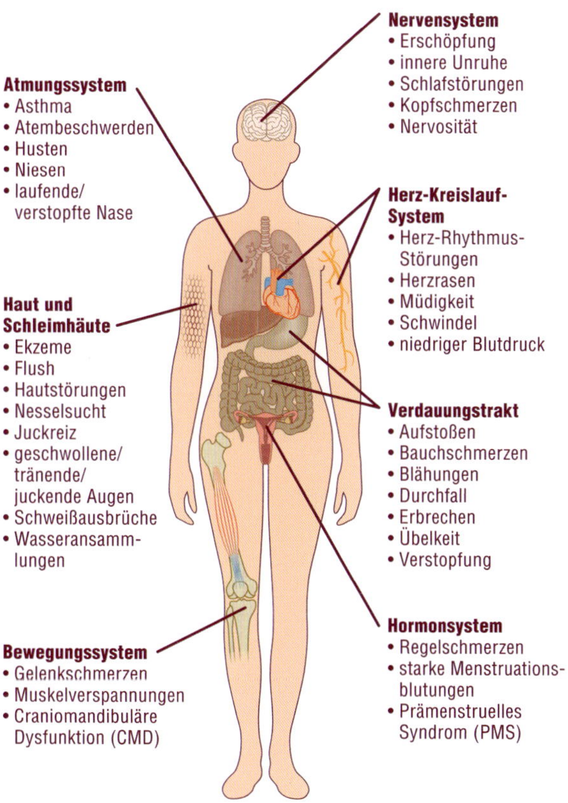

Um die Verträglichkeitsgrenze zu veranschaulichen, bedient man sich auch häufig des Bildes eines „Histaminfasses“. Ist das „Fass“ relativ leer, kann es z. B. sein, dass man eine bestimmte Menge histaminhaltiger Lebensmittel gut verträgt. Ist am Folgetag aber der Körper beispielsweise durch einen Sonnenbrand, Heuschnupfen oder sonstige äußere Einflüsse stark gestresst, und man nimmt die gleichen Lebensmittel wie am Vortag zu sich, kann das das „Fass“ zum Überlaufen bringen und Symptome hervorrufen. Daher ist es nicht einfach, eine Histaminintoleranz zu diagnostizieren, zumal es derzeit keinen wirklich verlässlichen Labortest dafür gibt.

Aufgrunddessen werden viele Betroffene von Ärzten nicht ernst genommen und die Beschwerden in die psychosomatische Ecke geschoben. Dennoch ist es wichtig, auf eine ausführliche Anamnese zu bestehen und der Ursache auf den Grund zu gehen, da bei einer Histaminintoleranz oft Begleit- oder Folgeerkrankungen vorhanden sind bzw. entstehen können.

Hilfreich ist es in jedem Fall, für einen längeren Zeitraum ein Ernährungstagebuch zu führen, ein ausführliches Blutbild mit kritischen Mikronährstoffen anfertigen zu lassen und der Darmgesundheit auf den Grund zu gehen.

WIE SIEHT DIE BEHANDLUNG EINER HISTAMININTOLERANZ AUS?

In erster Linie ist es in jedem Fall sinnvoll, auf histaminhaltige Lebensmittel weitgehend zu verzichten, um dem Körper und dem Darm eine Verschnaufpause zu gönnen. Auf lange Sicht sollte allerdings mit einem Arzt oder Ernährungsberater versucht werden, die Ursache für die Beschwerden herauszufinden und zu behandeln. Andernfalls kann es durch die oft sehr einseitige Ernährung über einen längeren Zeitraum zu gravierenden Nährstoffmängeln und so zu weiteren gesundheitlichen Problemen kommen. Angehen kann man dies gemeinsam mit dem Arzt, beispielsweise über ein Symptom- und Ernährungstagebuch, ein großes Blutbild, um eventuelle Nährstoffdefizite festzustellen, und eine Stuhlprobe, um das Ungleichgewicht im Darm zu erörtern.

WO IST WIE VIEL HISTAMIN DRIN?

Histamin (und auch die Vorstufe Histidin) kommt nicht nur in unserem Körper vor, sondern auch in vielen Pflanzenarten und in tierischen Produkten. Dabei erhöht sich der Gehalt je nach Reifegrad bzw. Lagerzeit der Lebensmittel.

- Zu den stark histaminhaltigen Lebensmitteln gehören vor allem Rotwein, fermentierte Produkte wie Sauerkraut, lang gereifte Käsesorten und rotes Fleisch sowie Wurst. Kurz gereifte Käsesorten, wie der Butterkäse oder junger Gouda, haben einen sehr geringen Gehalt an Histamin. Ein Parmesan hat allerdings aufgrund der langen Reifezeit einen sehr hohen Gehalt. Eine Liste mit verträglichen Zutaten findest du ab Seite 48.

- Ebenfalls Einfluss auf den Histamingehalt hat eine lange Kochzeit oder das Aufwärmen von Speisen. Das gilt vor allem für tierische Produkte, da diese einen besonders hohen Anteil der Aminosäure Histidin besitzen. Auf diesen Lebensmitteln sind auch fast immer Keime zu finden, die in der Lage sind, Histidin in Histamin umzuwandeln. Durch langes Garen oder erneutes Erhitzen wird dieser Prozess deutlich beschleunigt. Vegane histaminarme Gerichte sind dagegen meist weniger problematisch und werden oft auch aufgewärmt noch gut vertragen.

Histaminfreisetzende Lebensmittel und Zubereitungsarten vermeiden

Neben den histaminreichen Lebensmitteln gibt es solche, die selbst zwar wenig Histamin enthalten, aber die Freisetzung von Histamin im Körper fördern. Diese sogenannten „Histaminliberatoren" findet man beispielsweise in Erdbeeren, Tomaten, Spinat, Nüssen und tierischen Produkten wie Schweinefleisch, Krustentieren oder Fisch. Beim Verzehr dieser Lebensmittel werden die Mastzellen dazu angeregt, Histamin freizusetzen, wodurch erneut die Problematik des „vollen Fasses" (s. o.) auftritt.

Good to know!

Histamin lässt sich weder durch Hitze noch durch Kälte zerstören bzw. abbauen. Einmal gebildetes Histamin kann also weder durch Kochen noch durch Einfrieren verringert werden. Durch Kühlschranktemperaturen von unter 7 °C wird der Prozess der Weiterbildung lediglich stark verlangsamt.

Histaminfreisetzende Medikamente und Antihistaminika

Viele Medikamente enthalten Inhaltsstoffe, die entweder die DAO blocken, oder aber als Histaminliberatoren gelten. Dazu gehören zum Beispiel gängige Mittel wie Acetylsalicylsäure (Aspirin), Diclofenac (Voltaren) oder Metamizol (Novalgin). Eine umfangreiche Liste zu unverträglichen Bestandteilen gibt es unter: https://www.histaminintoleranz.ch/de/therapie_medikamente.html#unvertraeglich

Um einen vorhandenen Überschuss an Histamin im Körper einzudämmen und Symptome abzuschwächen, gibt es verschiedene Wege. Viele hilfreiche Tipps findest du ab Seite 44.

Eine Möglichkeit ist die Einnahme von Antihistaminika, die z. B. auch bei Heuschnupfen Verwendung finden. Dabei verhindern die im Medikament enthaltenen Stoffe das „Andocken" des Histamins an die spezifischen Histaminrezeptoren, indem sie sich selbst dort anheften. Somit blockieren bzw. schwächen Antihistaminika die typischen Symptome ab. Außerdem gibt es Präparate, die das Enzym Diaminoxidase (DAO) enthalten und somit unterstützend beim Abbau von Histamin wirken. Diese Mittel sollten aber keinesfalls eine Dauerlösung sein, sondern nur im Notfall eingenommen werden, da sie die Ursache des Problems nicht lösen.

GLUTENUNVERTRÄGLICHKEIT (ZÖLIAKIE)

Bis vor einigen Jahren ging man noch davon aus, dass durchschnittlich etwa einer von 1.000 Menschen in Deutschland von einer Glutenunverträglichkeit (Zöliakie) betroffen ist. Neuere Studien zeigen aber, dass die Häufigkeit mit 1:200 bis 1:300 höher liegt. Warum Gluten in diesem Fall strikt zu meiden ist und worauf du achten solltest, zeigt dir das folgende Kapitel.

WAS IST GLUTEN?

Gluten ist ein Sammelbegriff für einen Eiweißkomplex, der im Mehlkörper bestimmter Getreidesamen die Stärkekörner umgibt. Es besteht aus zwei Komponenten, den „Prolaminen“ und den „Glutelinen“. Je nach Getreideart haben diese beiden andere Bezeichnungen. Hier wird es kurz ein bisschen kompliziert:

- Bei Weizen und auch seinen Vorfahren Dinkel, Emmer und Einkorn heißt das Prolamin „Gliadin“, und das Glutelin wird als „Glutenin“ bezeichnet.
- Im Roggen heißen die Stoffe „Secalin“ und „Secalinin“,
- im Hafer „Avenin“ und „Avenalin“
- und der Gerste „Hordein“ und „Hordenin“.

Toxisch, also giftig, für Zöliakie-Betroffene sind jeweils nur die enthaltenen Prolamine.

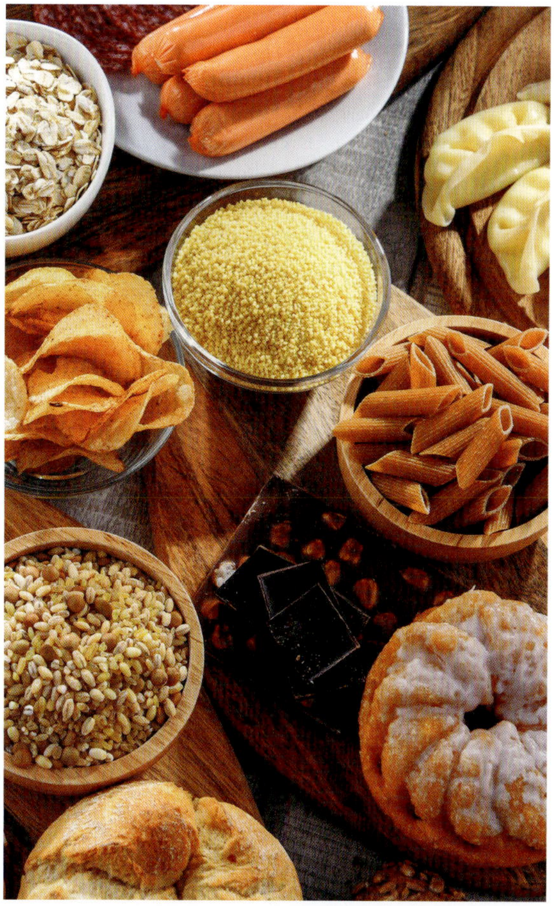

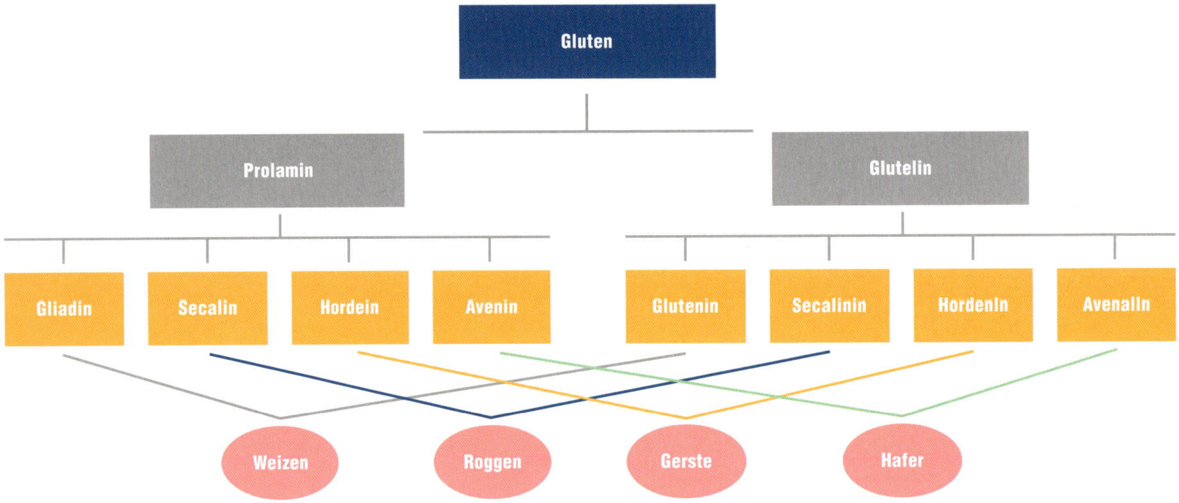

Grafik: Gluten besteht aus zwei Komponenten, dem „Prolamin“ und dem „Glutelin“. Je nach Getreideart werden diese anders bezeichnet.

Sonderfall Hafer

Rein vom chemischen Standpunkt betrachtet enthält Hafer also auch Gluten. Allerdings nur in sehr geringen Mengen: Hafer enthält mit seinem Prolamin „Avenin“ nur etwa ein Zehntel des Prolamins „Gliadin“ in Weizen. Vermutlich wird daher Hafer, der nicht mit anderen Getreidearten kontaminiert (verunreinigt) ist, von den meisten Personen mit Zöliakie in Maßen gut vertragen und ruft scheinbar nicht die typischen Entzündungen der Darmschleimhaut hervor. In einer Stellungnahme der Deutschen Zöliakie-Gesellschaft (DZG) heißt es dazu: „Zöliakie-Betroffene können glutenfreie, nicht kontaminierte Haferflocken und andere Haferprodukte langsam steigernd in die Ernährung einführen. Nach Möglichkeit sollten sie zuvor weitgehend beschwerdefrei sein, um Nebenwirkungen des Hafers erkennen zu können.“ (Quelle: https://www.dzg-online.de/files/2016_05_stellungnahme_hafer_dzg.pdf). Die aktuellen Empfehlungen dazu findest du unter https://www.dzg-online.de/files/hafer_in_der_glutenfreien_ern__hrung_faq.pdf. Ganz schlüssig, warum Hafer meistens ohne Beschwerden vertragen wird, ist sich die Wissenschaft hier aber noch nicht.

In Anwesenheit von Feuchtigkeit verbinden sich die beiden Komponenten des Glutens. Mithilfe von eingekneteter Luft entsteht eine elastische Masse. Dies verleiht fertig gebackenem Brot und Gebäck seine luftige Konsistenz. Deshalb wird Gluten auch als „Klebereiweiß" bezeichnet. Diese Eigenschaft ist bei den Getreidearten unterschiedlich – so „klebt" Weizenmehl beispielsweise wesentlich besser als Hafermehl.

Gluten lässt sich weder durch Erhitzen noch durch Einfrieren zerstören. Auch ein Auswaschen ist nicht möglich, da Gluten in Wasser unlöslich ist. Leider kursieren immer wieder derartige Fehlinformationen, die für Verwirrung sorgen. Gluten ist allerdings löslich in Alkohol, weshalb Spirituosen aus Getreide wie z. B. Kornbrand glutenfrei sind.

WAS IST EINE GLUTENUNVERTRÄGLICHKEIT (ZÖLIAKIE)?

Die Zöliakie, auch Glutenunverträglichkeit, einheimische Sprue bzw. glutensensitive Enteropathie genannt, zählt zu den Autoimmunerkrankungen. Sie wird durch Gluten verursacht und hat eine Zerstörung des Dünndarms zur Folge. Sie ist keinesfalls zu verwechseln mit einer Glutensensitivität oder auch Nicht-Zöliakie-Gluten-Sensitivität (NCGS) genannt. Diese wird im folgenden Kapitel (ab Seite 28) noch genauer erklärt.

Lange Zeit hat man angenommen, dass in Deutschland etwa 1 Person unter 1.000 von Zöliakie betroffen ist. Neuesten Studien zufolge liegt die Zahl mit 1:200 bzw. 1:300 aber deutlich höher. Die meisten Betroffenen haben lange Zeit atypische oder keine Symptome und wissen daher oft nichts von der Erkrankung.

Um den Ablauf besser zu verstehen, schauen wir uns den Darm einmal unter dem Mikroskop an: Er ist von Millionen kleiner Erhebungen, den sogenannten Darmzotten, ausgekleidet. Auf diesen wiederum sitzen winzige Härchen, die Mikrovilli. Dieser Aufbau vergrößert die Oberfläche des Darms enorm – auf etwa 400 bis 500 Quadratmeter – und ermöglicht dadurch eine optimale Nährstoffaufnahme.

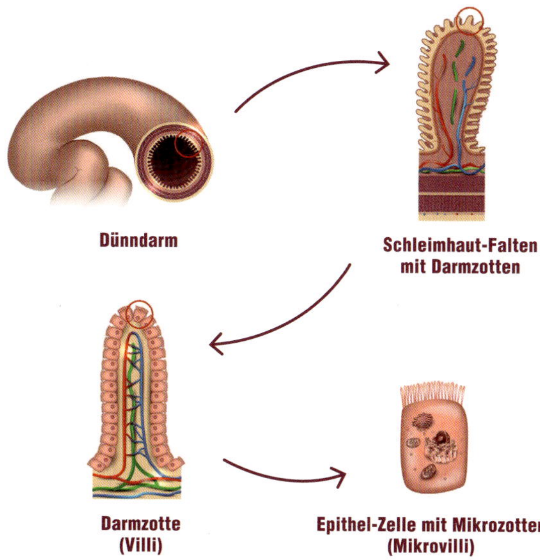

Grafik: Darstellung der Dünndarmschleimhaut mit Darmzotten (Villi) und Mikrozotten (Mikrovilli).

Normalerweise wird die aufgenommene Nahrung im Dünndarm durch das Enzym „Gewebstransglutaminase" in ihre Bestandteile zerlegt und gelangt über die Schleimhaut in den Körper. Bei der Zöliakie reagiert das Immunsystem beim Verzehr von Gluten aus noch unbekannten Gründen auf die körpereigene Transglutaminase und bildet Antikörper (IgA) aus, die sich gegen das eigene Gewebe richten. Es entstehen Entzündungsprozesse in der Dünndarmschleimhaut, wodurch die Darmzotten zerstört werden. Geschieht dies über einen längeren Zeitraum, so herrscht irgendwann im Darm nur noch Brachland und wichtige Nährstoffe können vom Körper nicht mehr aufgenommen werden. Infolgedessen kommt es zu gravierenden Mangelerscheinungen und Folgeerkrankungen. Wichtig zu wissen ist, dass bei einer bereits bestehenden Zöliakie schon minimale Spuren an Gluten (z. B. Krümel oder Mehlstaub) diese Entzündungen verstärken oder neu aufflammen lassen können.

WELCHE SYMPTOME TRETEN BEI EINER ZÖLIAKIE AUF?

Die Symptome bei einer Zöliakie können sehr vielfältig sein. Häufige Symptome sind z. B. veränderte Stuhlgänge, extremer Blähbauch, Verhaltensveränderungen, Erschöpfungszustände, Mangelerscheinungen durch die verminderte Nährstoffaufnahme und speziell bei Kindern Gedeih- bzw. Wachstumsstörungen. Folgende Symptome könnten unter anderem Anzeichen für eine Zöliakie sein:

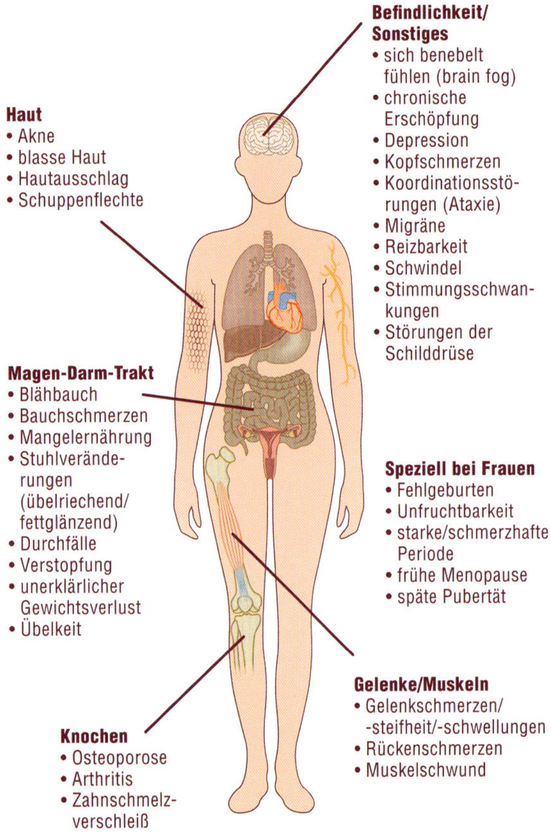

Eine Zöliakie kann sich vor allem durch diese Symptome äußern.

Es gibt aber auch viele Betroffene, bei denen zwar Entzündungsprozesse im Darm sowie charakteristische Antikörper im Blut vorhanden sind, die allerdings keine oder nur geringfügige Symptome zeigen. Dies wird als „subklinische Zöliakie“ oder „stille Zöliakie“ bezeichnet. Meist haben diese Personen nicht die üblichen Magen-Darm-Beschwerden, sondern leiden nur unter Müdigkeit oder neurologischen Beschwerden. Bei diesen Zöliakie-Betroffenen treten erst dann vermehrt Beschwerden auf, wenn die Zotten schon stark zerstört sind und dadurch über Monate oder Jahre wichtige Nährstoffe nicht mehr aufgenommen werden können.

WIE WIRD EINE GLUTENUNVERTRÄGLICHKEIT FESTGESTELLT?

Besteht der Verdacht auf eine Zöliakie, sollten zuerst die entsprechenden Antikörper im Blut bestimmt werden. Dabei stehen folgende Bestimmungen zur Verfügung:

- Antikörper gegen Gewebstransglutaminase IgG/IgA
- Antikörper gegen Endomysium IgG/IgA
- Antikörper gegen deamidiertes Gliadin IgG/IgA

Sind die Antikörper-Werte normal, besteht sehr wahrscheinlich keine Zöliakie – zu 100 Prozent kann dies allerdings durch diese Tests nicht ausgeschlossen werden. Sollten die Werte zu niedrig sein, spricht dies für einen IgA-Mangel. Dieser wiederum kann unterschiedliche Ursachen haben, Zöliakie ist nur eine davon.

Ist die Antikörperzahl erhöht, wird zur sicheren Diagnose eine Dünndarmbiopsie als Goldstandard empfohlen. Dazu werden mehrere Gewebeproben aus verschiedenen Stellen des Dünndarms entnommen, um den Zustand der Darmschleimhaut zu ermitteln. Nach der Marsh-Oberhuber-Klassifikation wird dann in verschiedene Stufen unterteilt – von „Marsh 0“ bis „Marsh 3“. Wobei „Marsh 3“ nochmals in drei Abstufungen (3A, 3B, 3C) unterteilt ist.

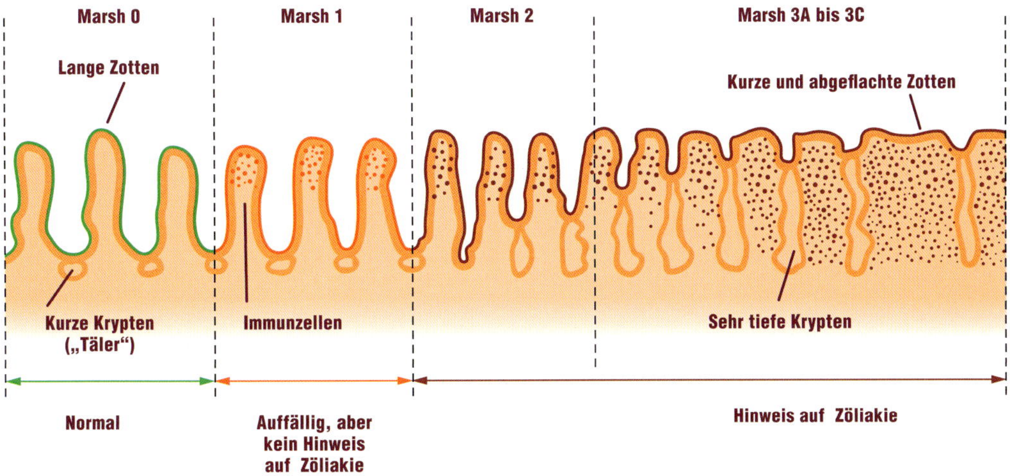

- **Marsh 0:** So sieht eine gesunde Dünndarmschleimhaut aus, bei der die Darmzotten lang und die Krypten – die Einsenkungen an der Basis der Zotten – kurz sind.
- **Marsh 1:** Hierbei kann eine erhöhte Anzahl an Immunzellen nachgewiesen werden. Dieser Zustand ist bereits auffällig, aber noch kein Hinweis auf eine Zöliakie. Es kann sich auch um andere Krankheiten oder Lebensmittelallergien bzw. -unverträglichkeiten handeln.
- **Marsh 2:** Die Darmzotten sind minimal verkürzt, die Krypten aber bereits vergrößert und verlängert. Diese Werte sprechen bereits für eine Zöliakie.
- **Marsh 3A:** Hier sind die Darmzotten deutlich verkürzt und die Krypten stark verlängert.
- **Marsh 3B:** Die Darmzotten sind bereits hochgradig abgeflacht und die Krypten deutlich verlängert.
- **Marsh 3C:** Bei diesem Typ sind keine Darmzotten mehr vorhanden. Die Nährstoffaufnahme ist dadurch extrem reduziert, und es treten Anämien auf.

Es ist unbedingt notwendig, dass diese Werte **während einer glutenhaltigen Ernährung** ermittelt werden. Denn beim Einhalten einer glutenfreien Diät nimmt die Anzahl der Antikörper und auch die Entzündung der Darmschleimhaut ab. Dadurch können falsch negative Ergebnisse auftreten, obwohl tatsächlich eine Zöliakie vorliegt.

Es besteht die genetische Veranlagung, eine Zöliakie zu entwickeln. Denn es gibt bestimmte Moleküle in unserer DNA, die in der Lage sind, eine immunologische Reaktion auszulösen, wie es bei der Zöliakie der Fall ist. Dabei handelt es sich um die Moleküle mit der Bezeichnung HLA-DQ2 und/oder HLA-DQ8. Nahezu alle von Zöliakie Betroffenen tragen diese Moleküle in sich. Prüfen lässt sich das durch eine Typisierung der HLA-Moleküle mit Hilfe eines Gentests. Darüber kann mit sehr großer Sicherheit eine Zöliakie ausgeschlossen werden. Allerdings tragen etwa 30 bis 50 Prozent aller Menschen diese Moleküle in sich, und nur etwa zwei Prozent davon entwickeln im Laufe ihres Lebens tatsächlich eine Zöliakie.

Man kann mit diesem Test also zwar ausschließen, dass eine Zöliakie vorliegt bzw. entstehen wird, das heißt aber nicht, dass man zwingend eine Zöliakie entwickeln wird, wenn man Träger dieser Moleküle ist. Verwandten ersten Grades von Betroffenen wird ebenfalls empfohlen, einen solchen Test durchzuführen, da diese ein erhöhtes Risiko haben, eine Zöliakie zu entwickeln. Im Gegensatz zum Bluttest und zur Biopsie wird die HLA-Bestimmung nicht durch das Einhalten einer glutenfreien Diät beeinflusst.

WAS SIND DIE URSACHEN FÜR EINE ZÖLIAKIE?

Die Ursachen für eine Zöliakie sind bisher nicht genau geklärt. Diskutiert werden unter anderem eine frühe und hohe Aufnahme von Gluten, Entzündungen des Magen-Darm-Trakts sowie Antibiotika-Gaben und dadurch verursachte Veränderungen des Darmmikrobioms. Wahrscheinlich ist es eine Kombination aus genetischer Veranlagung, äußeren Umwelteinflüssen und dem eigenen Lebensstil.

Eine internationale Kohortenstudie im Jahr 2019 ergab, dass Kinder mit einem erhöhten genetischen Risiko häufiger an einer Zöliakie erkranken, wenn sie in den ersten Lebensjahren glutenreiche Nahrung zu sich nehmen.

WIE SIEHT DIE BEHANDLUNG EINER ZÖLIAKIE AUS?

Die derzeit einzige Therapie der Erkrankung besteht darin, eine lebenslange strikte Diät einzuhalten und gänzlich auf glutenhaltige Lebensmittel zu verzichten. Dabei ist allerdings wichtig, nicht einfach nur Lebensmittel vom Speiseplan zu streichen, sondern gleichzeitig entsprechende Alternativen in den Alltag zu integrieren. Glutenhaltige Lebensmittel enthalten schließlich wichtige Nährstoffe. Durch das bloße Weglassen können Lücken in der Nährstoffversorgung entstehen, und das kann wiederum weitere Beschwerden und Unverträglichkeiten mit sich bringen.

Außerdem sollten bei einem positiven Befund über ein großes Blutbild mögliche kritische Nährstoffe überprüft werden. Dazu gehören vor allem Vitamin B12, Vitamin B9 (Folsäure), Eisen, Calcium, Vitamin D, Zink und die Schilddrüsenhormone. Bestehen Mängel in diesen Bereichen, ist es sinnvoll, diese nach Rücksprache mit dem Arzt über Nahrungsergänzungsmittel aufzufüllen.

Verzichtet man strikt auf glutenhaltige Produkte, klingen die Entzündungen ab und die Darmschleimhaut kann sich wieder erholen. Entsprechend können sich auch Folgeerkrankungen oder Unverträglichkeiten, die aufgrund der Zöliakie entstanden sind, bessern oder wieder ganz verschwinden. Kontrollen, bei denen die Antikörper überprüft werden, sind nach Absprache mit dem Arzt sinnvoll, um festzustellen, ob sich im Alltag nicht doch irgendwo Gluten eingeschlichen hat.

In den Apotheken erhältliche Präparate, die ein spezielles Verdauungsenzym enthalten, welches Gluten leichter verdaulich macht, sind für Zöliakiebetroffene nicht geeignet. Es ist nicht sichergestellt, dass das in der Nahrung enthaltene Gluten zu 100 Prozent aufgespalten wird und somit unschädlich ist, bevor der Speisebrei auf die Dünndarmschleimhaut trifft. Deshalb können Entzündungsreaktionen nicht mit absoluter Sicherheit ausgeschlossen werden. Leider ist das in der Werbung oft etwas missverständlich ausgedrückt und kann bei Betroffenen für große Verwirrung sorgen.

Diese Präparate können allerdings bei einer Nicht-Zöliakie-Gluten-Sensitivität (siehe das folgende Kapitel) unterstützend eingenommen werden.

Aktuellste Studien lassen in naher Zukunft auf ein Medikament gegen Zöliakie hoffen. Derzeit befindet sich ein Wirkstoff, der als ZED1227 bezeichnet wird, in einer Testphase an Betroffenen. Das Medikament soll das Enzym Transglutaminase (TG2) hemmen und damit die dadurch herbeigeführten Entzündungsreaktionen. Derzeit ist allerdings noch nicht bekannt, wann es auf den Markt kommen wird. Ein solches Medikament sollte jedoch trotzdem kein „Freifahrtschein“ sein, um uneingeschränkt Gluten zu sich zu nehmen, sondern eher dazu dienen „Glutenunfälle“ und damit verbundene Folgen zu vermeiden. Beispielsweise beim Essen außer Haus oder in Ausnahmefällen.

WO IST GLUTEN DRIN?

Gluten ist in den meisten Getreidesorten enthalten. Dazu gehören Weizen, Dinkel, Roggen, Gerste, Grünkern, Einkorn, Emmer, Kamut und handelsüblicher Hafer.

Im „Codex alimentarius“ (was auf Deutsch in etwa „Sammlung von Gesetzen bzw. Regeln die Lebensmittel betreffend“ bedeutet), der internationale Standards für zahlreiche Lebensmittel umfasst, sind folgende Werte für Gluten festgelegt:

- **„glutenfrei“:**
  Ein Lebensmittel darf als glutenfrei deklariert sein, wenn es maximal 20 Milligramm Gluten pro Kilogramm Lebensmittel (20 ppm) enthält. Dies muss über Labortests nachgewiesen worden sein und wird auch immer wieder kontrolliert. Diese sind durch das Symbol der durchgestrichenen Ähre oder der expliziten Aufschrift „glutenfrei“ gekennzeichnet.

- **„sehr geringer Glutengehalt“:**
  Lebensmittel mit einem „sehr geringen Glutengehalt“ von 100 Milligramm Gluten pro Kilogramm Lebensmittel (100 ppm) dürfen von Zöliakiebetroffenen nicht verzehrt werden.

- **„kann Spuren von Gluten enthalten“:**
  Dabei handelt es sich meist um Produkte, die von Natur aus glutenfrei sind, allerdings in einem Betrieb hergestellt werden, in dem auch glutenhaltige Lebensmittel verarbeitet werden. Dies ist jedoch eine freiwillige Kennzeichnung des Herstellers – sie ist nicht gesetzlich verpflichtend. Das heißt, Produkte, die diesen Hinweis nicht aufgedruckt haben, sind nicht automatisch glutenfrei.

Da Hersteller oftmals Rezepturen ändern und dann vertraute Produkte plötzlich glutenhaltig sein können, sollte bei jedem Einkauf die Zutatenliste jedes Produkts geprüft werden. So kannst du einen „Glutenunfall“ besser vermeiden.

Auf der Zutatenliste muss Gluten gekennzeichnet sein. Eine Liste glutenhaltiger bzw. glutenfreier Lebensmittel findest du auf Seite 53.

Good to know!

Seit 2005 müssen in Deutschland auf jedem verpackten Produkt alle potenziellen Allergene auf der Zutatenliste aufgeführt werden. Dementsprechend gibt es kein „verstecktes“ Gluten in Lebensmitteln. Grundsätzlich gilt aber, dass in einem Betrieb, in dem sowohl glutenfrei als auch glutenhaltig produziert wird, eine Kontamination nie zu 100 Prozent ausgeschlossen werden kann. Im Zweifelsfall ist es besser, direkt beim Hersteller nachzufragen, ob seine Produkte tatsächlich gesichert glutenfrei sind oder ob im Werk auch glutenhaltige Nahrungsmittel verarbeitet werden.

NICHT-ZÖLIAKIE-GLUTEN-SENSITIVITÄT (NCGS)

Die genaue Benennung dieses Beschwerdebilds ist noch nicht klar definiert. Teilweise wird auch von „Nicht-Zöliakie-Nicht-Weizenallergie-Weizensensitivität“ oder kurz einfach nur „Gluten- bzw. Weizensensitivität“ gesprochen. Während für die Zöliakie und die Weizenallergie klare diagnostische Kriterien existieren, ist die Diagnose des Krankheitsbilds dieser Sensitivität noch etwas umstritten.

Nach dem Verzehr von glutenhaltigem Getreide bzw. von Weizen treten bei dieser Art der Unverträglichkeit verschiedene Beschwerden innerhalb und außerhalb des Magen-Darm-Trakts auf. Bisher ist sich die Wissenschaft noch nicht ganz einig, ob tatsächlich das im Getreide enthaltene Gluten die Beschwerden verursacht oder ob es an anderen Bestandteilen liegt. Im Verdacht stehen, zum einen sogenannte Amylase-Trypsin-Inhibitoren (ATI), zum anderen fermentierbare Oligo-, Di-, Monosaccharide und Polyole (FODMAPs) oder auch die im Getreide enthaltenen Lektine. Manche Betroffene vertragen lediglich Weizen nicht und können Alternativen wie Dinkel, Roggen oder Gerste beschwerdefrei zu sich nehmen. Wiederum andere reagieren auch auf alternative Getreidearten mit Symptomen.

WAS SIND MÖGLICHE VERURSACHER EINER NCGS?

Amylase-Trypsin-Inhibitoren (ATI)

ATIs sind pflanzliche Eiweiße, die in glutenhaltigem Getreide vorkommen. Sie werden gezielt hochgezüchtet, damit die Pflanze resistenter gegenüber Fressfeinden ist. Der Gehalt kann je nach Standort und Getreidesorte erheblich schwanken. Auch „Pseudogetreide“ wie Buchweizen, Teff oder Hirse können diese enthalten. Diese ATI sind von ihrer Molekül-Struktur her aber anders aufgebaut als die von Weizen, Dinkel und Co.

fermentierbare Oligo-, Di-, Monosaccharide und Polyole (FODMAPs)

Unter dem Begriff FODMAPs werden Einfachzucker (z. B. Fruktose), Zweifachzucker (z. B. Laktose), Mehrfachzucker (z. B. Fruktane) und Zuckeralkohole (z. B. Sorbitol) zusammengefasst. Sie alle sind in vielen Lebensmitteln von Natur aus enthalten. Aufgrund unterschiedlicher Ursachen kann es vorkommen, dass sie im Dünndarm nicht richtig aufgespalten werden und weitgehend unverdaut in den Dickdarm gelangen. Dort werden sie von Bakterien verstoffwechselt. Dabei entstehen Gase, die zu Magen-Darm-Beschwerden wie Blähungen oder Blähbauch führen können.

Lektine

Lektine kommen in vielen Pflanzen vor, vor allem in Hülsenfrüchten und Getreide. Sie schützen die Pflanze vor Krankheiten und Fressfeinden. Für uns haben sie sowohl schädliche, als auch nützliche Eigenschaften. Manche Lektine sind für uns giftig und können zu Erbrechen, Durchfall oder Magen-Darm-Beschwerden führen. Andere wiederum haben eine positive Wirkung auf unser Immunsystem. Vor allem Personen, deren Magen-Darm-Trakt geschädigt ist, reagieren empfindlich auf Lektine. Die meisten Lektine können allerdings durch langes Einweichen und Kochen neutralisiert werden.

WELCHE SYMPTOME TRETEN BEI EINER GLUTEN- BZW. WEIZENSENSITIVITÄT AUF?

Die häufigsten Magen-Darm-Beschwerden sind Blähungen, Bauchschmerzen und Durchfall. Es können aber auch unspezifische Symptome auftreten, die nicht direkt mit Gluten bzw. Weizen als Ursache in Verbindung gebracht werden. Dazu zählen vor allem Müdigkeit, Kopfschmerzen und Angstzustände. Da die Symptome denen funktioneller Darmerkrankungen wie z. B. einem Reizdarm stark ähneln, kann es schwierig sein, genau zu differenzieren. Denn oft reagieren Personen mit Reizdarmsyndrom auch mit Beschwerden auf glutenhaltige Getreide bzw. deren Bestandteile wie ATI, FODMAP oder Lektine.

WIE WIRD EINE GLUTEN- BZW. WEIZENSENSITIVITÄT DIAGNOSTIZIERT?

Bisher kann beides nicht durch einen spezifischen Labortest nachgewiesen werden. Feststellen lässt sich dies am besten über eine Eliminationsdiät (eine Ernährung ohne Gluten) und anschließendes Einführen glutenhaltiger Lebensmittel in den Speiseplan. Verschwinden die Beschwerden beim Verzicht auf Gluten, und kehren sie zurück, sobald diese Nahrungsmittel wieder verzehrt werden, liegt möglicherweise eine Gluten- bzw. Weizensensitivität vor. Zuvor sollten aber unbedingt andere Erkrankungen wie Zöliakie, eine Weizenallergie und chronisch entzündliche Darmerkrankungen (z. B. Morbus Crohn oder Colitis ulcerosa) durch entsprechende Untersuchungen ausgeschlossen werden.

WIE SIEHT DIE BEHANDLUNG EINER GLUTEN- BZW. WEIZENSENSITIVITÄT AUS?

Nach Rücksprache mit einem Arzt oder Ernährungsberater sollte eine etwa vierwöchige sogenannte Karenzzeit eingehalten werden, in der auf glutenhaltige Nahrungsmittel verzichtet wird. Es kann auch hilfreich sein, in der ersten Zeit speziell auf ATI, FODMAPs und Lektine zu achten, um deinen Darm zu beruhigen. Anschließend können vorsichtig einzelne Getreidearten getestet werden. Ein Ernährungs- und Symptom-Tagebuch gibt einen detaillierten Überblick. So kannst du die für dich verträglichen Lebensmittel herausfinden und musst nicht grundlos dauerhaft auf alle Getreidesorten verzichten.

In der Apotheke gibt es zudem Präparate, die den Abbau von Gluten zusätzlich funktionell unterstützen können. Ein spezielles Enzym spaltet dabei im Gluten enthaltene Prolin-Strukturen in winzig kleine Fragmente auf. Dadurch sind sie leichter verdaulich und verursachen nicht mehr die typischen Symptome. Diese Produkte dienen aber laut Hersteller nicht als Ersatz für eine glutenfreie Ernährungsweise, sondern vielmehr als Zusatz, um Beschwerden durch „Glutenunfälle“ zu reduzieren.

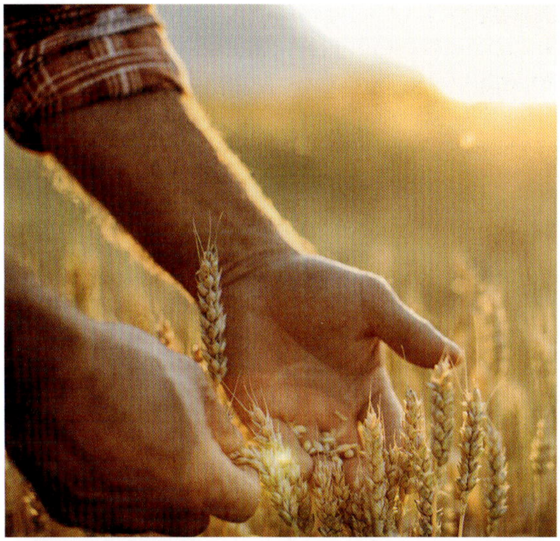

SONSTIGE UNVERTRÄGLICHKEITEN

Im folgenden Kapitel gehe ich genauer auf Unverträglichkeiten gegenüber Sorbit, Salicylat und Saccharose ein. Tatsächlich gibt es noch viel mehr Arten an Unverträglichkeiten, aber dies würde den Umfang des Buches sprengen und die genannten sind mit die häufigsten und bekanntesten.

SORBITUNVERTRÄGLICHKEIT

Was ist Sorbit?
Sorbit ist ein Zuckeralkohol, der heutzutage meist aus Weizenstärke oder Maisstärke hergestellt wird. Daraus wird zunächst Glukose gewonnen und diese anschließend in Sorbit umgewandelt. In natürlicher Form kommt Sorbit (oder Sorbitol) aber auch in vielen Lebensmitteln vor, beispielsweise in der Vogelbeere oder in Steinobst. Es wird allerdings, aufgrund seiner süßenden Eigenschaft, auch vielen industriell hergestellten Nahrungsmitteln als Zuckeraustauschstoff zugesetzt. Außerdem verwendet die Industrie es häufig als Feuchthaltemittel und zur Haltbarmachung von Fertigprodukten. So werden z. B. Kuchen, Toastbrot oder Pralinen vor dem Austrocknen bewahrt.

Good to know!

Sorbitol besitzt etwa die Hälfte der Süßkraft von Haushaltszucker, enthält aber deutlich weniger Kalorien. Für die Verstoffwechslung im Körper wird kein Insulin benötigt, weshalb es vor allem auch in Diabetikerprodukten Verwendung findet.

Was ist eine Sorbitunverträglichkeit?
Bei einer Sorbitunverträglichkeit wird der Zuckeralkohol Sorbit (Sorbitol) im Dünndarm nicht oder nicht vollständig zerlegt. So gelangen unverdaute Bestandteile in den Dickdarm, wo sie von Bakterien verstoffwechselt werden. Das kann verschiedene Beschwerden wie z. B. Bauchschmerzen, Blähungen, Durchfall oder Übelkeit verursachen.

Doch auch gesunde Menschen reagieren bei übermäßigem Verzehr von Sorbit mit Beschwerden. Deshalb muss jedes Nahrungsmittel, das mehr als zehn Prozent Sorbit oder andere Austauschstoffe enthält, mit dem Hinweis „kann bei übermäßigem Verzehr abführend wirken.“ gekennzeichnet sein.

Häufig kommt eine Sorbitunverträglichkeit nicht alleine, sondern in Kombination mit einer Fruktosemalabsorption oder anderen Kohlenhydrat-Intoleranzen vor. Bei einer Sorbitintoleranz werden andere Zuckeralkohole leider meist auch nicht vertragen. Dazu zählen vor allem Isomalt (E 954), Maltit (E 965), Mannit (E 421) und Laktit (E 966). Xylit (E 967) und Erythrit (E 968) werden in geringen Mengen oftmals gut vertragen.

Welche Symptome treten bei einer Sorbitunverträglichkeit auf?
Zu den Beschwerden einer Sorbitintoleranz

zählen vor allem Aufstoßen, Blähungen, Fettstühle, Übelkeit, Bauchschmerzen, (schaumiger) Durchfall oder Mundgeruch.

Die Beschwerden treten meist etwa ein bis drei Stunden, manchmal auch bis zu 48 Stunden nach dem Verzehr von Sorbit auf.

Wichtig: Eine Sorbitintoleranz äußert sich nicht über Hautsymptome. Treten diese gleichzeitig auf, liegt möglicherweise eine Lebensmittelallergie vor.

Die Intensität der Beschwerden hängt von der Menge des verzehrten Sorbits und der eigenen Verträglichkeit ab. Bei manchen Menschen führen bereits fünf Gramm Sorbit zu Verdauungsbeschwerden. Das entspricht z. B. etwa einer Handvoll getrockneter Pflaumen.

Wie wird eine Sorbitunverträglichkeit diagnostiziert?

Da die Symptome einer Sorbitunverträglichkeit denen anderer Unverträglichkeiten ähneln, kann nicht pauschal eine Diagnose gestellt werden. Du kannst für einige Tage konsequent sorbithaltige Lebensmittel meiden. Verschwinden die Beschwerden, könnte es sich eventuell um eine Sorbitintoleranz handeln. Für eine sichere Diagnose wird ein H2-Atemtest empfohlen. Um die eigene Toleranzgrenze besser einschätzen zu können, ist ein Ernährungs- und Symptomtagebuch hilfreich.

Wie sieht die Behandlung einer Sorbitunverträglichkeit aus?

Als Betroffener ist es, nach Rücksprache mit deinem Arzt oder Ernährungsberater, erst mal sinnvoll, für eine gewisse Zeit auf sorbithaltige Lebensmittel zu verzichten. Anschließend kann vorsichtig die eigene Verträglichkeitsgrenze getestet werden, indem nach und nach Lebensmittel mit Sorbit wieder in den Speiseplan eingeführt werden. Treten bei einem Lebensmittel erneut Beschwerden auf, sollte dieses auch zukünftig gemieden oder nur in geringen Mengen gegessen werden.

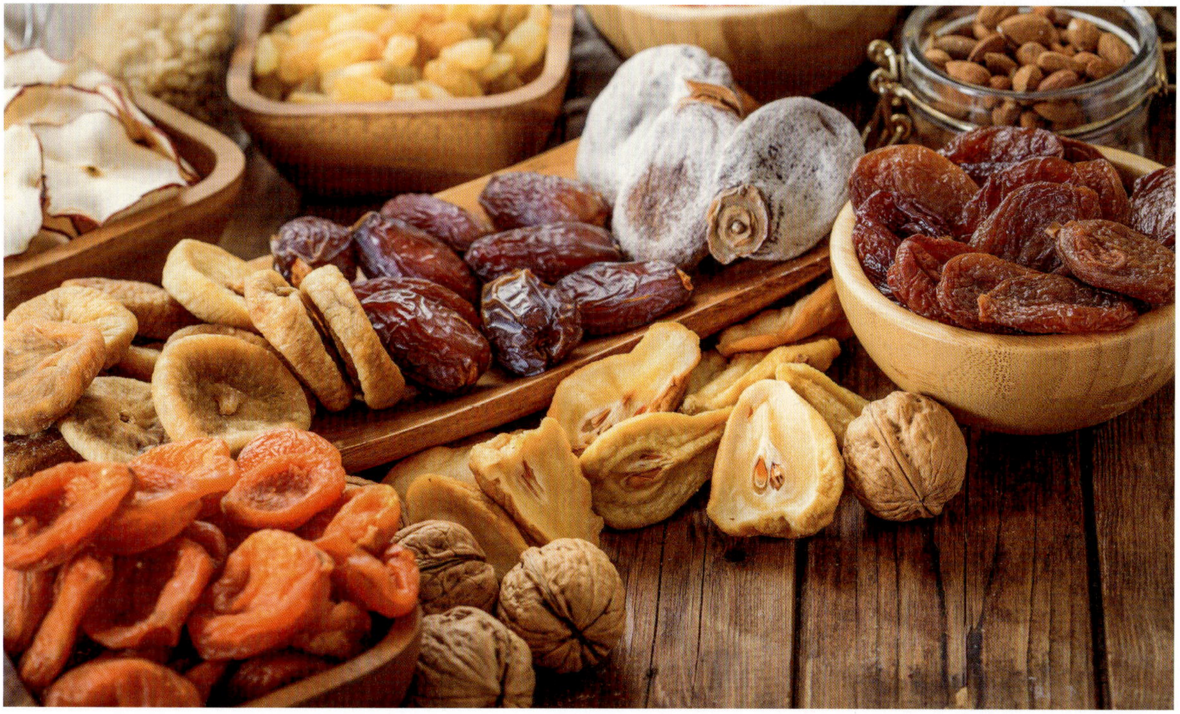

Wo ist Sorbit drin?
Der Zuckeralkohol ist vor allem in Stein- und Kernobst enthalten. In geringeren Mengen aber auch in einigen Gemüsesorten.

- Beim Obst ist Sorbit enthalten in Aprikosen, Äpfeln, Birnen, Brombeeren, Cranberrys, Datteln, Kirschen, Mirabellen, Pflaumen, Vogelbeeren und Weintrauben. In getrockneten Früchten oder Marmelade ist der Sorbitgehalt um ein Vielfaches höher.

- Gemüsesorten mit Sorbit sind Auberginen, Bohnen, Brokkoli, Fenchel, Paprika, Rosenkohl.

In der Lebensmittelindustrie wird Sorbit vor allem Fertiggerichten, Kaugummis, Süßigkeiten, Fruchtsäften, Diabetikerprodukten und als „zuckerfrei" gekennzeichneten Produkten zugesetzt. Auf der Zutatenliste muss er dabei als Zusatzstoff mit einer E-Nummer gekennzeichnet sein.

Sorbit(ol) wird auch in der Pharmaindustrie verwendet und ist in einigen Medikamenten enthalten.

Vorsicht ist auch bei Nahrungsergänzungsmitteln geboten, da manche Hersteller Sorbit als Trägerstoff für Vitamine und Aromen nutzen.

Bezüglich Zahnpasta, in der ebenfalls Sorbit enthalten sein kann, gehen die Meinungen auseinander. Selbst wenn Sorbit über die Mundschleimhaut aufgenommen werden sollte, gelangt der Stoff dadurch nicht in den Dickdarm und sollte demzufolge auch keine Beschwerden verursachen. Im Normalfall wird sorbithaltige Zahnpasta also vertragen. Falls nicht, gibt es auch sorbitfreie Alternativen.

Eine Liste darüber, worin Sorbit(ol) enthalten ist, findest du auf Seite 56.

SALICYLAT-UNVERTRÄGLICHKEIT

Was sind Salicylate?
Salicylate sind die Salze der Salicylsäure und kommen sowohl natürlich in einigen Lebensmitteln als auch in Arzneimitteln vor. Ursprünglich wurde der Stoff vor allem aus Weidenrinde gewonnen (die Weide heißt auf Lateinisch „salix"), er wird aber heutzutage meist künstlich im Labor hergestellt. Das wohl bekannteste Salicylat ist die Acetylsalicylsäure (ASS), die man als Schmerzmittel und Blutverdünner kennt.

Salicylate als Wirkstoff in Medikamenten

Salicylate beeinflussen den sogenannten Arachidonsäure-Eikosanoid-Stoffwechsel im Körper. Es handelt sich dabei um einen Ablauf, der nötig ist, um Vorgänge wie Entzündungen oder Überempfindlichkeitsreaktionen zu vermitteln. Salicylate hemmen Teile dieses Stoffwechselweges. Daher wird der Stoff in Arzneimitteln verwendet, um z. B. Entzündungsreaktionen zu mildern, Fieber zu senken und das Thromboserisiko zu reduzieren.

Was ist eine Salicylatintoleranz?
Bei einer Intoleranz gegenüber Salicylaten kommt es zu einer Überreaktion des Körpers auf Salicylate. Je nachdem ob die Beschwerden dabei durch Medikamente oder Nahrungsmittel verursacht werden, spricht man entweder von einer Schmerzmittelunverträglichkeit oder einer Nahrungsmittelunverträglichkeit. Die Symptome ähneln stark einer Allergie, weshalb sie auch oft als „Pseudo-Allergie" bezeichnet wird.

Welche Symptome treten bei einer Salicylatunverträglichkeit auf?
Zu den häufigsten Symptomen bei einer Salicylatunverträglichkeit zählen Entzündungen der Nasenschleimhaut (Rhinitis) sowie Entzündungen der Schleimhaut der Nasennebenhöhlen (Sinusitis), das Auftreten von Polypen im Nasenraum und Asthma bronchiale. Dazu zählen

auch Beschwerden wie Niesen, laufende Nase, verstopfte Nase und Kopfschmerzen. Ebenso können die Haut und der Magen-Darm-Trakt betroffen sein, z. B. durch Nesselsucht (Urtikaria), Juckreiz oder entzündliche Darmerkrankungen.

Wie wird eine Salicylatunverträglichkeit diagnostiziert?

Bisher gibt es keinen zuverlässigen Test zur Diagnose einer Salicylatintoleranz. Wichtige Bestandteile für die Diagnostik sind ein Symptom- und Ernährungstagebuch und die anschließende Rücksprache mit einem Arzt oder Ernährungsberater. Labortests können helfen, andere allergische Erkrankungen als Ursache auszuschließen. Außerdem gibt es die Möglichkeit, spezielle Provokationstests durchzuführen. Diese sollten allerdings nur von medizinischem Fachpersonal unter ärztlicher Aufsicht erfolgen, denn es können gegebenenfalls starke Reaktionen auftreten.

Wie sieht die Behandlung einer Salicylatintoleranz aus?

In erster Linie sollten bei einer Diagnose nach Rücksprache mit dem Arzt oder einem Ernährungsberater salicylhaltige Lebensmittel, Kosmetikprodukte und Medikamente gemieden werden. Anschließend können vorsichtig salicylhaltige Lebensmittel getestet werden, um die eigene Toleranzgrenze herauszufinden.

Zur Linderung akuter Beschwerden und Symptome wird schulmedizinisch meist Cortison eingesetzt. Bei massiven Beschwerden können Polypen operativ entfernt werden, diese kehren aber häufig wieder zurück. Es gibt auch die Möglichkeit einer Art „Desensibilisierung" bei der unter ärztlicher Aufsicht geringe Mengen an Salicylsäure verabreicht und die Dosis langsam gesteigert wird. Diese Einnahmen müssen aber dauerhaft fortgesetzt werden, da sonst die Wirkung langsam wieder verloren geht und Beschwerden zurückkehren. Fraglich ist auch nach wie vor, ob diese Behandlung unerwünschte Nebeneffekte hat.

Wo sind Salicylate drin?

Salicylate sind in verschiedenen Medikamenten, Kosmetikprodukten und von Natur aus in

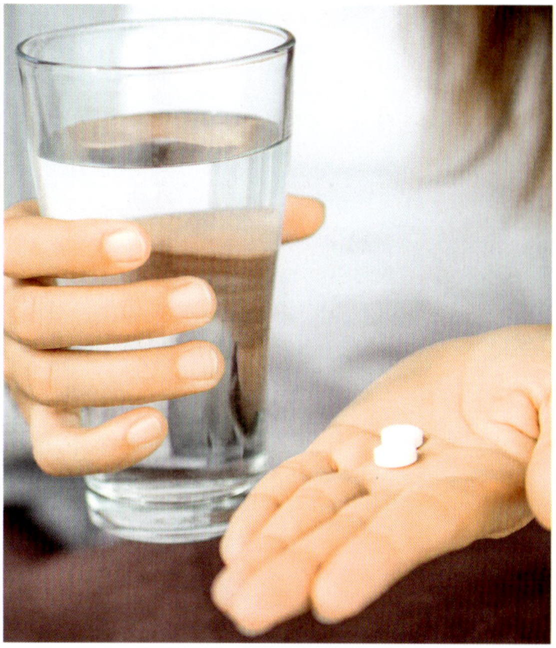

vielen Lebensmitteln enthalten. Oftmals handelt es sich auch um Derivate (von ihrer Stammsubstanz Salicylat abgeleitete Verbindungen), wie die Acetylsalicylsläure (ASS).

- **Medikamente:**
  Zu den bekanntesten und am häufigsten verwendeten Arzneimitteln mit diesem Wirkstoff zählen z. B. Aspirin®, Thomapyrin® und verschiedene Mittel gegen Akne. Der Gehalt an Salicylaten variiert und hängt von unterschiedlichen Faktoren ab.

- **Anbaubedingungen:**
  Je nach Beschaffenheit der Böden und den Wetterverhältnissen variiert die Menge an Salicylaten in pflanzlichen Lebensmitteln.

- **Anbaumethoden:**
  Pflanzen produzieren Salicylate als Abwehrstoffe gegen Krankheiten und Insekten. Der Gehalt an Salicylat ist in Bio-Obst und -Gemüse höher als in konventionellen Lebensmitteln, da diese weniger gespritzt werden und somit mehr Salicylate produzieren, um Fressfeinde abzuwehren.

- **Reifegrad:**
  In den meisten Pflanzen sinkt mit der Reifung der Gehalt an Salicylaten. Vollreifes Obst oder Gemüse ist somit meist besser verträglich.

- **Sorte:**
  Unterschiedliche Sorten der gleichen Pflanze enthalten unterschiedliche Mengen an Salicylaten. Ausgereifte Kartoffeln z. B. haben einen niedrigeren Gehalt als „Neue Ernte"-Kartoffeln.

- **Pflanzenteile:**
  Da Salicylate den Pflanzen als Abwehrstoffe dienen, ist die Konzentration in den äußeren Schichten viel höher. Entfernt man die Schale bzw. äußere Blätter, reduziert man den Gehalt. Geschälte Birnen beispielsweise sind damit meist verträglich, ungeschälte Birnen eher nicht.

Aus all diesen Gründen gilt die Salicylat-Liste ab Seite 57 nur als grobe Richtlinie, jeder muss die Lebensmittel für sich selbst vorsichtig testen.

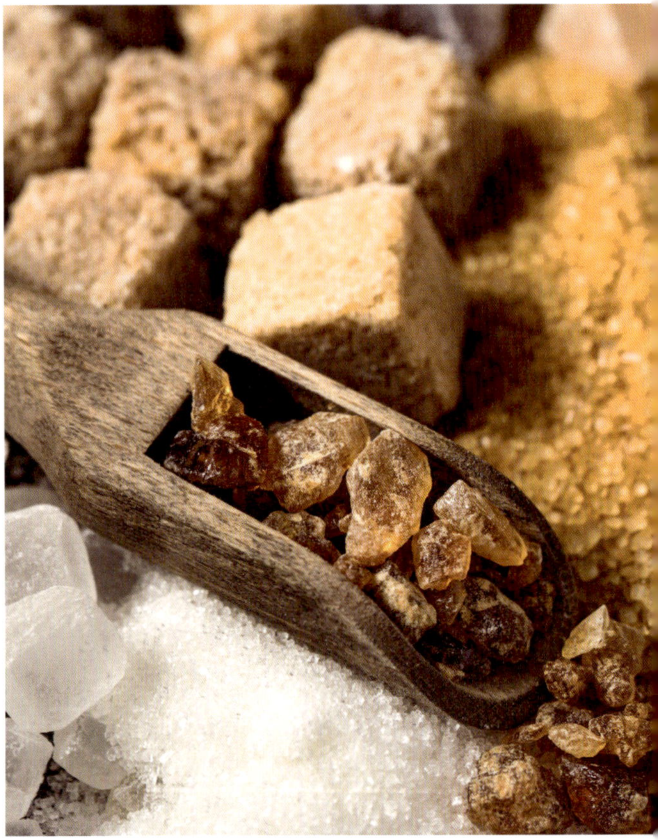

SACCHAROSEINTOLERANZ

Was ist Saccharose?

Saccharose ist ein Zweifachzucker, der aus den Einfachzuckern Glukose und Fruktose besteht. Sie wird vorwiegend aus der Zuckerrübe oder dem Zuckerrohr gewonnen und meist als „Haushaltszucker" bezeichnet. Auch die meisten natürlichen Lebensmittel enthalten Saccharose, vor allem aber ist sie in Obst zu finden.

Was ist eine Saccharoseintoleranz?

Als Saccharoseintoleranz bezeichnet man eine Nahrungsmittelunverträglichkeit, bei der kein Haushaltszucker (Saccharose) oder Malzzucker (Maltose) vertragen wird. Sie wird auch als Sucrase-Isomaltase-Mangel oder Saccharose-Isomaltose-Malabsorption bezeichnet. Man geht davon aus, dass das Enzym Sucrase-Isomaltase im Körper entweder fehlt oder nicht ausreichend produziert wird. Nennenswerte Mengen an Saccharose gelangen deshalb unverdaut in den Dickdarm, wo sie, statt vom Dünndarmenzym, von Bakterien aufgespalten werden. Dabei entstehen Kohlendioxid und Wasser, was zu verschiedenen Magen-Darm-Beschwerden führen kann.

Es gibt eine primäre und eine sekundäre Form der Saccharoseintoleranz. Die primäre Form ist ein genetisch bedingter Enzymdefekt. Bei der sekundären Form handelt es sich meist um eine Unverträglichkeit in Folge einer akuten Darmentzündung oder einer chronischen Erkrankung des Dünndarms, z. B. Zöliakie.

Welche Symptome treten bei einer Saccharoseintoleranz auf?

Die häufigsten Symptome bei einer Saccharoseintoleranz sind Bauchschmerzen, Bauchkrämpfe, Durchfall, Übelkeit, Erbrechen und Gedeih- bzw. Wachstumsstörungen bei Kindern.

Wie wird eine Saccharoseintoleranz diagnostiziert?
Über einen Gentest kann in den meisten Fällen festgestellt werden, ob eine primäre (also angeborene) Form der Saccharoseintoleranz besteht. Dabei wird untersucht, ob eine Mutation des Sucrase-Isomaltase-Gens vorliegt.

Ein H2-Atemtest in Kombination mit einer Stuhlprobe kann einen Hinweis auf eine Saccharoseintoleranz liefern. Eine sichere Diagnose kann derzeit nur durch eine Dünndarmbiopsie (Gewebeentnahme aus dem Dünndarm) gestellt werden. Dabei wird die Aktivität des Enzyms Sucrase-Isomaltase auf der Oberfläche der Dünndarmzellen bestimmt.

Wo ist Saccharose drin?
Saccharose ist in vielen Lebensmitteln und in Haushaltszucker enthalten. Dazu zählen auch folgende Bezeichnungen auf Zutatenlisten:

- Ahornsirup, Agavendicksaft, Glukosesirup, Invertzucker/-sirup, Isomalt (Süßstoff), Maltodextrin, Malzzucker, Melasse, Rohrzucker, Puderzucker, Kandiszucker, brauner Zucker, Zuckerstoffe, Zuckerrübensirup

Sehr viel Saccharose enthalten z. B. auch Fondant, Nuss-Nougat-Creme und Schokolade.

Beim Obst haben vor allem Ananas, Bananen, Mangos und Mandarinen hohe Mengen.

Als Alternativen werden bei einer Saccharoseintoleranz reiner Traubenzucker, Fruktose oder Laktose vertragen, sofern gegenüber diesen keine Unverträglichkeit besteht.

Wie sieht die Behandlung einer Saccharoseintoleranz aus?
Es gilt in erster Linie, Industriezucker zu meiden. Nach Rücksprache mit einem Arzt oder Ernährungsberater sollte daher eine mehrwöchige Saccharose-Karenz (möglichst weitgehender Verzicht auf Saccharose) eingehalten und anschließend vorsichtig in geringen Mengen die eigene Verträglichkeit getestet werden.

Außerdem besteht die Möglichkeit einer Enzymersatztherapie mit dem Saccharose und Maltose spaltenden Enzym Sacrosidase. Dieses Medikament ersetzt die fehlende körpereigene Sucrase-Isomaltase. Es wird zu einer zuckerhaltigen Mahlzeit eingenommen und soll dabei helfen, den Haushaltszucker besser zu verstoffwechseln.

URSACHEN FÜR UNVERTRÄGLICHKEITEN

„Der Darm ist der Vater aller Trübsal", hat schon Hippokrates gesagt. Und tatsächlich haben viele gesundheitliche Probleme und auch einige Lebensmittelunverträglichkeiten dort ihren Ursprung.

Die Gesamtheit aller Mikroorganismen, die uns besiedeln, wird als „Mikrobiom" bezeichnet. Diese Bakterien leben in unserem Darm, auf unserer Haut, unseren Schleimhäuten und in unseren Organen. Heute sind wir zwar mit der Forschung ein ganzes Stück weiter als zu Hippokrates' Zeiten, wissen aber dennoch viel zu wenig über die genaue Zusammensetzung und den Nutzen aller Bakterien. Fakt ist: Sie haben einen immensen Einfluss auf unsere Gesundheit und unser Wohlbefinden.

Allein in unserem Darm wohnen Billionen dieser Bakterien und leisten für uns täglich harte Arbeit. Sie helfen bei der Verdauung von Nahrung und produzieren für uns lebenswichtige Stoffe wie z. B. Enzyme, Hormone, Speicherproteine und Transportproteine. Einige dieser Stoffe benötigen wir, um beispielsweise Histamin abbauen oder Fruktose aufnehmen zu können.

Es ist ein komplexes Zusammenspiel, von dem wir meist kaum etwas merken – es sei denn, es gerät aus dem Gleichgewicht und wir bekommen z. B. Blähungen, Durchfall oder andere gesundheitliche Probleme. Wird nämlich beispielsweise das Enzym DAO (Diaminoxidase) nicht mehr ausreichend gebildet, herrscht ein Überschuss an Histamin in unserem Körper, und sind nicht mehr ausreichend GLUT5-Transporter vorhanden, funktioniert die Aufnahme von Fruktose nicht mehr einwandfrei.

Die Gründe für Störungen im Darm können vielfältig sein, und es handelt sich oft um mehrere Faktoren, die auf lange Sicht zu Beschwerden führen können. Natürlich gibt es auch angeborene, genetisch bedingte Intoleranzen, aber unser Lebensstil trägt einen großen Teil dazu bei, dass sich Intoleranzen zu stark belastenden chronischen Krankheiten entwickeln. Der Spruch „Gene laden die Pistole, und die Umwelt drückt ab" ist hier sehr passend. Oft ist es eine Verkettung von verschiedenen Situationen über viele Monate oder Jahre hinweg, die irgendwann zu Beschwerden führt.

MEDIKAMENTE

In gewissem Maße sind Medikamente absolut sinnvoll und unausweichlich, doch wir nehmen vieles davon heutzutage viel zu leichtfertig ein: Magensäureblocker bei Sodbrennen, Aspirin bei Kopfschmerzen, Abführmittel bei Verstopfung, Antibiotika bei verschiedenen bakteriellen Infektionen oder die Anti-Baby-Pille. Medikamente haben unbestritten ihren Nutzen – sind aber auch Nährstoffräuber und hemmen zum Beispiel die Aufnahme verschiedener Vitamine und Mineralstoffe.

- Säureblocker, sogenannte Protonenpumpenhemmer, gehören zu den am häufigsten verordneten Medikamenten. Was die Wenigsten wissen, ist, dass eine Einnahme die Aufnahme von Vitamin B12, Vitamin C und Eisen hemmt und so bei einer dauerhaften Anwendung zu einem Nährstoffmangel führen kann.

- Frauen, die die Anti-Baby-Pille nehmen, haben einen erhöhten Bedarf an B-Vitaminen, Folsäure und Vitamin C. Außerdem hemmt das Medikament die Aufnahme von Zink und Magnesium.

- Antibiotika sind zwar wirksam gegen krank machende Bakterien, unterscheiden aber nicht zwischen „gut" und „böse", sondern vernichten auch die „guten" Bakterien in unserem Darm. Auch Monate oder Jahre nach der Einnahme von Antibiotika können einige Bakterienstämme im Darm noch stark dezimiert oder nicht mehr vorhanden sein.

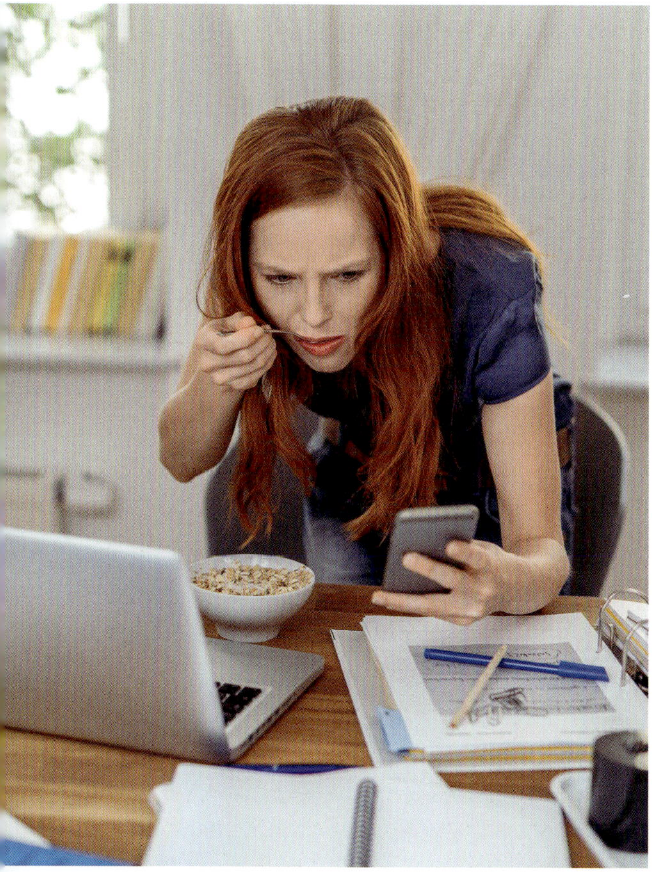

EINSEITIGE/UNGESUNDE ERNÄHRUNG

Unsere Ernährung trägt – auch wenn viele Ärzte es immer noch abstreiten – einen erheblichen Teil zu unserer Gesundheit bei. Wir essen heutzutage oft sehr ungesund: zu fettig, zu salzig, zu viel Zucker, zu viele Fertiggerichte mit einer langen Liste an Zusatzstoffen. Hinzu kommt, dass man sich fürs Essen kaum Zeit nimmt. Es ist oft ein „notwendiges Übel", das man schnell mal nebenher hinter sich bringt. Beim Kauen wird stärkehaltiges Essen normalerweise durch das im Speichel vorhandene Enzym α-Amylase (Alpha-Amylase) vorverdaut. Da wir oft in Eile essen und zu schnell schlingen, kann dieses Enzym seine Vorarbeit nicht leisten, und unser Magen muss die doppelte Leistung erbringen – was er irgendwann nicht mehr schafft.

Auch das Weglassen von Lebensmitteln aufgrund von Allergien und Unverträglichkeiten kann zum Problem werden, denn dadurch fehlen viele wichtige Nährstoffe – z. B. beim Verzehr von glutenfreien Ersatzprodukten, die oft hauptsächlich aus Stärkemehlen und Zucker bestehen und kaum Mineralstoffe enthalten. Dadurch können weitere Beschwerden und Intoleranzen hinzukommen.

STRESS

Unser vegetatives Nervensystem besteht aus dem Sympathikus und seinem Gegenspieler, dem Parasympathikus. Diese beiden Komponenten sind unwillkürlich, das heißt wir haben willentlich keinen Einfluss auf sie.

- Der Sympathikus ist dabei in der Lage, uns in Situationen zu unterstützen, in denen wir Höchstleistung erbringen müssen: Durch die Ausschüttung von Stresshormonen wie Adrenalin, Noradrenalin und Cortisol wird unser Puls und unser Atem beschleunigt und so die Durchblutung der Muskulatur erhöht. In der Leber wird Zucker freigesetzt und liefert uns zusätzliche Energie. Früher diente uns das z. B. dazu, dem Säbelzahntiger zu entkommen.

- Der Parasympathikus hingegen übernimmt in unserem Körper die Regulation in der Ruhe- und Erholungsphase. Er steuert dabei viele Organe und regt unter anderem die Verdauung an.

Heutzutage sind wir meist den ganzen Tag auf Achse, hetzen von Termin zu Termin, und die To-Do-Liste ist trotzdem nie zu Ende. Wir nehmen uns kaum Zeit für Pausen. Wenn wir überhaupt etwas essen, dann meist in Eile. Unser Sympathikus läuft bei diesem Lebensstil auf Hochtouren und animiert unsere Nebennieren dazu, permanent Stresshormone auszuschütten. Unsere Verdauung wird also dauernd hintenan gestellt, da für unser vegetatives Nervensystem den ganzen Tag eine vermeintliche „Säbelzahntiger-Situation" herrscht. Dadurch werden Verdauungsorgane nicht ausreichend durchblutet und Nahrungsbestandteile nicht richtig verarbeitet.

ZU WENIG BEWEGUNG

Die meisten Jobs der heutigen Zeit finden im Sitzen und/oder in Räumlichkeiten statt. Und als ob das nicht genug wäre, sitzen wir abends auch noch auf der Couch. Bewegung, bei der wir unsere gesamten Muskeln beanspruchen, kommt deutlich zu kurz. Und dabei meine ich nicht Hochleistungssport – dies wiederum ist eher eine Überanstrengung des Organismus und fordert einen hohen Nährstoffbedarf. Etwa eine halbe Stunde moderate Bewegung am Tag, bei der Herz und Kreislauf in Schwung kommen, ist bereits ausreichend.

Bei einer Histaminintoleranz ist allerdings Vorsicht geboten, da physikalische Reize die Ausschüttung von Histamin fördern. Bei Überlastung kann es hier also schnell zu Beschwerden kommen. Es gilt, vorsichtig zu beginnen, beispielsweise durch tägliche Spaziergänge oder kurze Yoga-Einheiten, und die eigenen Grenzen zu erkennen und zu beachten.

Darüber hinaus gibt es noch weitere wichtige Faktoren, die Unverträglichkeiten hervorrufen oder verschlimmern können:

- Schlafmangel
- Nährstoffmängel
- Ungleichgewicht der Hormone
- Schadstoffe in unserer Umwelt
- Schwermetallbelastung (z. B. Blei, Cadmium, Nickel oder Quecksilber)
- andere organische Ursachen (z. B. Erkrankungen von Leber, Magen, Bauchspeicheldrüse)
- eine generell negative Lebenseinstellung (Stichwort Darm-Hirn-Achse)

Im Allgemeinen wirkt sich all das ebenfalls auf unseren Darm und unser Mikrobiom aus.

Nimm dir Zeit!

Fakt ist: Es geschieht nicht von heute auf morgen, dass unser System aus dem Gleichgewicht gerät, sondern oft über Monate oder sogar viele Jahre, in denen wir nicht achtsam mit uns umgehen. Daher ist es auch nicht möglich, innerhalb weniger Tage wieder gesund und beschwerdefrei zu sein. Was man davor über lange Zeit „kaputt" gemacht hat, braucht auch wieder eine gewisse Zeit, um neu aufgebaut zu werden. Wie man so schön sagt: „Rom wurde auch nicht an einem Tag erbaut", und genauso ist es auch mit der Heilung einer geschädigten Darmschleimhaut oder eines gravierenden Nährstoffmangels. Dessen muss man sich bewusst sein, um nicht nach ein paar Tagen oder Wochen aufzugeben. Jeder Mensch ist anders, und jeder hat andere „Baustellen", die es zu bewältigen gilt.

VERTRÄGLICHE ZUTATEN & TIPPS FÜR DEN ALLTAG

Wichtig für eine optimale Nährstoffversorgung und einen gesunden Darm ist eine ausgewogene Ernährung mit einem hohen Anteil an pflanzlichen Zutaten. Bei diversen Unverträglichkeiten gestaltet sich das als etwas schwieriger, da viele pflanzliche Lebensmittel erst mal komplett wegfallen. Tierische Produkte sollten aber dennoch nicht im Übermaß verzehrt werden, da sie unter anderem viele Omega-6-Fettsäuren enthalten und diese im Körper entzündungsfördernd wirken. Umso wichtiger ist es, der Ursache der Unverträglichkeit auf den Grund zu gehen und nicht ohne das nötige Wissen über Monate oder gar Jahre den Speiseplan auf ein paar wenige Lebensmittel zu reduzieren. Dadurch können gravierende Nährstoffmängel entstehen, und zudem „hungern" wir damit unser Darmmikrobiom aus. Das kann dann zu weiteren gesundheitlichen Problemen und Beschwerden führen.

In diesem Kapitel habe ich für dich einige hilfreiche Lebensmittellisten und Tipps zusammengestellt, die dir den Alltag, vor allem in akuten Phasen, etwas erleichtern sollen. Zuerst möchte ich dir aber einige allgemeine Tipps geben, die du generell umsetzen kannst, um deine Verdauung zu unterstützen bzw. die als erste Hilfe bei Beschwerden dienen können. Bei allen Tipps solltest du aber deine persönliche Situation beachten und vor allem bei akuten bzw. wiederkehrenden Beschwerden Rücksprache mit deinem Arzt halten.

EIN PAAR WOCHEN STRIKTE KARENZ

Um den geschädigten Magen-Darm-Trakt erst mal zur Ruhe kommen zu lassen, ist nach einer Diagnose erst mal eine richtige, strenge Karenz sinnvoll. Das bedeutet den kompletten Verzicht auf das problematische bzw. verdächtige Lebensmittel. Dabei handelt es sich, je nach Beschwerdegrad, um einen Zeitraum von mindestens zwei bis vier Wochen. In dieser Zeit sollte wirklich konsequent auf die Lebensmittel verzichtet werden, die Beschwerden verursachen.

Meist vergehen Monate oder sogar Jahre, bis eine Intoleranz festgestellt wird, und in dieser Zeit hat dein Darm ganz schön gelitten. Je gewissenhafter die Karenzphase eingehalten wird, desto besser kann sich dein Körper erst mal davon erholen. Bitte führe diese aber nur nach Rücksprache mit einem Arzt oder Ernährungsberater durch.

KRÄUTER & TEES

Sind bereits Verdauungsbeschwerden aufgetreten, können verschiedene Kräuter sowie daraus zubereitete Tees helfen, den Magen-Darm-Trakt zu beruhigen, und dazu beitragen, dass Blähungen leichter abgehen.

- Gegen Krämpfe und Schmerzen können vor allem Anis, Fenchel, Kümmel und Pfefferminze helfen.
- Salbei, Kamille und Thymian sind bei Durchfall empfehlenswert.
- Bei Völlegefühl und Blähungen können die Bitterstoffe von Anis, Fenchel, Kümmel, Löwenzahn und Salbei Linderung verschaffen.

Kräuter sind allerdings kein Allheilmittel, und hier solltest du ebenfalls darauf achten, was du verträgst. Treten zudem starke Schmerzen und Beschwerden nach dem Essen auf, solltest du vor einer Kräuter- bzw. Kräuterteekur lieber einen Arzt aufsuchen.

ÜBUNGEN BEI BLÄHUNGEN

Damit Blähungen schneller wieder verschwinden, können folgende Übungen unterstützend sein. Du solltest diese Übungen nur machen, wenn dein Gesundheitszustand und dein Allgemeinbefinden es zulassen.

- Lege dich flach auf den Rücken und winkle die Beine an. Kreise nun mehrere Minuten im Uhrzeigersinn über den Bauch und übe ganz sanft Druck dabei aus. Auf keinen Fall fest drücken. Beginne am Bauchnabel und wandere im Kreis langsam nach außen.

- Lege eine weiche Unterlage auf den Boden. Setze dich auf den Knien sitzend hin und beuge deinen Oberkörper langsam vor und zurück. Atme dabei langsam und ruhig. Durch die sanften Bewegungen wird die Darmperistaltik angeregt und Blähungen können leichter abwandern.

- Stelle dich entspannt, die Beine leicht auseinander vor einen Tisch. Beuge dich langsam mit dem Oberkörper im 90°-Winkel nach vorne und stütze dich mit den Ellbogen auf den Tisch. Bewege deine Hüfte langsam leicht von links nach rechts und wieder zurück. Wichtig ist, dass du locker lässt und nicht alles anspannst. Wiederhole die Übung ein paar Mal und mache kurze Pausen dazwischen. Überschüssige Luft kann auch durch diese Übung leichter entweichen.

MEDITATION BZW. ENTSPANNUNGSÜBUNGEN

Gerade wenn unser Körper nicht so will, wie er unserer Meinung nach soll, neigen wir dazu, wütend, traurig und/oder frustriert zu sein – was natürlich absolut verständlich ist. Aber wir sind keine Maschinen, die nur funktionieren und deren Teile bei Verschleiß einfach ausgetauscht werden können, sondern wir sind ein komplexes Wunderwerk. Um wieder mehr Achtsamkeit zu erlernen, können Meditations- und Entspannungsübungen sehr helfen. Um einfach mal den Kopf abzuschalten, den Körper komplett zu entspannen und den Parasympathikus seine Arbeit machen zu lassen. Meditation oder Yoga beispielsweise wirken stabilisierend auf die Mastzellen, bewahren sie davor, zu früh und zu viel Histamin auszuschütten, und sind somit vor allem bei Histaminintoleranz wirkungsvoll.

BITTERSTOFFE

Um Lebensmittel zu verdauen, braucht es Verdauungsenzyme und -säfte. Diese werden im Magen, in der Bauchspeicheldrüse und der Leber produziert. Oft sind diese Organe aber überlastet oder träge.

Bitterstoffe können dazu beitragen, die Verdauung anzukurbeln. Sie unterstützen die Organe bei der Entgiftung und dabei, Enzyme & Co. zu produzieren. So kann die Nahrung besser zerlegt werden, und es gelangen weniger unverdaute Bestandteile in den Darm. Bitterstoffe sind aus unseren heutigen Lebensmitteln größtenteils herausgezüchtet worden. In nennenswerten Mengen enthalten sind sie zum Beispiel noch in Artischocken, Auberginen, Brokkoli, Rosenkohl, Fenchel, grünen Paprika, Kohl und Radieschen. Sie sind ebenfalls vorhanden in Salaten wie Rucola, Radicchio, Chicorée und Frisée. Beim Obst sind es vor allem Grapefruit, Pomelo oder Kumquat, die Bitterstoffe enthalten.

Verschiedene Bitterstoffe, z. B. aus Artischocke oder Mariendistel, gibt es als Tropfen zu kaufen. Meistens sind sie in Alkohol gelöst, es gibt aber mittlerweile auch Präparate ohne Alkohol. Bitte beachte allerdings in Bezug auf Bitterstoffe deine individuelle Verträglichkeit und taste dich vorsichtig heran.

VERDAUUNGSFÖRDERNDE (PROTEOLYTISCHE) ENZYME

Statt mit Bitterstoffen gibt es auch die Möglichkeit, direkt mit verdauungsfördernden Enzymen zu unterstützen. Sogenannte proteolytische Enzyme helfen bei der Spaltung von Eiweißen und können so deinen Darm entlasten. In Lebensmitteln sind verdauungsfördernde Enzyme beispielsweise in Papayas, Ananas, Avocados und Blütenpollen enthalten. Zudem gibt es sie als Kapseln entweder mit Enzymen tierischen Ursprungs (Trypsin, Chymotrypsin, Pankreatin) oder auf pflanzlicher Basis (z. B. mit den Enzymen Papain aus der Papaya oder Bromelain aus der Ananas). Nach Rücksprache mit deinem Arzt oder Ernährungsberater kann es kurzfristig eventuell sinnvoll sein, verdauungsfördernde Enzyme einzunehmen. Besprich die genaue Dosierung und Anwendungsdauer mit den Experten.

Neben diesen allgemein unterstützenden Tipps habe ich dir im Folgenden hilfreiche Übersichtslisten und spezielle Alltagstipps für die einzelnen Unverträglichkeiten zusammengestellt. Bitte beachte allerdings, dass eine exakte Angabe über den Gehalt von Laktose, Fruktose & Co. eines Lebensmittels nicht möglich ist. Denn je nach Sorte, Reifegrad, Lagerung und Zubereitungsweise kann es von Natur aus zu Schwankungen kommen. Bei den nachfolgenden Tabellen handelt es sich um Durchschnittswerte.

SPEZIELLE TIPPS BEI EINZELNEN UNVERTRÄGLICHKEITEN

Laktoseunverträglichkeit

Die Ausprägung einer Laktoseintoleranz kann unterschiedlich sein. Je nachdem wie viel von dem Enzym Laktase noch produziert wird, verträgst du mehr oder weniger davon:

- Ist die Intoleranz stark ausgeprägt, verträgt man nur etwa 1 bis 4 Gramm Laktose pro Tag – das wären z. B. etwa 30 ml Milch oder ein Schuss Milch im Kaffee.
- Bei einer mittleren Intoleranz verträgt man etwa 5 bis 8 Gramm Laktose pro Tag – das wären z. B. etwa 150 Milliliter Milch oder ein bis zwei Tassen Cappuccino.
- Wenn die Intoleranz nur sehr leicht ausgeprägt ist, dann verträgt man 9 bis 12 Gramm Laktose pro Tag – das wären z. B. etwa 230 Milliliter Milch oder drei bis vier Tassen Cappuccino.

Generell sind dies nur Richtwerte, die jede Person individuell für sich austesten muss.

Außerdem kommt es darauf an, ob man laktosehaltige Produkte auf nüchternen Magen verzehrt oder bereits etwas gegessen hat.

- Auf leeren Magen sind laktosehaltige Lebensmittel eher etwas schlechter verträglich, da sie einfach schnell „durchrauschen", statt für eine Weile im Magen-Darm-Trakt zu verweilen.
- Isst du Laktosehaltiges zu einer Mahlzeit, hat die im Darm noch vorhandene Laktase mehr Zeit, um den Milchzucker aufzuspalten.

Good to know!

Alternativ gibt es mittlerweile alle Milchprodukte als laktosefreie Varianten im Handel zu kaufen. Je nach Hersteller sind diese allerdings (auch bei Histaminintoleranz) manchmal verträglich und manchmal nicht. Das musst du für dich persönlich vorsichtig austesten.

Auswärts essen

Um in der Kantine oder im Restaurant auf der sicheren Seite zu sein, empfiehlt es sich, auf Saucen, Paniertes und verarbeitete Produkte wie Würstchen, Kroketten, Kartoffelbrei oder Ähnliches zu verzichten. Oft ist Laktose auch in Backwaren wie Brötchen oder Croissants enthalten. Die meisten Nachspeisen sind ebenfalls Laktose-Bomben.

Unproblematisch sind normalerweise gedünstetes Gemüse, nicht paniertes Fleisch oder Fisch und frischer Salat (keine Konserven!) mit Essig-Öl-Dressing.

Kannst du Laktose einmal nicht vermeiden oder willst dir bewusst unbedingt mal etwas gönnen, kannst du Laktase-Tabletten zu einer Mahlzeit einnehmen. Diese ersetzen sozusagen das fehlende Enzym und helfen beim Abbau der Laktose im Verdauungstrakt. Welche Menge an Laktase-Tabletten du zu einer Mahlzeit einnimmst, hängt von der Dosierung in den Tabletten und vom Laktosegehalt des Gerichts ab: Für ein Glas Milch benötigst du beispielsweise mehr Laktase-Tabletten als für eine Mozzarella-Pizza. Es gibt zwar bisher keine wissenschaftlichen Studien, die belegen, dass es schaden kann, Laktase-Tabletten zu nehmen, dennoch sollte das besser die Ausnahme und kein Dauerzustand sein.

Auf die Kalziumzufuhr achten

Wer Milchprodukte komplett von seinem Speiseplan streicht, sollte auf eine ausreichende Kalziumzufuhr achten – beispielsweise durch mit Kalzium angereicherte Pflanzendrinks. Auch grünes Blattgemüse, Hülsenfrüchte und Sesam sind reich an Kalzium. Der Nährstoff ist wichtig für unsere Knochen. Fehlt Kalzium über einen langen Zeitraum, kann es zu Osteoporose kommen.

Laktosehaltige und laktosefreie Lebensmittel

Als laktosefrei gilt ein Lebensmittel, wenn es weniger als 0,1 Gramm Laktose pro 100 Gramm enthält. Da die Verträglichkeiten wie zuvor beschrieben unterschiedlich sind, muss jeder seine persönliche Grenze finden.

Befindet sich einer der folgenden Begriffe auf der Zutatenliste, ist Laktose in dem Produkt enthalten: Buttermilch, Casein, Crème fraîche, Dickmilch, Frischkäse, Joghurt, Käse, Käsezubereitung, Kefir, Laktose, Laktosemonohydrat, Molke(pulver), Molkenerzeugnis, Milchpulver, Milcherzeugnis, Quark, Rahm, Sahne, Sauermolke(pulver), Süßmolke(pulver), Vollmilch, Vollmilch(pulver), Zuckerstoffe.

Good to know!

Was viele nicht wissen, ist, dass ein Nahrungsmittel auch Laktose enthalten kann, wenn in der Nährwerttabelle unter dem Punkt „Kohlenhydrate, davon Zucker" nicht weniger als 0,1 Gramm (< 0,1 g) angegeben ist. Bei den enthaltenen Zuckerarten kann es sich unter Umständen auch um Laktose handeln. Reagiert man schon auf kleinste Mengen, ist es sinnvoll, lieber Produkte zu kaufen, die als laktosefrei gekennzeichnet sind. Im Zweifelsfall besser direkt beim Hersteller nachfragen.

Listen laktosehaltiger bzw. laktosearmer Lebensmittel

Der Gehalt an Laktose in Milchprodukten ist unterschiedlich. Je nach Hersteller schwankt dies ein bisschen, aber die folgenden Listen kannst du als guten Überblick nutzen:

kaum/keine Laktose (unter 0,1 g – ca. 1 g/100g)
pflanzliche Drinks und Joghurts (aus Cashewkernen, Hafer, Kokos, Mandeln, Reis, Soja), Käse wie Appenzeller, Bergkäse, Brie, Büffelmozzarella, Cheddar, Edamer, Emmentaler, Gorgonzola, Gouda, Parmesan, Roquefort, als laktosefrei oder vegan gekennzeichnete Produkte

wenig Laktose (ca. 1 g – ca. 3 g/100 g)
Ayran, Butter, Camembert, Crème fraîche, Feta, Joghurt, Mozzarella, Quark, Ricotta, Schmand

viel Laktose (mehr als 3 g/100 g)
Buttermilch, Eiscreme, Frischkäse, Hüttenkäse, Kaffeesahne, Kefir, Kondensmilch, Mascarpone, Milch jeglicher Art (von Büffel, Kuh, Schaf, Pferd, Ziege), Molke(pulver), Sahne, Sauerrahm, Schichtkäse, Schmelzkäse, Parfait

In den in der folgenden Tabelle aufgeführten Lebensmitteln kann **unter Umständen Laktose** enthalten sein. Diese Übersicht dient nur als grobe Richtlinie. Du solltest in jedem Fall einen Blick auf die Zutatenliste werfen, da die Inhaltsstoffe je nach Hersteller unterschiedlich sein können.

Produktgruppe	**Beispiele**
Süßwaren	Bonbons, Desserts, Eiscreme, Kekse, Nougat, Pralinen, Schokolade
Backwaren	Brot, Croissants, Kuchen, süße Teilchen, Toastbrot
Fleisch/Fisch	Leberwurst, Mariniertes, Paniertes, Salami, Wurst, Würstchen
Fertigprodukte	Backmischungen, Fertigsaucen, Kartoffelbrei, Knödel, Kroketten, Pizza, Tütensuppen, Tiefkühl-Fertiggerichte
Sonstiges	Aufstriche, Gewürzmischungen, Ketchup, Müsli, Mayonnaise, Senf

Folgende Zutaten enthalten keine Laktose, auch wenn sie danach klingen:
- Milchsäure
- Laktat
- Milchsäurebakterien
- milchsauer vergorene Lebensmittel
- Milcheiweiß
- Laktit (Zuckeraustauschstoff)

Fruktoseintoleranz

Traubenzucker nimmt Fruktose bei der Hand

Fruktose kann vom Körper besser aufgenommen werden, wenn sie in Kombination mit Glukose (Traubenzucker) gegessen wird. Glukose aktiviert Transportproteine, die neben Glukose auch Fruktose transportieren können. So kann die in der Mahlzeit enthaltene Fruktose etwas besser verstoffwechselt werden. Das sollte aber eher in Ausnahmefällen und nicht täglich angewandt werden, denn zu große Mengen Glukose sind für den Darm ebenfalls nicht gut.

Fruktose mit Protein und Fett kombinieren

Auch wenn du Fruktose mit Proteinen und Fetten kombinierst, kann diese besser verträglich sein. Grund dafür ist, dass Proteine und Fette langsamer verarbeitet werden und die Nahrung somit länger im Verdauungstrakt verweilt. Damit bleibt auch die Fruktose länger im Darm, und die wenigen Transporter haben länger Zeit, sie zu befördern. Zu Obst kannst du z. B. etwas Joghurt, Nussmus oder einen Löffel Leinöl essen.

Möglichst nicht auf nüchternen Magen

Je nachdem wie viel Fruktose du verträgst, kannst du mit den beiden vorangehenden Tipps (+ Traubenzucker oder + Protein/Fett) durchaus mal Obst zum Frühstück essen. Nur eine Schale Obst auf nüchternen Magen und ohne etwas dazu solltest du möglichst vermeiden. Besser vertragen wird Obst bei Fruktoseintoleranz meistens, wenn schon etwas im Magen ist. Spät abends rohes Obst oder Gemüse zu essen, ist eher nicht zu empfehlen, da es schwer verdaulich ist. Es bleibt dann oft über Nacht im Magen „liegen" und verursacht Beschwerden.

Fruktose nicht verbannen

Fruktose sollte nicht komplett von deinem Speiseplan gestrichen werden, es sei denn, du befindest dich gerade in der Karenzphase. Wenn du deinem Körper über einen langen Zeitraum gar keine Fruktose mehr gibst, haben auch die wenigen Transportproteine keinen „Job" mehr und werden noch weiter reduziert. Daher solltest du immer wieder kleine Mengen Fruktose zu dir nehmen, je nachdem, wie viel du persönlich verträgst.

Kohlensäurehaltige Getränke meiden

Kohlensäure kann zu einem Völlegefühl und einem aufgeblähten Bauch führen. Dadurch wird dein empfindlicher Magen-Darm-Trakt noch zusätzlich gereizt. Besser verträglich sind ungesüßte Tees, stilles Wasser oder – für etwas mehr Geschmack – „Infused Water", z. B. mit Minze und Blaubeeren oder Gurke und Zitrone.

Vermeide Sorbit!
Sorbit und andere Zuckeralkohole blockieren die Aufnahme von Fruktose, da sie die entsprechenden Enzyme hemmen. Große Mengen an Sorbit können Fertigprodukte, als „zuckerfrei" gekennzeichnete Produkte und spezielle Lebensmittel für Diabetiker enthalten. Daher solltest du diese meiden. In welchen Lebensmitteln ansonsten Sorbit enthalten ist, findest du in der Tabelle auf Seite 56.

Listen fruktosehaltiger bzw. fruktosearmer Lebensmittel
Tierische Lebensmittel enthalten keine Fruktose. In Getreide, Pilzen, Hülsenfrüchten, Sprossen und Kräutern findet man nur sehr geringe Mengen. Ebenso in grünem Blattgemüse bzw. Blattsalaten. Es kommt zudem stark auf den Reifegrad von Frucht und Gemüse an.

Fruktosegehalt in Gemüse

kaum/keine Fruktose (bis ca. 1 g/100 g)
Bambussprossen, Bärlauch, Blattkohl, Blumenkohl, Brunnenkresse, Chicorée, Chinakohl, Feldsalat, Grüne Blattsalate, Grünkohl, Gurke, Kartoffel, Knoblauch, Kochbanane, Kresse, Lotuswurzel, Löwenzahn, Mangold, Maniok (Cassava), Meerrettich, Okraschote, Pak Choi, Pastinake, Petersilienwurzel, Radicchio, Radieschen, Rettich, Rhabarber, Romanesco, Rosenkohl, Rucola, Sauerampfer, Sellerie (Knolle und Staude), Spargel, Spinat, Spitzkohl, Süßkartoffel, Topinambur
wenig Fruktose (ca. 1 g–3,5 g/100 g))
Artischocke, Aubergine, Brokkoli, Erbsen, Fenchel, Grüne Bohnen, Karotte (Möhre), Kohlrabi, Kürbis, Lauch (Porree), Mais, Paprika (grün/gelb), Rote/Gelbe Bete, Rotkohl (Blaukraut), Tomate, Wirsing, Zucchini, Zuckerschoten, Zwiebel
viel Fruktose (mehr als 3,5 g/100 g)
Paprika (rot), Tamarillo (Baumtomate)

Fruktosegehalt in Obst

kaum/keine Fruktose (bis ca. 1 g/100 g)
Aprikose, Avocado, Kakaobutter, Kaktusfeige, Limette
wenig Fruktose (ca. 1 g–3,5 g/100 g)
Acerolafrucht, Ananas, Apfel (Sorten Granny Smith, Elstar, Boskop), Banane (unreif), Brombeere, Clementine, Cranberry, Erdbeere, Goldkiwi, Grapefruit, Guave, Heidelbeere, Himbeere, Holunderbeere, Honigmelone, Jackfruit, Johannisbeere rot/schwarz, Litchi, Mandarine, Mango, Maracuja, Nektarine, Orange, Papaya, Pfirsich, Pflaume, Pomelo (v. a. Pink Pomelo bzw. Honigpomelo), Preiselbeere, Sanddornbeere, Stachelbeere, Sternfrucht (Karambole), Zitrone, Zuckermelone, Zwetschge
viel Fruktose (mehr als 3,5 g/100 g)
Apfel, Banane (reif), Birne, Cherimoya, Dattel, Durian (Stinkfrucht), Feige, Granatapfel, Hagebutte, Kaki, Kirsche, Grüne Kiwi Kumquat, Maulbeere, Mirabelle, Physalis, Quitte, Vogelbeere, Wassermelone, Weintraube, Trockenfrüchte (z. B. Rosine, Sultanine, Aprikose, Mango etc.)

Histaminintoleranz
Generell gilt bei der Wahl der Lebensmittel, auf Frische zu achten und möglichst unverarbeitete Lebensmittel ohne Zusatzstoffe zu verwenden.

Milchprodukte
Viele Hersteller verwenden für Frischkäse & Co. für Histaminintolerante unverträgliche Zusatzstoffe wie z. B. Carrageen oder Guarkernmehl. Aber es kommt wohl auch auf den Herstellungsprozess selbst an, wie verträglich die Lebensmittel sind. Bei Joghurt beispielsweise hängt es davon ab, welche Bakterienkulturen verwendet werden, da es Histamin bildende Kulturen gibt.

Bei gleichzeitiger Laktoseintoleranz kann eventuell auf laktosefreie Produkte ausgewichen werden. Allerdings vertragen manche Betroffene laktosefreie Produkte, manche wiederum nicht. Auch hier hängt es wieder von den Zusatzstoffen und vom Herstellungsprozess ab. Du solltest es vorsichtig für dich austesten und gegebenenfalls Produkte von verschiedenen Herstellern ausprobieren.

Fleisch & Fisch

Bei einer Histaminintoleranz sollte Fisch nur fangfrisch oder tiefgekühlt verwendet werden. Unbedingt die Tiefkühlvariante direkt aus dem Gefrierfach in die Pfanne bzw. den Ofen geben und nicht erst lange an- bzw. auftauen lassen, da sich dadurch der Histamingehalt stark erhöht. Idealerweise die Lebensmittel kurz unter fließendem warmem Wasser abspülen, trockentupfen und dann zubereiten.

Bei Fleisch ist es ebenfalls sehr wichtig, auf Frische zu achten und keine Ware zu kaufen, die den ganzen Tag offen in der Frischetheke gelegen ist oder bereits Tage zuvor verpackt wurde. Hackfleisch sollte auf keinen Fall abgepackt gekauft werden, da sich extrem schnell Mikroorganismen bilden und der Histamingehalt immens steigt. Deshalb Hackfleisch immer ganz frisch beim Metzger herstellen lassen und zu Hause sofort verarbeiten.

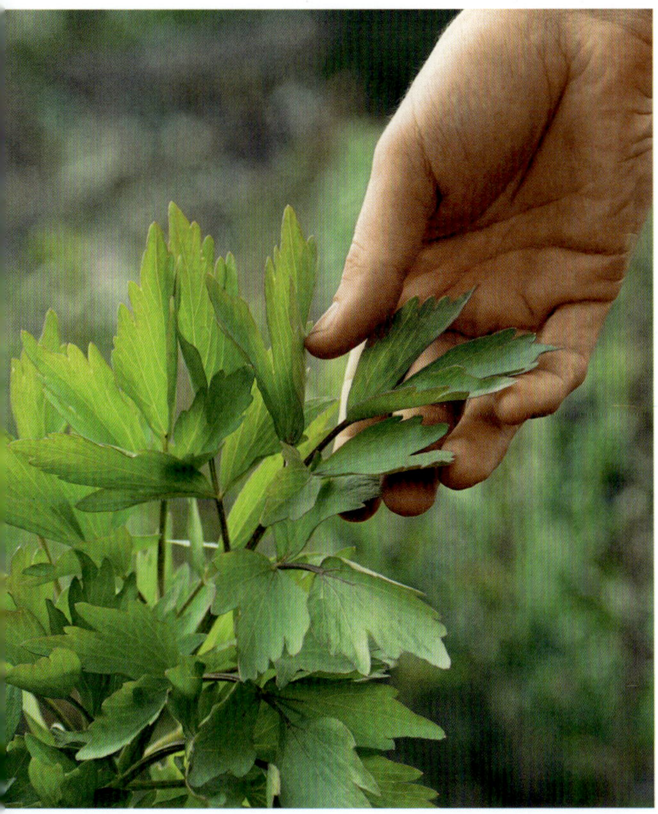

Am besten ist es, Fleisch oder Fisch direkt nach dem Einkauf in einer Kühltasche zu verstauen. Selbst in der halben Stunde auf dem Heimweg kann sich Histamin bilden, wenn die Lebensmittel nicht gekühlt werden.

Lang gegarte und erneut aufgewärmte Fleischgerichte sind meistens nicht gut verträglich. Fleisch sollte bei Histaminintoleranz nicht länger als 20 Minuten gebraten oder erhitzt werden. Bei längeren Garzeiten kann sich im Fleisch zu viel Histamin bilden, was für Betroffene grenzwertig sein kann. Hilfreich ist die Anschaffung eines Schnellkochtopfs, um Garzeiten zu reduzieren.

Das „Aufwärmverbot“ gilt aber hauptsächlich für tierische Lebensmittel wie Fleisch, Fisch, Milch, Käse und Eier. Diese Nahrungsmittel enthalten viel Histidin, das bei langer Lagerung oder Erhitzen in Histamin umgewandelt wird. Vegane Gerichte kann man – wenn sie davor gekühlt aufbewahrt worden sind – normalerweise bedenkenlos aufwärmen, ohne dass es zu Beschwerden kommt. Bleibt vom Abendessen ein Stück Fleisch oder Fisch übrig, muss es aber nicht weggeworfen werden. Werden Reste schnell gekühlt, können sie meist problemlos noch am Folgetag kalt – beispielsweise als Topping auf einem Salat – gegessen werden.

Kräuter & Gewürze

Viele Gewürze wirken stabilisierend auf die Mastzellen und haben entzündungshemmende und histaminsenkende Eigenschaften. Liebstöckel (Maggikraut, Bild links) enthält viel Quercetin. Dieser Stoff gehört zu den sogenannten Bioflavonoiden und wirkt histaminsenkend. Basilikum, Koriander, Oregano, Petersilie und Salbei haben eine entzündungshemmende Wirkung.

Bei akut bestehenden Magen-Darm-Beschwerten hilft Bohnenkraut gegen Blähungen und Durchfall. Ein Fenchel-Anis-Kümmel-Tee oder auch ein Tee aus Schafgarbe kann schnelle Linderung bei Verdauungsbeschwerden bringen.

Gewürzmischungen aus dem Supermarkt enthalten oft unverträgliche Stoffe wie beispielsweise Glutamat oder einzelne unverträgliche Gewürze wie Kreuzkümmel (Cumin). Zudem sind Nicht-Bio-Gewürze oft mit Schadstoffen belastet, die im Körper Histamin freisetzen können.

Scharfe Gewürze ganz allgemein fördern die Histaminaufnahme. Außerdem reizen sie den ohnehin strapazierten Magen-Darm-Trakt. Chili & Co. sind deshalb nur in Maßen einzusetzen oder besser ganz wegzulassen.

Am besten hat man einige frische Kräuter zu Hause in der Küche auf der Fensterbank, denn die heilsame Wirkung durch ätherische Öle und Vitamine ist gegenüber getrockneten Kräutern deutlich höher.

Bei gleichzeitiger Salicylatintoleranz ist allerdings bei Kräutern Vorsicht geboten, da diese unter Umständen Beschwerden verursachen können, statt zu helfen. Es gilt wie bei allem: Vorsichtig in kleinen Mengen austesten.

Zitrusfrüchte
Zitrusfrüchte sind bei Histaminintoleranz nicht gut verträglich. Um z. B. in einem Dressing trotzdem nicht auf die Säurekomponente verzichten zu müssen, kann als Alternative für Zitrone oder Limette beispielsweise Cranberrysaft, Branntweinessig oder Verjus verwendet werden. Verjus wird aus dem Saft grüner Trauben hergestellt und ist histaminarm.

Eine zitronige Note kann man z. B. mit Kräutern wie Zitronenthymian, Zitronenverbene oder Zitronenmelisse in Gerichte zaubern. Diese sind meist sehr gut verträglich und passen sowohl zu deftigen Speisen als auch zu Desserts. Im selbst gebackenen Kuchen vertragen manche Betroffene einige Tropfen Bio-Zitronen-, Bio-Limetten oder Bio-Orangenöl ganz gut.

Alkohol
Alkohol im Allgemeinen hemmt das histaminabbauende Enzym Diaminoxidase und fördert die Ausschüttung von körpereigenem Histamin. Das gilt für alle alkoholischen Getränke, egal ob Bier, Wein oder Hochprozentiges.

In vielen alkoholischen Getränken ist allerdings auch natürlicherweise Histamin enthalten:

- Alkoholfreies Bier ist für manche Histaminintolerante eine gute Alternative, aber nicht für alle. Bei der Bierherstellung entstehen grundsätzlich Histamin und Alkohol. Für die alkoholfreie Variante wird dann lediglich der Alkohol entfernt, das Histamin bleibt jedoch erhalten. In Maßen kann alkoholfreies Bier besser verträglich sein.

- Rotwein enthält deutlich mehr Histamin als Weißwein. Trockene Weißweine wie z. B. Grüner Veltliner oder Riesling haben einen niedrigeren Histamingehalt als liebliche. Einige Weingüter haben sich bereits auf histaminarme Weine spezialisiert. Diese enthalten aufgrund spezieller Verarbeitungsprozesse unter 0,1 Milligramm Histamin pro Liter. Man sollte aber im Hinterkopf behalten, dass Alkohol trotzdem enthalten ist und nach wie vor die Diaminoxidase hemmt und die Histaminausschüttung fördert. Daher solltest du auch histaminarmen Wein nur in Maßen genießen.

- Wein kann außerdem aufgrund von Sulfiten Probleme bereiten. Dabei handelt es sich um Schwefelsalze, die für die Haltbarkeit des Weines verantwortlich sind. Sulfite sind in geringen Mengen bereits in Trauben enthalten. Während des Produktionsprozesses werden diese allerdings auch zusätzlich dem Wein zugesetzt, um ein Verderben zu verhindern. Der Hinweis zu zugesetzten Sulfiten ist auf der Weinflasche aufgeführt. Wein ohne zugesetzte Sulfite ist ebenfalls gekennzeichnet.

Es gibt ein paar hilfreiche Tipps, mit denen die Wirkung des Alkohols etwas abgeschwächt werden kann, um hin und wieder mal ein Glas Wein oder ein Bier genießen zu können:

- Viel Wasser zum Alkohol trinken, denn Histamin ist wasserlöslich.
- Alkohol nicht auf nüchternen Magen trinken.
- Alkoholische Getränke nicht gleichzeitig mit histaminhaltigen Speisen konsumieren.
- Vor dem Genuss von Alkohol und danach auf histaminarme Speisen achten.
- Getränke mit Alkohol besser kalt als warm trinken.

Allgemein gilt aber: Alkohol nur in geringen Mengen konsumieren.

Histamin schneller abbauen
Wenn man doch einmal etwas Unverträgliches gegessen hat, kann man die Symptome mit ein paar hilfreichen Tipps abschwächen bzw. dazu beitragen, dass das Histamin schneller wieder abgebaut wird.

- Da Histamin wasserlöslich ist, hilft es, viel zu trinken. Auch bereits zu einer Mahlzeit, die eventuell eine Komponente mit etwas mehr Histamin enthält. Trinke am besten sowohl morgens nach dem Aufstehen als auch abends ein extra Glas Wasser.
- Vitamin C ist ein Cofaktor der Diaminoxidase und unterstützt so den Körper beim Abbau von Histamin. Gemeint ist allerdings nicht die in vielen Produkten zugesetzte Ascorbinsäure – diese ist oft unverträglich. Ebenso verhält es sich mit Kapseln, die unverträgliche Füllstoffe enthalten können. Besser verträglich ist reines Acerolapulver, welches zum Beispiel in etwas Wasser aufgelöst werden kann.
- Ähnlich hilfreich und bei einer HI oft im Mangel sind Vitamin B6, Kupfer und Zink. Bitte besprich die Einnahme von Nahrungsergänzungsmitteln aber vorab mit deinem Arzt oder Ernährungsberater.
- Für den Notfall gibt es in der Apotheke auch Präparate, die das fehlende Enzym Diaminoxidase enthalten und so beim Abbau von Histamin im Körper helfen. Das sollte allerdings nur in Ausnahmefällen und nicht dauerhaft angewandt werden.

Histamin und der Zyklus
Viele Betroffene haben vor allem kurz vor und während der Menstruation stärkere Beschwerden. Das kann daran liegen, dass der Körper vor jeder Menstruation dafür sorgt, dass der Grund-Histaminspiegel ansteigt. Dieser Vorgang erhöht die Gesamtkörperspannung und fördert das Zusammenziehen der Muskeln der Gebärmutter und im Unterbauch. Dadurch können z. B. Bauchkrämpfe, Durchfälle oder auch Verspannungen im Lendenwirbelbereich auftreten. Um dem entgegenzuwirken, kann es helfen, kurz vor und während der Menstruation verstärkt auf eine histaminarme Ernährung bzw. histaminsenkende Lebensmittel zu achten.

Während einer Schwangerschaft ist es im Übrigen genau anders herum: Der Körper produziert hohe Mengen des am Histaminabbau beteiligten Enzyms DAO, um das ungeborene Kind zu schützen. Denn zu viel Histamin im Körper wäre schädlich für das Baby. Der DAO-Spiegel schwangerer Frauen kann bis zu 500-fach höher sein als normalerweise. Das ist oft der Grund dafür, warum Betroffene in der Schwangerschaft plötzlich wieder alles vertragen, ohne typische Symptome zu bekommen. Meist kehren die Beschwerden aber nach der Schwangerschaft zurück, wenn nicht auch die Ursache der Histaminintoleranz behandelt wurde.

Histamingehalt in Lebensmitteln

Produktgruppe	kaum/kein Histamin	geringer Histamingehalt	hoher Histamingehalt bzw. Histaminliberator	sehr hoher Histamingehalt bzw. Histaminliberator
Eier	Eigelb, Wachtelei, Entenei, Gänseei, Straußenei		Hühnerei-Eiklar	
Milchprodukte/Drinks	Butter, Butterkäse, Büffelmozzarella, Frischkäse (ohne Zusätze), Gouda (jung), Milch (Kuh, Schaf, Ziege), Mozzarella, Sahne (ohne Zusätze), Quark (Topfen), Ricotta, Kokosmilch, Drinks (Erdmandel, Hafer, Kokos, Reis, Dinkel, Hanf, Macadamia; ohne Zusätze)	Buttermilch, Crème fraîche, Feta, Joghurt natur, Kefir, Milch/Milchprodukte (laktosefrei), Milchpulver, Sauerrahm, saure Sahne	alle Arten von Edelschimmelkäse, Cheddar, Gouda (gereift), Raclette-Käse Schmelzkäse	alle Arten von Hartkäse/lang gereifte Käsesorten
Fleisch	Ente, Hähnchen, Lamm, Pute, Rindfleisch (frisch), Strauß, Wachtel, Kalbszunge, Rindszunge, Hackfleisch (Geflügel/Rind; sofort nach Herstellung!)	Schweinefleisch (frisch), Wildfleisch (frisch)	Hackfleisch und Fleisch (abgepackt), Innereien	geräuchertes Fleisch, Rohschinken, Salami, Trockenfleisch, Wurstwaren
Fisch	Fisch (fangfrisch oder tiefgekühlt)		Krustentiere, Schalentiere, Meeresfrüchte, Muscheln	Anchovis, Fisch (abgepackt bzw. in Konserven), geräucherter Fisch, Sardellen, Thunfisch
Fleischersatz/vegane Produkte			Tofu, Seitan, Tempeh	
Getreide und getreideartige Samen	Amarant, Dinkel, Hafer, Kamut, Mais, Hirse, Sorghum, Tapioka, Teff, Quinoa, Reis, Wildreis	Buchweizen (geschält), Gerste, Roggen, Weizen	Gerstenmalz, Buchweizen (ungeschält)	
Nüsse, Kerne, Samen & Co.	Chiasamen, Esskastanien (Maroni), Erdmandeln (frisch), Flohsamen, Hanfsamen, Kokosnuss, Kürbiskerne, Leinsamen, Macadamianüsse, Paranüsse, Pistazien	Cashewnüsse, Haselnüsse, Mandeln, Mohnsamen, Pekannüsse, Pinienkerne, Sesamsamen	Sonnenblumenkerne, Erdmandeln (geröstet), Erdnüsse	Walnüsse
Fette & Öle	Arganöl, Ghee, Kakaobutter, Leinöl, Maiskeimöl, Mandelöl Distelöl, Kokosöl/Kokosfett, Kürbiskernöl, Olivenöl, Palmöl/Palmfett, Rapsöl, Schwarzkümmelöl – jeweils ohne Zusätze	Sesamöl, Sonnenblumenöl	Erdnussöl, Walnussöl	
Pilze & Algen		Austernpilze, Champignons, Kräuterseitlinge (auf Frische achten!), frische Hefe	Pilze (fast alle Arten)	Algen und Erzeugnisse daraus
Obst	Açaíbeere, Acerolafrucht, Apfel, Aprikose (Marille), Brombeere, Cranberry, Dattel, Drachenfrucht (Pitahaya), Goji-Beere (frisch), Granatapfel (Kerne manchmal unverträglich), Heidelbeere, Holunderbeere, Johannisbeere rot/schwarz, Kaki, Kaktusfeige, Kirsche	Feige, Goldkiwi, Hagebutte, Mango, Nashi-Birne, Pink Pomelo (Honigpomelo), Zwetschge	Ananas, Banane, Birne, Erdbeere, Grüne Kiwi, Guave, Grapefruit, Himbeere, Mandarine, Papaya, Pflaume, Wassermelone	Limette, Orange, Zitrone, Trockenobst (geschwefelt)

Produktgruppe	kaum/kein Histamin	geringer Histamingehalt	hoher Histamingehalt bzw. Histaminliberator	sehr hoher Histamingehalt bzw. Histaminliberator
Obst (Fortsetzung)	Litschi, Maracuja, Maulbeere, Melone (ausgenommen Wassermelone), Nektarine, Pfirsich, Physalis, Preiselbeere, Quitte, Sanddornbeere, Stachelbeere, Sternfrucht (Karambole), Weintraube, alle ungeschwefelten Trockenfrüchte aus den oben genannten Obstsorten			
Gemüse/Hülsenfrüchte	Artischocke, Brokkoli, Chicorée, Chinakohl, Feldsalat, Grüne Blattsalate, Gurke, Grünkohl, Fenchel, Karotte (Möhre), Kartoffel, Kochbanane, Kresse, Kürbis, Löwenzahn, Mais, Maniok (Cassava), Pak Choi, Pastinake, Petersilienwurzel, Radieschen, Rettich, Rhabarber, Rote/Gelbe Bete, Rotkohl (Blaukraut), Sellerie (Knolle und Stange), Spargel, Spitzkohl, Spitzpaprika, Süßkartoffel, Topinambur, Zichorie, Zucchini, Zwiebel (schneeweiß!)	Blumenkohl, Buschbohnen, Erbsen, Grüne Bohnen, Knoblauch, Kohlrabi, Lauch (Porree), Mangold, Meerrettich, Radicchio, Romanesco, Rosenkohl, Schwarzkohl, Wirsing, Zuckerschoten, Zwiebel (außer schneeweiß und rot) Mung Dal (geschälte Mungbohnen) und rote Linsen können in geringen Mengen verträglich sein.	Aubergine, Avocado, Bohnen (außer grünen Bohnen alle anderen Sorten), Brennnessel, Chili, Kichererbsen, Linsen, Lupinen, Oliven, Rucola, Soja, Spinat, Tomate, Zwiebel (rot)	Sauerkraut und andere eingelegte und fermentierte Lebensmittel
Kräuter	Basilikum, Bohnenkraut, Estragon, Kerbel, Koriander, Lavendel, Liebstöckel, Lorbeer, Majoran, Melisse, Minze, Oregano, Petersilie, Rosmarin, Salbei, Schnittknoblauch, Thymian, Zitronenverbene	Bärlauch, Dill, Schnittlauch, Zitronenmelisse	Bockshornklee, Schabzigerklee	
Gewürze/Würzmittel	Anis, Gewürznelken, Kaffirlimettenblätter, Kardamom, Koriander, Kurkuma, Kümmel, Orangenöl, Paprikapulver edelsüß, Piment, Schwarzkümmel, Wacholderbeeren, Zitronengras, Zitronenöl	Ingwer, Muskat, Sumach, Vanille, Carobpulver, Pfefferbeeren rosa, Pfeffer weiß, Tonkabohne, Zimt	Brühwürfel, Chilipulver, Currygewürz, Fleischextrakt, Hefeextrakt, Kakaobohnen/Kakao, Kreuzkümmel, Paprikapulver scharf, Pfeffer schwarz, Senf	
Essig	Branntweinessig, Essigessenz (verdünnt!), Verjus, Weingeistessig	Apfelessig		Balsamicoessig, Rotweinessig, Weißweinessig
Süßungsmittel	Agavendicksaft, Ahornsirup, Dattelzucker-/sirup, Erythrit, Fruktose, Getreidezucker, Glukose, Invertzucker, Karamell, Kokosblütenzucker, Malzzucker (Maltose), Milchzucker (Laktose), Reissirup, Rohrzucker, Rübenzucker, Saccharose (Haushaltszucker), Sorbit, Tapiokasirup, Traubenzucker	künstliche Süßstoffe, Birkenzucker (Xylit), Honig (abhängig von der Sorte), Stevia	Malzextrakt, Süßholz	
Sonstiges	Gelatine, Natron, Pfeilwurzelstärke, Sojalecithin & Sonnenblumenlecithin (sehr individuell verträglich!), Traubenkernextrakt, Weinsteinbackpulver, Xanthan	Gerstengraspulver, Weizengraspulver, Matcha		

Glutenunverträglichkeit (Zöliakie)

Gluten im Haushalt

In einem gemischten Haushalt ist es in jedem Fall wichtig, alle glutenhaltigen Lebensmittel strikt von den glutenfreien zu trennen. Am besten ist für die glutenfreien Lebensmittel ein eigener Hängeschrank, so können nicht versehentlich mal Krümel in eine Schublade mit den glutenfreien Zutaten fallen. Noch sicherer ist es, die glutenfreien Zutaten in verschließbaren Behältnissen zu lagern. Dabei muss wirklich von jedem Lebensmittel die Zutatenliste geprüft werden – Gluten kann auch in Gewürzmischungen, Fertigsoßen, Süßigkeiten etc. enthalten sein.

Marmeladen, Butter und andere Brotaufstriche müssen streng getrennt werden, um zu vermeiden, dass glutenhaltige Krümel hineingelangen. Es gilt immer: Separate Löffel/Messer etc. verwenden, z. B. zum Umrühren in Töpfen oder zum Schneiden von Brot.

Glutenfreie Gerichte sollten beim Kochen möglichst immer Vorrang vor glutenhaltigen haben. Anschließend müssen Arbeitsflächen und Utensilien sorgfältig gereinigt werden.

Im Ofen sollten glutenhaltige Gerichte separat und nur mit Ober-/Unterhitze und nicht mit Umluft zubereitet werden, um die Verteilung von Mehlstaub zu vermeiden. Bleche/Roste besser gründlich reinigen bzw. jeweils frisches Backpapier benutzen.

Wichtig ist, alle kontaminierten Gegenstände auszusortieren bzw. künftig nicht mehr für die Herstellung glutenfreier Gerichte zu verwenden. Dazu zählen vor allem:

- Schneidebretter: Vor allem solche aus Holz und Kunststoff bekommen durch Abnutzung Rillen, in denen sich Spuren von Gluten festsetzen können.

- Kochbesteck aus Holz/Kunststoff wie z. B. Kochlöffel, Pfannenwender, Backpinsel oder Salatbesteck

- Backformen: Deren Ritzen und Rillen bekommt man meist nicht mehr zu 100 Prozent sauber. Besser Keramik- oder Silikonformen verwenden, die spurenfrei gereinigt werden können. Ansonsten ist es besser, sich separate Backformen zuzulegen.

- Töpfe/Pfannen: Können diese nicht rückstandslos gereinigt werden oder weisen sie Kratzspuren auf, sollten sie ausgetauscht bzw. nur noch für glutenhaltige Speisen verwendet werden.

- Toaster: Hier stecken viele glutenhaltige Krümel drin, daher muss ein separater Toaster für glutenfreie Produkte her. Alternativ kann man sich eine sogenannte „Toasta-Bag“ anschaffen. Das ist eine wiederverwendbare Folientasche, in der glutenfreies Toastbrot kontaminationsfrei zubereitet werden kann.

- Brotkörbchen: Da sich in ihnen ebenfalls Krümel verhängen, müssen Körbchen für ausschließlich glutenfreie Brötchen vorhanden sein.

- Handrührgerät und Pürierstab: In den Ritzen setzt sich Mehlstaub fest, daher sollte auch hier ein eigenes Gerät zur Zubereitung von glutenfreien Speisen angeschafft werden.

- Schwämme/Geschirrtücher: Darin setzen sich ebenfalls Spuren fest. Daher sollten sie nach der Arbeit mit glutenhaltigen Zutaten bzw. glutenverunreinigtem Geschirr ausgetauscht werden bzw. separate Schwämme/Tücher verwendet werden.

- Waffeleisen: Auch ein Waffeleisen bekommt man nach dem Backen meist nicht mehr komplett sauber, daher ausschließlich glutenfreie Waffeln backen oder ein zweites Eisen anschaffen.

- Siebe: In den feinen Maschen verfangen sich Mehlstaub oder Spuren vom Abseihen glutenhaltiger Nudeln. Getrennte Siebe sind hier die Lösung.

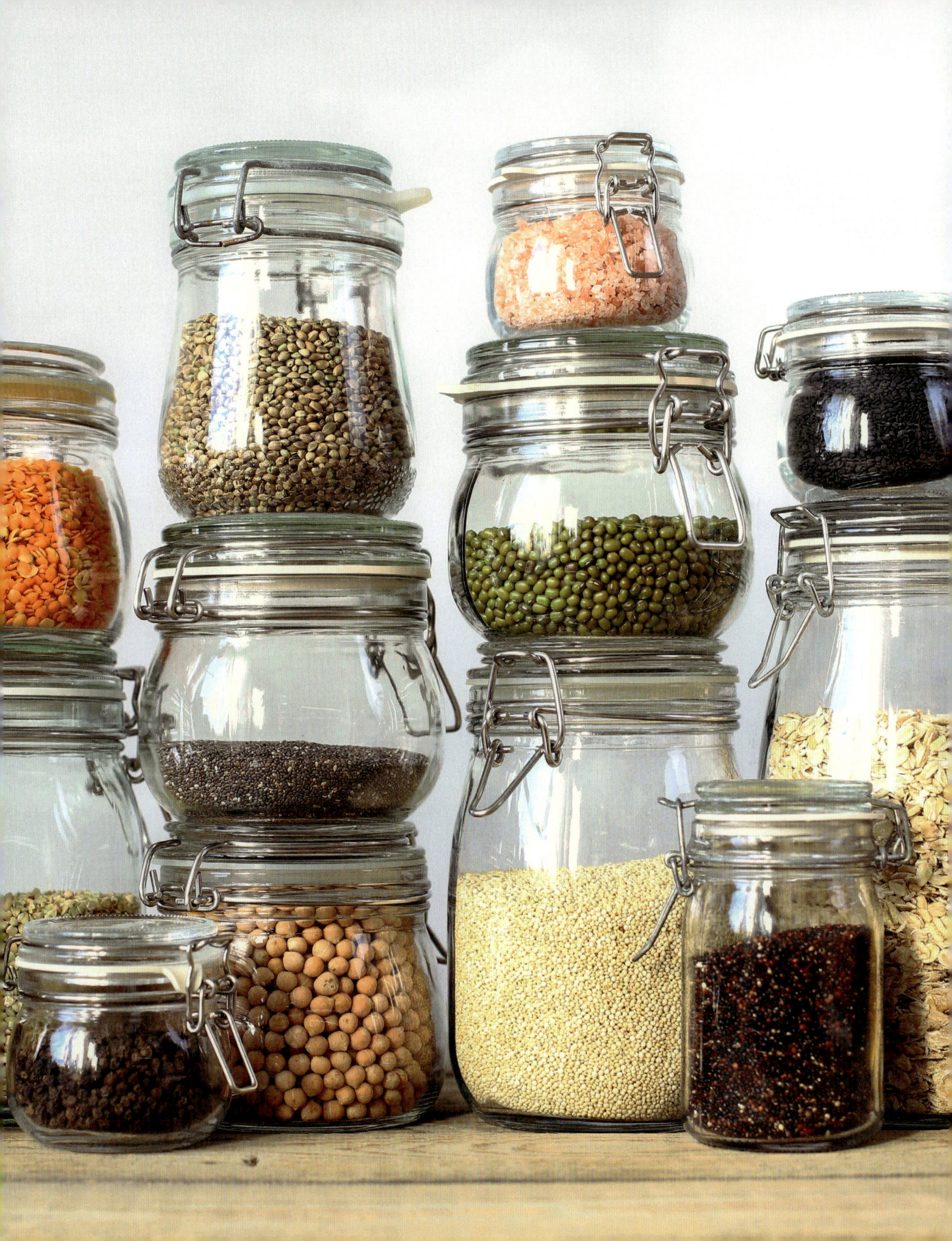

Für die Trennung von Küchenutensilien empfiehlt sich eine farbliche Kennzeichnung, z. B. Rot für alle glutenhaltigen Gegenstände und Grün für alle glutenfreien Gegenstände.

Glutenfallen außer Haus
Beim Essen außer Haus bzw. beim Einkaufen gibt es auch einige Punkte, auf die du ab sofort achten musst. Kaufst du im Supermarkt Käse oder Wurst von der Theke, ist Vorsicht geboten: Oft gibt es Brot und Backwaren an der gleichen Theke, und alles wird auf der gleichen Arbeitsfläche mit den gleichen Messern geschnitten.

- Produkte wie Pommes und Röstzwiebeln werden vor dem Frittieren mit Mehl bestäubt, damit sie knuspriger werden.

- Gleiches gilt für TK-Ware und Fertigprodukte – oft findest du auf der Zutatenliste ebenfalls Mehl.

In der Kantine oder im Restaurant solltest du darauf achten, dass es separate Arbeitsbereiche bzw. Öfen gibt.

- Frittiertes darf nicht im gleichen Fett und Nudeln nicht im gleichen Kochwasser wie glutenhaltige Gerichte zubereitet werden.

- Bei Paniertem, Saucen, Suppen, Eierspeisen, Kartoffelpüree, Knödeln, Frikadellen und Eisspeisen ist Vorsicht geboten – hier wird Mehl oft zum Binden verwendet.

- Stehen Salate z. B. mit Croûtons oder Brot auf der Karte, erkläre dem Personal zuerst, dass es für dich nicht in Ordnung ist, diese einfach herunterzunehmen. Nicht betroffene Personen haben leider oft kein Gefühl dafür und denken: „die paar Krümel machen ja nichts aus". Scheue dich nicht davor, hier wirklich konkret zu werden und zu schildern, dass es für dich schädlich ist – denn es geht um deine Gesundheit!

- Asiatische Gerichte können durch die verwendete Soja- oder Fischsauce Gluten enthalten. Es gibt mittlerweile glutenfreie Alternativen zu kaufen, und viele Restaurants haben bereits darauf umgestellt. Im Zweifelsfall solltest du aber besser nach der Zutatenliste fragen.

Bei Treffen mit Freunden oder auf Familienfesten ist es wichtig, dass alle Beteiligten Bescheid wissen. Wenn es für dich ein zu großes Risiko ist, die dort angebotenen Gerichte zu essen, bringe dir selber eine Speise mit und bediene dich vor allen anderen daran. An einem Buffet landet sonst schnell mal der glutenhaltige Löffel aus dem Nudelsalat in deiner Schüssel.

Geht es in ein Restaurant oder auf Reisen, vergewissere dich vorher, ob das Küchenpersonal sich mit Zöliakie auskennt und ob sie dir ein kontaminationsfreies Gericht zubereiten können. Im Zweifelsfall suche selbst ein Restaurant/das Hotel aus, bei dem du dir sicher bist. Es gibt mittlerweile auch Messgeräte für unterwegs, die Speisen auf Gluten testen können. Informiere dich dazu am besten bei deinem Arzt oder in der Apotheke.

Kosmetikprodukte
In einigen Kosmetikprodukten kann ebenfalls Gluten enthalten sein. Manche Betroffene reagieren auch über die Haut darauf. Vor allem bei Ausschlag oder Juckreiz solltest du einmal einen Blick auf die Zusammensetzung deiner Pflegeprodukte werfen. Tauchen dort z. B. Begriffe wie Triticum (Weizen, z. B. Triticum aestivum, Triticum vulgare), Hordeum (Gerste) oder Avena (Hafer) auf, ist von einer Belastung mit Gluten auszugehen.

Medikamente & Nahrungsergänzungsmittel
In manchen Medikamenten und Nahrungsergänzungsmitteln werden als Füllstoffe glutenhaltige Zutaten verwendet. Auch hier bist du auf der sicheren Seite, wenn du einen Blick auf die Zutatenliste wirfst oder bei Nahrungsergänzungsmitteln darauf achtest, Reinstoffe ohne Zusätze zu verwenden. Bei dauerhafter Einnahme ist es besser, die Zutatenliste hin und wieder zu kontrollieren, da es auch mal vorkommen

kann, dass Rezepturen geändert werden und dann plötzlich Gluten im Produkt enthalten ist.

Körner & Mehle

Wenn du glutenfreie Zutaten einkaufst, achte darauf, dass diese mit der durchgestrichenen Ähre gekennzeichnet sind, um Kontaminationen zu vermeiden. Buchweizen ist ein Knöterichgewächs und gehört somit nicht zu Getreide, sondern zu den Gräsern. Dennoch vertragen manche Betroffene Buchweizen nicht – das musst du für dich vorsichtig testen. Die meisten glutenfreien Mehle sind deutlich teurer als glutenhaltige Sorten. Wenn du viel bäckst, solltest du über die Anschaffung einer Getreidemühle nachdenken. Es ist auf lange Sicht deutlich günstiger, Quinoa, Hirse & Co. als ganzes Korn zu kaufen und selbst zu mahlen. Zudem hat zuhause frisch gemahlenes Mehl noch deutlich mehr Nährstoffe als „abgestandenes“ Mehl aus dem Laden. Beim Kauf einer Mühle musst du allerdings darauf achten, dass sie vom Hersteller bereits mit glutenfreiem Getreide „eingemahlen“ wird. Dies kann man bei vielen Herstellern von Getreidemühlen mit einem Hinweis auf Zöliakie angeben.

Glutenfrei backen

Glutenfreie Teige verhalten sich aufgrund des fehlenden Klebereiweißes anders als glutenhaltige – sie halten nicht so gut zusammen, werden nicht so luftig und trocknen schneller aus. Um das auszugleichen, gibt es hilfreiche pflanzliche Bindemittel.

- Flohsamenschalen dienen zum Beispiel dazu, das Gebäck feucht zu halten.

- Xanthan, Guarkernmehl, Johannisbrotkernmehl und verschiedene Stärkemehle haben bindende Eigenschaften. Bei Guarkernmehl und Johannisbrotkernmehl ist bei gleichzeitiger Histaminintoleranz allerdings Vorsicht geboten – häufig werden diese nicht gut vertragen. Bei Xanthan & Co entscheiden schon wenige Milligramm über ein gutes oder schlechtes Backergebnis. Um diese Mengen genau abwiegen zu können, empfiehlt sich eine Feinwaage.

- Die meisten glutenfreien Teige benötigen zudem eine längere Knetzeit bzw. Ruhezeit, damit sie geschmeidig sind und das Backergebnis stimmt.

- Für glutenfreies Backen ist außerdem eine Backmatte und ein Teigspatel bzw. eine Teigkarte hilfreich. Damit lassen sich glutenfreie Teige besser verarbeiten und formen.

Liste glutenhaltiger/glutenfreier Lebensmittel

Produktgruppe	**glutenhaltige Lebensmittel**	**glutenfreie Lebensmittel**
Getreide/Mehle	Bulgur, Dinkel, Einkorn, Emmer, Gerste/Gerstenmalz/-extrakt, Gluten, Grünkern, handelsüblicher Hafer, Kamut, Roggen, Triticale, Weizen und Zutaten daraus (Weizenkleber, Weizenstärke, Weizeneiweiß), Hostien (Kommunion)	Amarant, Buchweizen, Hafer (wenn als glutenfrei deklariert!), Hirse, Mais, Quinoa, Reis, Teff, Tapioka, Mehle aus Maniok, Bohnen, Nüssen, Samen & Kernen, Weizengras
Süßwaren	Kekse, jegliche Süßwaren mit dem Zusatz von Cerealien oder Keksstücken	Schokolade ohne Zusätze
Fleisch/Fisch/Fleischersatz	Frikadellen, Paniertes, Mariniertes, Seitan, Wurst/Bratwurst (Zutatenliste beachten!)	frisches Hackfleisch, frisches Fleisch/frischer Fisch ohne Marinade oder Panade
Getränke/Alkohol	aromatisiertes Wasser, Bier, Brottrunk, Malzkaffee, Getreidekaffee (es gibt Ausnahmen!), Glühwein/Punsch (wenn nicht als glutenfrei deklariert)	reine Fruchtsäfte, nicht aromatisiertes Wasser, Lupinenkaffee, Wein, Sekt, reine Destillate (z. B. Korn, Rum, Gin)

Unverarbeitete tierische Lebensmittel sowie Obst, Gemüse, Kräuter, Hülsenfrüchte, Pilze, Samen und Nüsse sind in der Regel glutenfrei – ebenfalls Süßungsmittel sowie reines Salz. Bei allem, was in irgendeiner Art verarbeitet/vorgefertigt ist, ist ein genauer Blick auf die Zutatenliste notwendig, siehe auch die folgende Liste.

Bei folgenden Lebensmitteln ist Vorsicht geboten

Lebensmittel	Hinweise
Bio-Hefe	auf glutenfreie Kennzeichnung achten, da oft Weizen bzw. Weizenkeime als Nährboden dienen
Backzutaten	gefärbte Blattgelatine, Tortenguss und Sahnesteif können Gluten enthalten
Kartoffelprodukte	Chips, Kartoffelbrei, Knödeln, Kroketten, Rösti, Schupfnudeln, Pommes & Co. wird oft Mehl zugesetzt
Fertigprodukte	Eierspeisen, Eisspeisen, Tiefkühl-Fertigprodukte, Instantsaucen und -suppen können Gluten enthalten
Nudelprodukte	Udon (Bandnudeln auf Weizenbasis), Sömen (Fadennudeln mit Weizenbestandteil), Kritharaki (wie Reis aussehende Nudeln aus Weizen), Soba (eigentlich Buchweizen-Nudeln, die aber oft Weizen enthalten)

Gluten- bzw. Weizensensitivität

Es kommt auf die Verarbeitung an

Bei einer Gluten- bzw. Weizensensitivität sind oftmals die Verarbeitungsschritte verantwortlich für eine schlechtere Verträglichkeit. Wie bereits im Kapitel Gluten-/Weizensensitivität (ab Seite 28) erklärt, enthalten Getreide FODMAPs und Lektine. Diese werden durch langes Einweichen, lange Gehzeiten, Kochen und Backen reduziert. Bei den meisten heutzutage produzierten Backwaren ist das aber nicht mehr der Fall. Ein guter Sauerteig z. B. braucht mindestens 48 Stunden Zeit, die für industriell gefertigte Produkte nicht mehr investiert wird. Dadurch sind die reizenden Stoffe nicht ausreichend neutralisiert und verursachen Beschwerden. Es kann also bereits helfen, Brot selbst zu backen bzw. es bei einem traditionellen Bäcker zu kaufen statt als Massenware im Supermarkt.

Eine weitere Möglichkeit ist das Einweichen von Getreide vor dem Zubereiten, ähnlich wie man es von Hülsenfrüchten kennt. Haferflocken beispielsweise sind besser verträglich, wenn man sie mindestens zwei Stunden, besser über Nacht einweichen lässt. Das Gleiche gilt für ganze Getreidekörner vor dem Kochen.

Dinkel ist nicht gleich Dinkel

Viele Betroffene vertragen Dinkel als Alternative sehr gut. Es werden allerdings viele Dinkelsorten mit Weizen gekreuzt, um den Ernteertrag zu erhöhen. Noch ist nicht ganz klar, ob das für Personen, die auf Weizen reagieren, tatsächlich problematisch ist. Manche Betroffene berichten aber, dass sie einige Dinkelprodukte nicht so gut vertragen. Wer das vermeiden möchte oder Beschwerden festgestellt hat, kann auf Urdinkel ausweichen. Hierbei handelt es sich ausschließlich um alte, nicht mit Weizen gekreuzte Dinkelsorten. Dazu gehören z. B. die Sorten „Oberkulmer Rotkorn", „Chiemgaukorn-Dinkel" und „Schwabenkorn". Ihr gemeinsames Merkmal sind u. a. lange Halme, wodurch die Ähre eine geringere Standfestigkeit hat und der Ertrag geringer ist als bei mit Weizen gekreuzten Sorten.

Mehrere Unverträglichkeiten gleichzeitig

Gerade wenn mehrere Unverträglichkeiten gleichzeitig auftreten, ist man mit der Situation häufig erst mal überfordert. Damit du nicht zig verschiedene Lebensmittellisten wälzen musst, habe ich hier für dich eine Liste zusammengestellt, die nach aktuellen wissenschaftlichen Ergebnissen die Lebensmittel abdeckt, welche bei einer gleichzeitig vorhandenen Laktose-, Fruktose-, Histamin- und Glutenunverträglichkeit normalerweise gut vertragen werden. Bei den aufgelisteten Milchprodukten sind dementsprechend natürlich laktosefreie Varianten gemeint, sofern sie nicht von Natur aus einen geringen Laktosegehalt haben.

Bitte beachte aber wie immer deine persönliche Verträglichkeitsgrenze und teste unbekannte Lebensmittel vorsichtig in kleinen Mengen aus.

Gut verträgliche Lebensmittel bei mehreren gleichzeitig bestehenden Unverträglichkeiten

Produktgruppe	**gut verträglich**
Milchprodukte/pflanzliche Alternativen	Butter, Feta, Frischkäse, Gouda (jung), Milch, pflanzliche Milch (auf Basis von Erdmandeln, Reis, Kokos, Macadamia, Hanf, glutenfreiem Hafer), Mozzarella, Ricotta, Joghurt (auf Kulturen achten!), Sahne, Schmand, Quark
Fleisch/Fisch	Eigelb, Enten-/Gänse-/Straußen-/Wachtelei, Enten-/Hähnchen-/Puten-/Straußen-/Wachtelfleisch, Rind (frisch!), Fisch (fangfrisch oder tiefgefroren)
Obst	Acerolafrucht, Cranberry, Aprikose, Sternfrucht (Karambole), Kaktusfeige; evtl. geringe Mengen verträglich: Goldkiwi, Mango, Pink Pomelo (Honigpomelo), Zwetschge
Gemüse	Artischocke, Brokkoli, Chicorée, Chinakohl, Feldsalat, Fenchel, Grüne Blattsalate, Grünkohl, Gurke, Kartoffel, Kochbanane, Kresse, Kürbis, Löwenzahn, Maniok (Cassava), Pak Choi, Pastinake, Petersilienwurzel, Radieschen, Rettich, Rhabarber, Rotkohl (Blaukraut), Sellerie, Spargel, Spitzkohl, Süßkartoffel, Zucchini, Zwiebel (schneeweiß!)
Kräuter/Gewürze	Anis, Basilikum, Bohnenkraut, Estragon, Gewürznelken, Kaffirlimettenblätter, Kardamom, Koriander, Kümmel, Kurkuma, Lavendel, Liebstöckel, Lorbeer, Majoran, Melisse, Minze, Orangenöl, Oregano, Petersilie, Piment, Rosmarin, Salbei, Schnittknoblauch, Schwarzkümmel, Thymian, Wacholderbeeren, Zitronenöl
Getreide/Kerne/Samen	Amarant, Chiasamen, Erdmandeln, Flohsamen, Hafer (glutenfrei), Hanfsamen, Hirse, Kokosnuss, Kürbiskerne, Leinsamen, Paranüsse, Quinoa, Reis, Sorghum, Tapioka, Teff, Wildreis
Essig/Essigersatz	Branntweinessig, Cranberry-Saft, Essigessenz (verdünnt!), Verjus (sauer!), Rhabarbersaft, Weingeistessig
Süßungsmittel	Erythrit, Reissirup, Tapiokasirup, Traubenzucker, Getreidezucker, Glukose
Sonstiges	Gelatine, Natron, Pfeilwurzelstärke, Tapiokastärke, Traubenkernextrakt, Weinsteinbackpulver, Xanthan

Lebensmittelempfehlungen bei kombinierter Histamin- und Fruktoseintoleranz

Produktgruppe	**(in Maßen) gut verträglich**
bei Histaminintoleranz in der Regel gut verträglich und gleichzeitig bei Fruktoseintoleranz in Maßen meistens gut verträglich	**Obst:** Apfel (Granny Smith oder Elstar), Brombeere, Esskastanien (Maroni), Granatapfel, Heidelbeere, Honigmelone, Johannisbeere rot/schwarz, Litschi, Maracuja, Nektarine, Pfirsich, Sanddornbeere, Stachelbeere, Physalis, Preiselbeere, Holunderbeere **Gemüse:** Blumenkohl, Buschbohnen, Grüne Bohnen, Karotte (Möhre), Mais, Radieschen, Rote Bete, Spitzpaprika grün/gelb
bei Fruktoseintoleranz in der Regel gut verträglich und gleichzeitig bei Histaminintoleranz in Maßen meistens gut verträglich	**Pilze/Gemüse:** Austernpilze, Champignons, Kräuterseitlinge, Blumenkohl, Buschbohnen, Grüne Bohnen, Knoblauch, Kohlrabi, Lauch (Porree), Mangold, Radicchio, Romanesco (frisch!), Rosenkohl, Wirsing **Nüsse/Kerne/Samen:** Haselnüsse, Macadamianüsse, Mandeln, Mohnsamen, Pistazien, Pekannüsse, Pinienkerne, Sesamsamen **Sonstiges:** Apfelessig, Bärlauch, Carobpulver, Dill, frische Hefe, Ingwer, Meerrettich, Muskat, Pfefferbeere rosa, Pfeffer weiß, Schnittlauch, Stevia, Sumach, Tonkabohne, Vanille, Zimt, Zitronenmelisse

Sorbitintoleranz

Brot & Backwaren

Brot und Backwaren solltest du besser frisch beim Bäcker kaufen. Die meisten abgepackten Backwaren enthalten Sorbit, da es als Feuchthaltemittel haltbar macht, indem es die Produkte vor dem Austrocknen bewahrt.

Alkohol

Wein kann Sorbit enthalten. Sorbit selbst wird zwar in der Weinherstellung normalerweise nicht eingesetzt, allerdings kommt Sorbinsäure manchmal als Konservierungsmittel zum Einsatz. Diese wird durch bestimmte Bakterien in Sorbitol umgewandelt. In Bier ist Sorbit nur in extrem geringen Mengen enthalten. Eine Birne beispielsweise enthält deutlich mehr Sorbit als ein Glas Bier. Besser ist es allerdings, Alkohol nur selten zu genießen, da dieser verschiedene Stoffwechselvorgänge im Körper ungünstig beeinflusst.

Die Menge ist entscheidend

Komplett vermeiden lässt sich Sorbit nicht, und das solltest du auch nicht. Beim Planen deiner Mahlzeiten gilt es aber, möglichst darauf zu achten, dass in einem Gericht nicht gleich mehrere stark sorbithaltige Lebensmittel vorkommen. Die Menge summiert sich dadurch, und es kann zu Beschwerden kommen. Beim Sorbitgehalt kommt es außerdem auf die Sorte des jeweiligen Lebensmittels an. Äpfel gelten als sehr sorbithaltig, es gibt aber auch Sorten mit einem geringen Gehalt. Dazu gehören beispielsweise „Gravensteiner“, „Schneiderapfel“, „Grauer Hordapfel“ oder „Boskop“.

Salicylatintoleranz

Medikamente prüfen

Salicylate bzw. die von dieser Stammsubstanz abgeleitete Acetylsalicylsäure sind in über 500 Medikamenten enthalten. Daher ist auf jeden Fall immer die Packungsbeilage zu beachten und beim Arzt eine Unverträglichkeit zu erwähnen. Außerdem findet es häufig Verwendung in Produkten gegen Akne, Hühneraugen, Rheuma, Schuppen oder Warzen. Im Internet gibt es dazu ausführliche Listen. Viele Betroffene reagieren außerdem auch auf Medikamente der Gruppe NSAR wie z. B. Ibuprofen oder Diclofenac, obwohl diese keine Salicylate enthalten. Unter Umständen sind diese Medikamente ebenfalls zu meiden.

Auch bei pflanzlichen Medikamenten, Badezusätzen oder Cremes ist ein Blick auf die Inhaltsstoffe wichtig. Vieles davon enthält beispielsweise Menthol, Eukalyptus, Teebaumöl oder Ähnliches, auf das manche mit Symptomen reagieren.

Liste sorbithaltiger Lebensmittel

Produktgruppe	enthält Sorbit
Obst	Apfel, Aprikose, Birne, Brombeere, Cranberry, Dattel, Kirsche, Pflaume, Pfirsich, Vogelbeere, Weintraube
Gemüse	Aubergine, Bohne, Brokkoli, Fenchel, Paprika, Rosenkohl
verarbeitete Lebensmittel	Backwaren wie Kuchen, Gebäck, Toastbrot, Bonbons, Fertiggerichte, Fruchtsäfte, Marmelade, Speiseeis, Schokolade, Diabetikerprodukte, Kaugummis, als „zuckerfrei“ gekennzeichnete Produkte
Sonstiges	Medikamente, Nahrungsergänzungsmittel, Zahnpasta

Zubereitungstipps

Da die Konzentration von Salicylaten direkt unter der Schale von Obst und Gemüse am höchsten ist, kann schon Schälen helfen, die Menge an Salicylaten deutlich zu reduzieren. Durch das Einlegen in Wasser über längere Zeit (etwa 30 bis 60 Minuten) kann eine große Menge Salicylate ausgewaschen werden. Dabei gehen allerdings auch wichtige Nährstoffe verloren. Zu diesen Tipps gibt es bisher leider noch keine wissenschaftlichen Studien, die eine Wirksamkeit nachweisen.

Für einige Lebensmittel gibt es bisher keine oder widersprüchliche Angaben zum Salicylat-Gehalt. Dies liegt z. B. an Unterschieden in der Anbauweise, der Sorte oder dem Reifegrad. Daher sind einige Lebensmittel in dieser Tabelle nicht enthalten. Diese musst du vorsichtig auf persönliche Verträglichkeit testen.

Liste salicylathaltiger Lebensmittel

Produktgruppe	kein/sehr wenig	mäßig	hoch	sehr hoch
Gewürze & Kräuter	Basilikum, Chili, Fenchel, Gewürznelken, Kardamom, Kümmel, Lorbeer, Muskat, Pfeffer, Vanille	Anis, Bockshornklee, Kreuzkümmel, Salbei, Senfsamen, Zimt	Dill, Kurkuma, Oregano, Rosmarin	Currypulver, Hefeextrakt, Thymian, Paprikapulver
Nüsse & Samen	Cashewkerne, Mohnsamen	Haselnüsse, Kokosnüsse, Paranüsse, Sesamsamen, Sonnenblumenkerne	Macadamianüsse, Pinienkerne, Pistazien, Walnüsse	Erdnüsse, Mandeln
Gemüse	Blumenkohl, Champignon (weiß), Chinakohl, Fenchel, Frühlingszwiebel, Frühkartoffel (ohne Schale), Gurke, Karotte, Lauch (Porree), Pak Choi, Pastinake, Rosenkohl, Paprika (rot), Rotkohl (Blaukraut), Sellerie, Spargel, Spinat, Tomate, Weißkohl, Wirsing, Zucchini, Zwiebel (schneeweiß!)	Aubergine (ohne Schale), Eichblattsalat, Brokkoli, Kartoffel (ohne Schale), Kürbis (außer Butternut), Süßkartoffel (weißfleischig)	Artischocke, Aubergine (mit Schale), Gemüsemais, grüne Bohnen, Radieschen, Römersalat, Rucola, Süßkartoffel (gelbfleischig),	Avocado, Chicorée, Erbsen, Paprika (grün), viele Pilzarten, Rote Bete, Oliven, Tomaten
Obst	einige Apfelsorten (geschält; z. B. „Golden Delicious“ und „Pink Lady“), Aprikose, Banane, Honigmelone, Kaki, Papaya, Pfirsich (weißfleischig), Wassermelone	Apfel mit Schale (die meisten Sorten), Blaubeere, Feige, Himbeere, Maracuja, Rhabarber, Schattenmorelle	Birne (mit Schale), Granatapfel, Grapefruit, Guave, Kiwi, Süßkirsche, Litchi, Mandarine, Nektarine, Pfirsich (gelbfleischig), Sternfrucht (Karambole)	Brombeere, Cranberry, Dattel, Johannisbeere, Weintraube
Getreide	Buchweizen, Gerste, Hirse, Hafer, Reis, Roggen, Weizen			verarbeitete Produkte wie Brot, Kuchen etc. können durch Zusatzstoffe salicylathaltig sein
Milchprodukte	Ayran (ohne Zusätze), Butter, Blauschimmelkäse, Camembert, Drinks aus Hafer, Reis und Soja (ohne Zusätze), Milch, Mozzarella			
Fleisch/Fisch/Eier	Ei, Ente, Garnele, Hähnchen, Hummer, Lachs, Lamm, Muscheln, Pute, Rind, Sardellen, Surimi, Thunfisch, Tintenfisch			verarbeitete tierische Produkte z. B. Salami, Pastete, etc.
Süßungsmittel	Ahornsirup, weißer Zucker	Melasse		Honig
Getränke	Kaffee ohne Koffein, Kamillentee, Wasser	Cola		Grüntee, Pfefferminztee, Schwarztee
Alkohol	Gin, Whisky, Wodka		Cointreau, Sherry, Wein	Champagner, Portwein, Rum

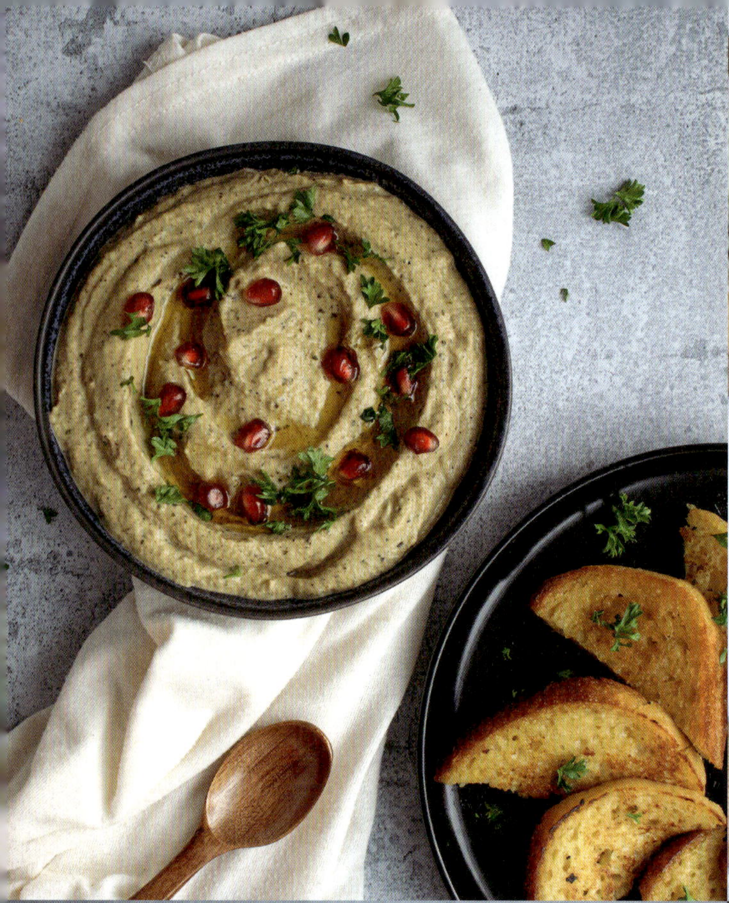
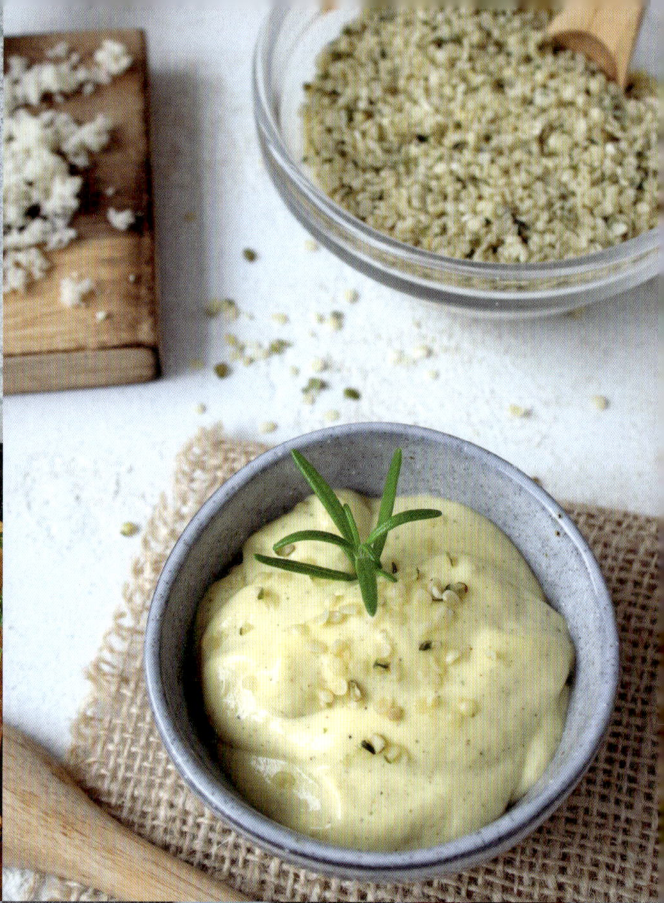
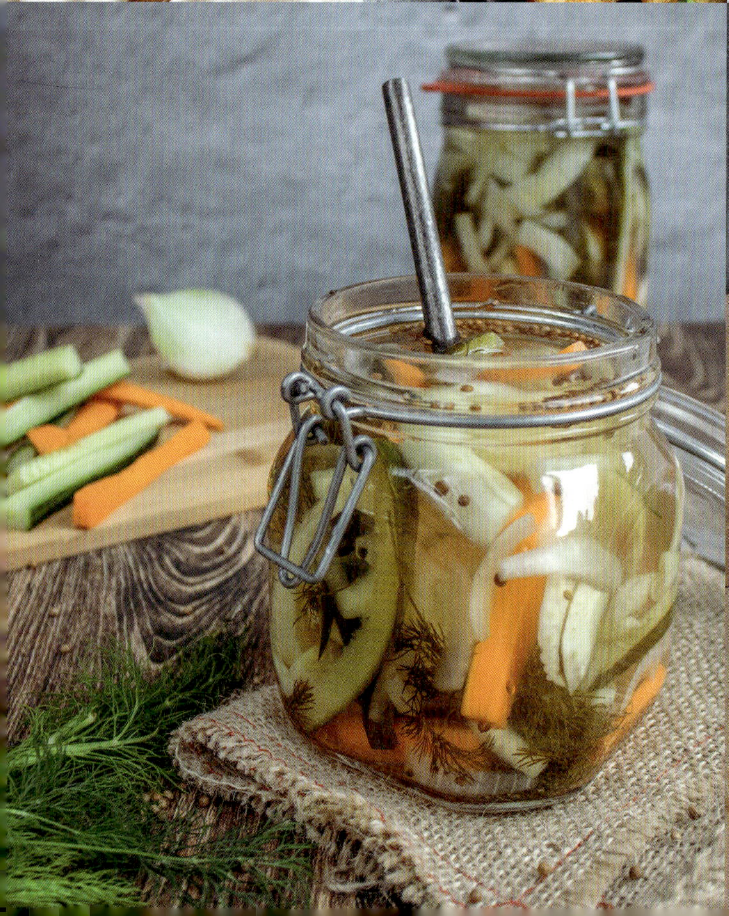
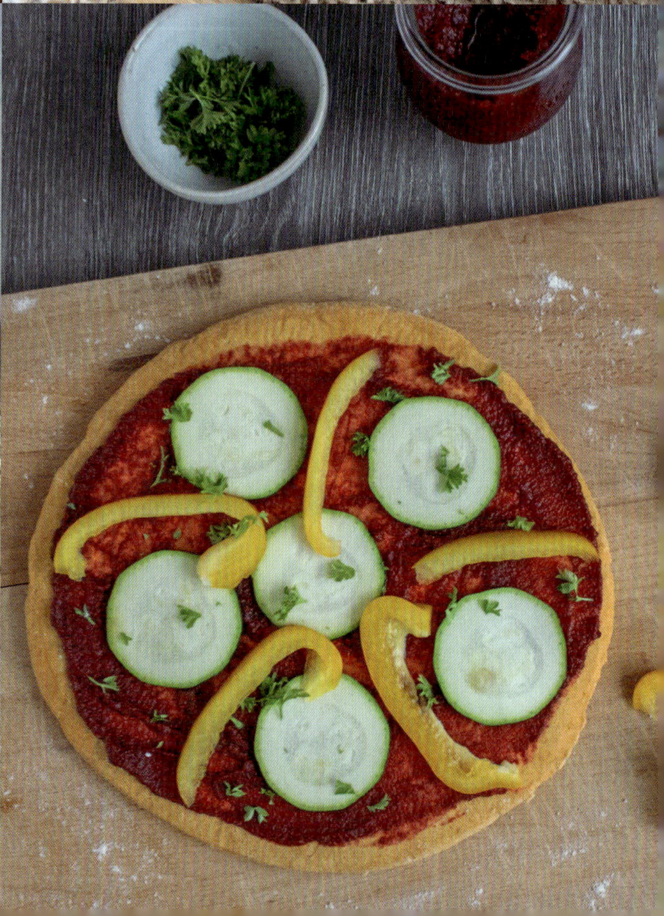

Kapitel 2

BASICS

NOMATO-Sauce

Zubereitungszeit: 35 Minuten – Ergibt ca. 350 g Sauce

ZUTATEN

- ¼ weiße Zwiebel
- 50 g Karotte
- 80 g Rote Bete
- 1 TL Öl
- 2 EL Branntweinessig oder 3 EL Verjus sauer (Saft unreifer Trauben)
- ½ TL getrockneter Oregano
- ½ TL getrockneter Thymian
- ½ TL Salz
- ¼ TL weißer Pfeffer (optional)

1 Zwiebel abziehen und in feine Würfel schneiden. Karotte und Rote Bete schälen und in 2–3 Zentimeter große Stücke schneiden. – Vorsicht: Die Rote Bete färbt stark!

2 Öl in einem Topf erhitzen und die Zwiebelwürfel darin goldgelb anbraten. Geschnittene Karotte und Rote Bete dazugeben, kurz mitbraten und mit 250 Milliliter Wasser auffüllen. Deckel auf den Topf setzen und alles bei mittlerer Hitze etwa 15 Minuten köcheln lassen, bis das Gemüse gar ist.

3 Anschließend Essig und die Gewürze zugeben und 2 Minuten mitköcheln lassen. Topf vom Herd nehmen und etwas abkühlen lassen.

4 Die Sauce in ein hohes Gefäß umfüllen und mit einem Stabmixer fein pürieren.

Tipp

Die Nomato-Sauce kann statt Tomatensauce (no tomato = Nomato) als Belag für Pizza oder als Sauce für Pasta oder Zoodles verwendet werden – dafür ggf. noch etwas mehr Flüssigkeit hinzufügen. Oder aber du verwendest sie für das Lasagne-Rezept auf Seite 146.

Die Karotten kannst du auch durch die gleiche Menge Süßkartoffeln austauschen.

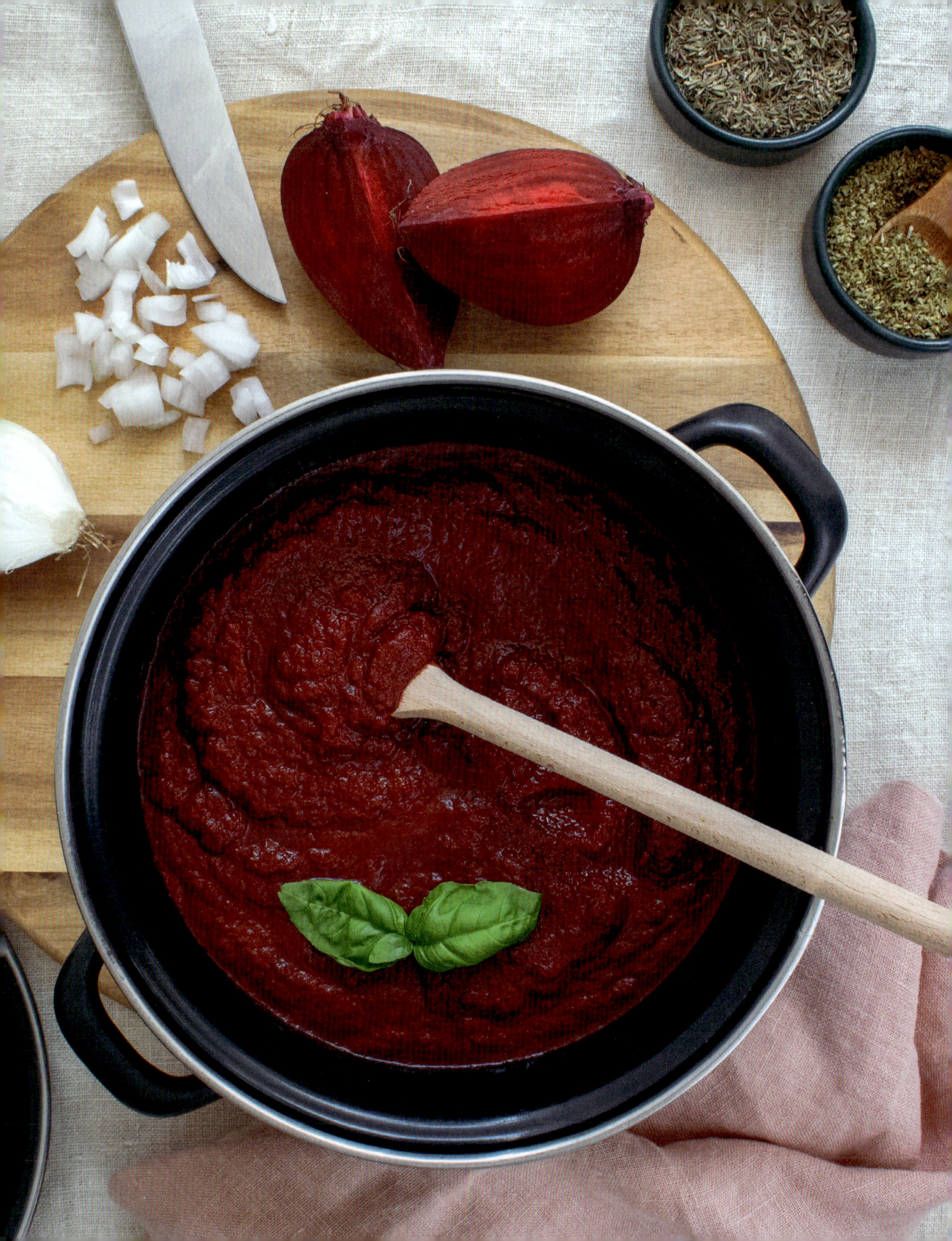

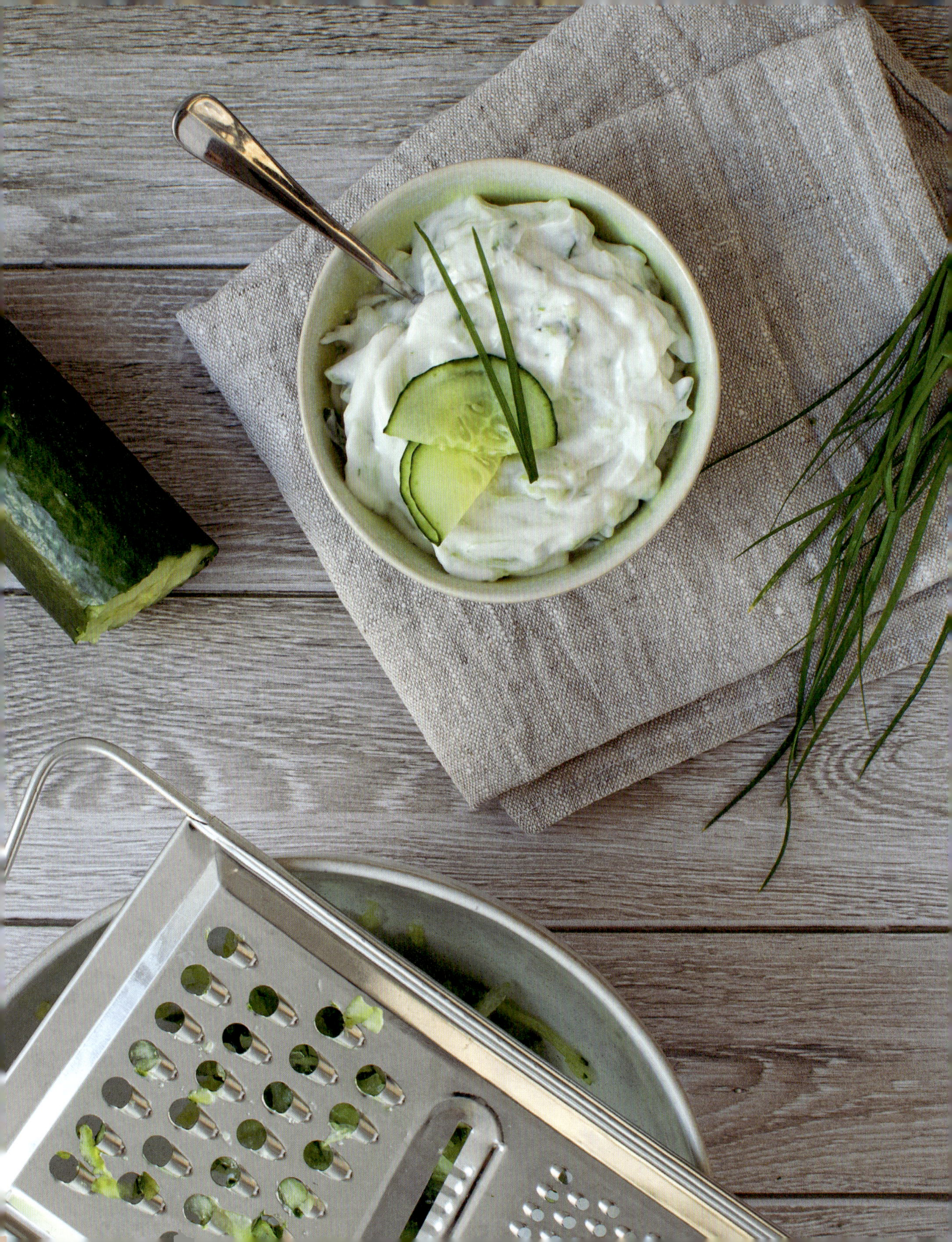

TSATSIKI

Zubereitungszeit: 15 Minuten – Ergibt ca. 250 g Tsatsiki

ZUTATEN

- 100 g Salatgurke
- 5–6 Halme Schnittknoblauch (erhältlich z. B. im Asia- oder Bioladen)
- 150 g Kokosjoghurt
- ½ TL Salz
- ¼ TL weißer Pfeffer (optional)

1 Gurke waschen, auf einer groben Raspel in eine Schüssel raspeln und ein paar Minuten stehen lassen.

2 Währenddessen Schnittknoblauch waschen, grob schneiden und zusammen mit 50 Gramm Joghurt pürieren. Restlichen Joghurt erst jetzt zugeben und untermischen, da er beim Pürieren zu flüssig werden würde.

3 Mit beiden Händen möglichst viel Wasser aus den Gurkenraspeln drücken und die Raspel zur Joghurt-Mischung geben. (Bleibt zu viel Wasser in den Gurken, wird das Tsatsiki zu flüssig.)

4 Zum Schluss das Tsatsiki mit Salz und gegebenenfalls Pfeffer würzen und gut durchmischen.

Tipp

Schnittknoblauch ist eine tolle histaminarme Alternative zu Knoblauch. Wenn du es verträgst, kannst du stattdessen auch ½ Zehe Knoblauch verwenden.

Muss es nicht vegan sein, verwende einfach Joghurt statt Kokosjoghurt.

VAYONNAISE – vegane Mayonnaise

Zubereitungszeit: 10 Minuten – Ergibt ca. 140 g Vayonnaise

ZUTATEN

- 2 cm frischer Meerrettich
- 3 EL geschälte Hanfsamen
- 1 TL Apfelessig
- ½ TL Salz
- ¼ TL Xanthan (kalt verarbeitbares veganes Geliermittel)
- ¼ TL weißer Pfeffer (optional)
- 80 ml Rapsöl

1 Meerrettich schälen, fein reiben und zusammen mit den Hanfsamen und 50 Milliliter Wasser gut pürieren.

2 Die restlichen Zutaten zugeben und alles mit dem Pürierstab gut vermixen, bis eine cremige, feste Masse entstanden ist. Wird die Masse nicht fest genug, noch ein paar Tropfen Apfelessig zugeben – wie bei „normaler“ Mayonnaise ist ein gewisses Maß an Säure nötig für die Bindung. Auch ein paar Milligramm Xanthan können helfen.

3 Die fertige Vayonnaise entweder direkt, z. B. für Nudelsalat, verwenden oder in ein Glas füllen, kalt stellen und innerhalb der nächsten Tage aufbrauchen.

Tipp

Beim Meerrettich ist es wichtig, frischen zu verwenden, da der Tafelmeerrettich im Glas meist Zitronensäure oder andere unverträgliche Zusätze enthält.

Bei Histaminintoleranz werden frische Senfkörner manchmal ganz gut vertragen. Wenn das bei dir der Fall ist, kannst du den Meerrettich durch 1 gehäuften Teelöffel Senfsamen ersetzen. Beachte dabei allerdings deine persönliche Verträglichkeitsgrenze und teste zuerst vorsichtig aus.

Statt Rapsöl kannst du auch ein anderes für dich verträgliches Öl verwenden, das neutral im Geschmack ist.

Anstelle von Apfelessig kannst du auch Verjus sauer, also den Saft unreifer Trauben, verwenden. Bitte achte darauf, dass hiervon 3–4 Teelöffel nötig sind. Andernfalls gerinnt die Vayonnaise und wird nicht fest.

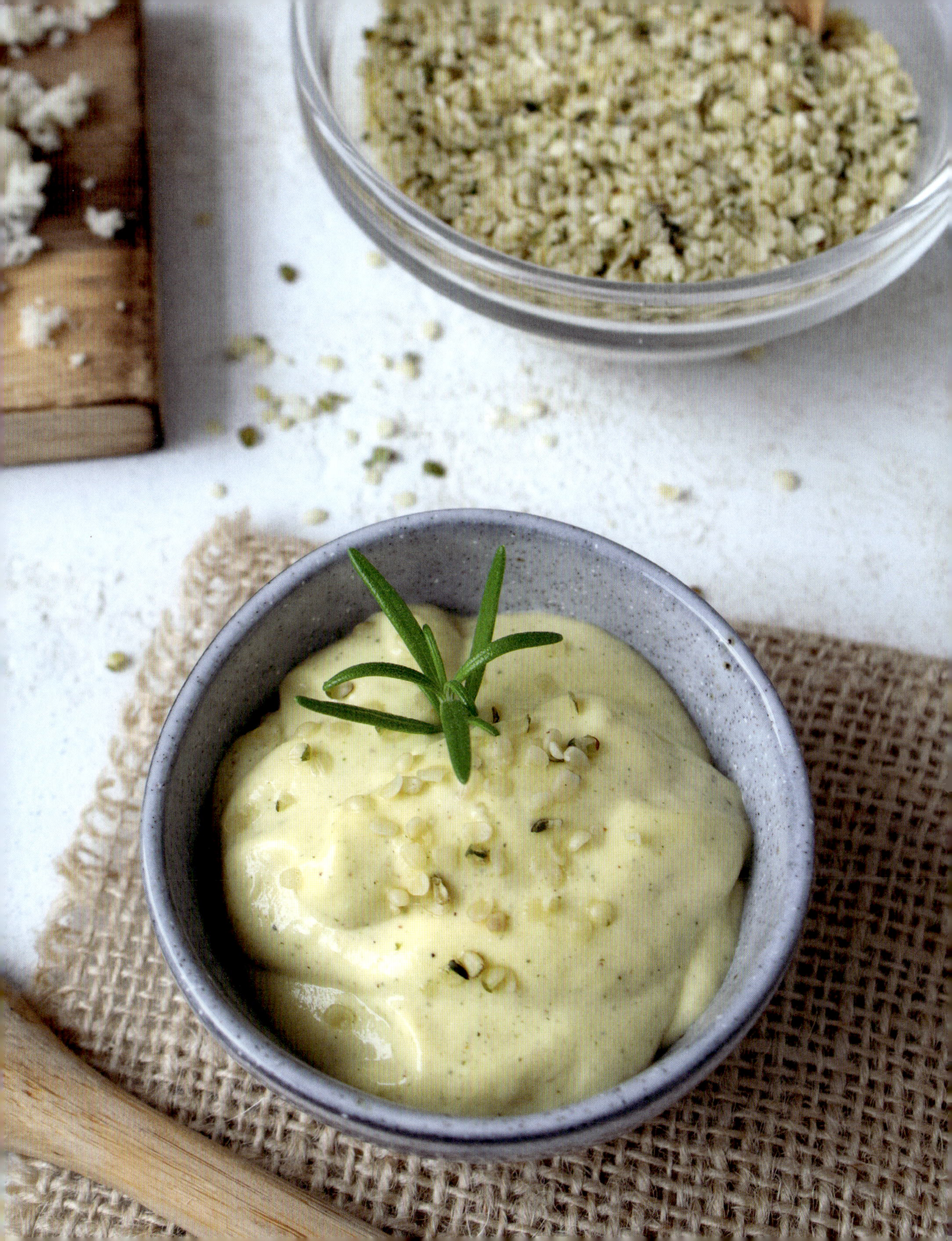

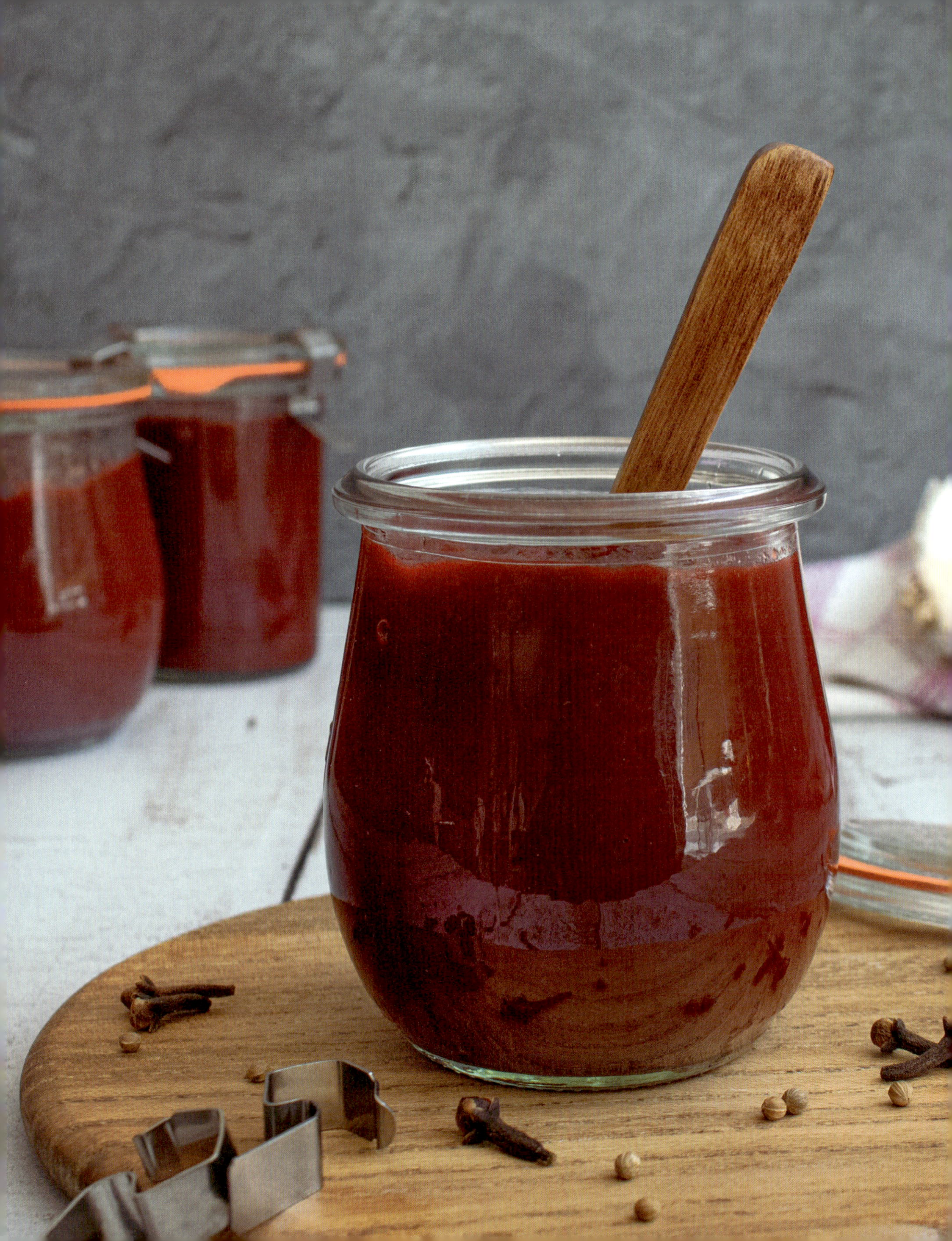

ROTE-BETE-
Ketchup

Zubereitungszeit: 35 Minuten – Ergibt ca. 600 g Ketchup

ZUTATEN

- 1/2 weiße Zwiebel
- 1 TL Öl
- 500 g Rote Bete
- ½ TL Koriander gemahlen
- ¼ TL Nelken gemahlen
- 1/2 TL Salz
- 3 Prisen weißer Pfeffer (optional)
- 1,5 EL Reissirup oder Tapiokasirup (15 g)
- 50 ml Branntweinessig

AUSSERDEM:

- 3 Einmachgläser á 200 ml

1 Die Zwiebelhälfte abziehen und fein würfeln. Zwiebelwürfel in einem Topf mit 1 Teelöffel Öl glasig anbraten.

2 Rote Bete waschen, putzen und in etwa 2 Zentimeter große Würfel schneiden (Vorsicht: Die Rote Bete färbt stark!). Betenwürfel zur Zwiebel in den Topf geben und kurz mitbraten. Anschließend mit 100 Milliliter Wasser ablöschen, zudecken und 15–20 Minuten köcheln lassen.

3 Gewürze, Süße und Essig zugeben und alles fein pürieren. Den Ketchup bei mittlerer Hitze weitere 5 Minuten köcheln lassen.

4 Einmachgläser heiß abkochen, trocknen und den Ketchup einfüllen. Dabei darauf achten, dass die Ränder der Gläser und die Einmachringe sauber bleiben, da sich sonst Schimmel bilden kann. Die Gläser verschließen, auf den Kopf stellen und den Ketchup komplett abkühlen lassen. Der Rote-Bete-Ketchup hält sich so mehrere Monate.

Tipp

Als Süße kannst du, sofern keine Fruktoseunverträglichkeit besteht, z. B. auch Dattelsirup oder Ahornsirup verwenden.

Statt Branntweinessig kannst du auch Apfelessig verwenden, davon reichen aber 30–40 Milliliter.

ZUCCHINI-GANOUSH -
Baba-Ganoush mal anders

Zubereitungszeit: 35 Minuten – Ergibt ca. 300 g Baba-Ganoush

ZUTATEN
- 1 große Zucchini (ca. 350 g)
- 1 EL Rapsöl
- 2 EL Tahini (Sesammus; ca. 35 g)
- 2,5 EL Verjus sauer (Saft unreifer Trauben) oder 1 EL Branntweinessig
- ½ TL Salz
- ¼ TL weißer Pfeffer (optional)

AUSSERDEM:
- 1 TL Rapsöl
- einige Petersilienblättchen
- 10 g Granatapfelkerne (siehe Tipp)

1 Zucchini waschen, putzen, mit einer Gabel mehrfach einstechen, mit Öl bestreichen und auf dem Grill oder im Ofen bei Grillfunktion von allen Seiten goldbraun backen.

2 Die gegrillte Zucchini etwas abkühlen lassen, in Stücke schneiden und diese in einen Mixbehälter geben.

3 Übrige Zutaten zur Zucchini geben und alles pürieren. Das Zucchini-Baba-Ganoush in einer Schüssel anrichten, mit etwas Öl beträufeln und mit Petersilienblättchen und Granatapfelkernen garnieren. Eignet sich z. B. als Dip für Gemüsesticks und passt zu Naan-Brot (siehe Tipp auf Seite 80).

Tipp

Granatapfel spritzerfrei entkernen: Dazu am besten eine Schüssel mit Wasser füllen, Deckel des Granatapfels abschneiden, die Schale entlang der weißen Kammern mit dem Messer einschneiden. Den Granatapfel ins Wasser halten, auseinanderbrechen und Kerne durch Umstülpen der Haut herauslösen. Mit dem Arbeiten unter Wasser bleibt die Küche sauber, auch wenn man versehentlich einen Kern zerdrückt.

Mit etwas Wasser verdünnt zauberst du aus dem Zucchini-Ganoush (ohne die Garnitur) im Handumdrehen eine leckere Sauce für Pasta.

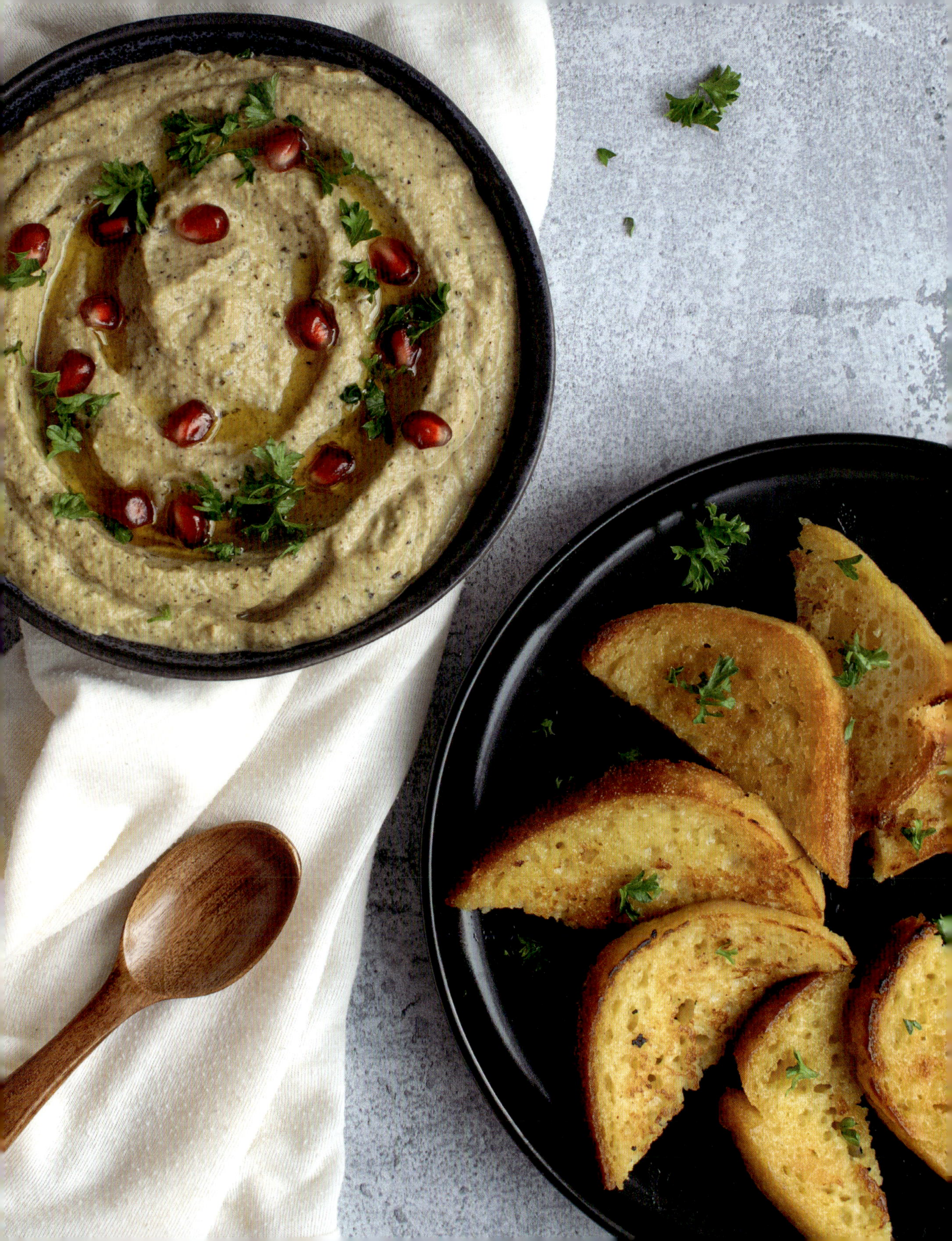

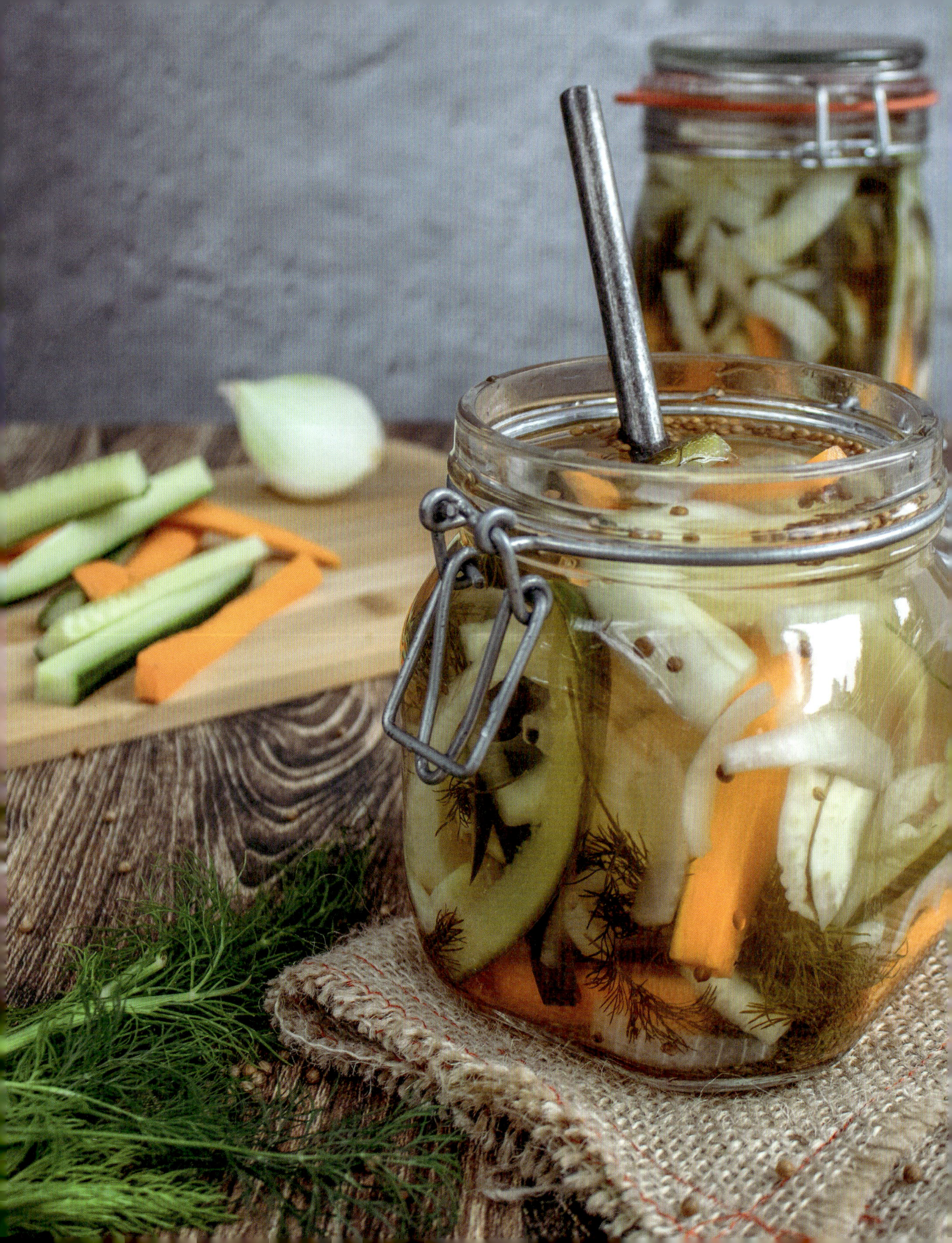

SCHNELLES saures Gemüse

Zubereitungszeit: 20 Minuten + 1 Tag zum Durchziehen – Für 1 Bügelglas von 750 ml Inhalt

ZUTATEN

- 1 Karotte
- ½ kleine Knolle Fenchel
- ⅓ Salatgurke
- ¼ weiße Zwiebel
- ½ TL Koriandersamen
- 3 Zweige Dill oder Fenchelgrün
- ½ TL Salz
- 70 ml Apfelessig

AUSSERDEM:

- 1 Bügelglas (750 ml Inhalt)

1 Das Bügelglas heiß abkochen oder im Ofen bei 100 °C sterilisieren.

2 Das Gemüse waschen, Karotte und Gurke in dünne Spalten schneiden. Von der Fenchelhälfte den dicken Strunk keilförmig herausschneiden. Fenchel auf die Schnittkante legen und quer in 0,5 Zentimeter dünne Streifen schneiden. Zwiebel abziehen und ebenfalls quer in feine Streifen schneiden.

3 Das Gemüse in das Glas schichten. Koriandersamen und Dillzweige bzw. Fenchelgrün zugeben. Salz und Essig ebenfalls in das Glas geben.

4 Etwa 500 Milliliter Wasser zum Kochen bringen und damit das Bügelglas auffüllen. Darauf achten, dass das Gemüse komplett von Wasser bedeckt ist. Das Glas luftdicht verschließen, durchschütteln und den Inhalt etwas abkühlen lassen. Anschließend über Nacht in den Kühlschrank stellen.

5 Bereits am nächsten Tag ist das saure Gemüse fertig zum Genuss. Einmal geöffnet hält es sich im Kühlschrank noch einige Tage.

Tipp

Das eingelegte Gemüse hält sich ungeöffnet auch gut mehrere Wochen. Bitte beachte aber deine Verträglichkeitsgrenze, da sich durch die lange Standzeit Histamin bildet.

An Gemüse kannst du je nach Verträglichkeit zum Beispiel auch Rettich, Staudensellerie oder Zucchini verwenden.

HISTAMINSENKENDE Universal-Gewürzmischung

Zubereitungszeit: 5 Minuten – Ergibt ca. 50 g Gewürzmischung

ZUTATEN

- 5 TL getrocknete Petersilie
- 5 TL getrockneter Thymian
- 5 TL getrockneter Oregano
- 2,5 TL getrockneter Liebstöckel
- 2,5 TL gemahlene Kurkuma

AUSSERDEM:

- 1 Gewürzglas von ca. 200 ml Inhalt

1 Alle Kräuter in den Mörser oder Mixer geben und fein mahlen. Kurkuma-Pulver zugeben und gut untermischen.

2 Die Gewürzmischung in das Glas geben und gut verschließen.

Tipp

Frische Kräuter sind natürlich immer am besten. Wenn es aber mal schnell gehen muss oder du gerade keine frischen Kräuter zu Hause hast, ist diese Gewürzmischung perfekt. Du kannst sie für das Kräckerrezept auf Seite 176 verwenden, als Würze in eine Suppe geben oder z. B. mit etwas Öl mischen und so eine Marinade für Gemüse oder Hähnchen daraus machen. Sie ist ganz bewusst ohne Salz gehalten, damit du – wenn überhaupt – nur jeweils so viel zugibst, wie du für das jeweilige Gericht tatsächlich brauchst.

Kleine Kräuterkunde am Rande

Oregano hemmt die Freisetzung von Histamin und wirkt antientzündlich. Petersilie regt die Verdauungsorgane an und hat histaminsenkende Eigenschaften. Thymian hilft bei Verdauungsstörungen. Kurkuma wirkt entzündungshemmend und Liebstöckel ist reich an histaminsenkendem Quercetin. Bei einer Unverträglichkeit gegenüber Salicylat solltest du besser auf Kräuter wie Basilikum, Fenchel, Kümmel oder Salbei ausweichen. Diese enthalten geringere Mengen an Salicylat.

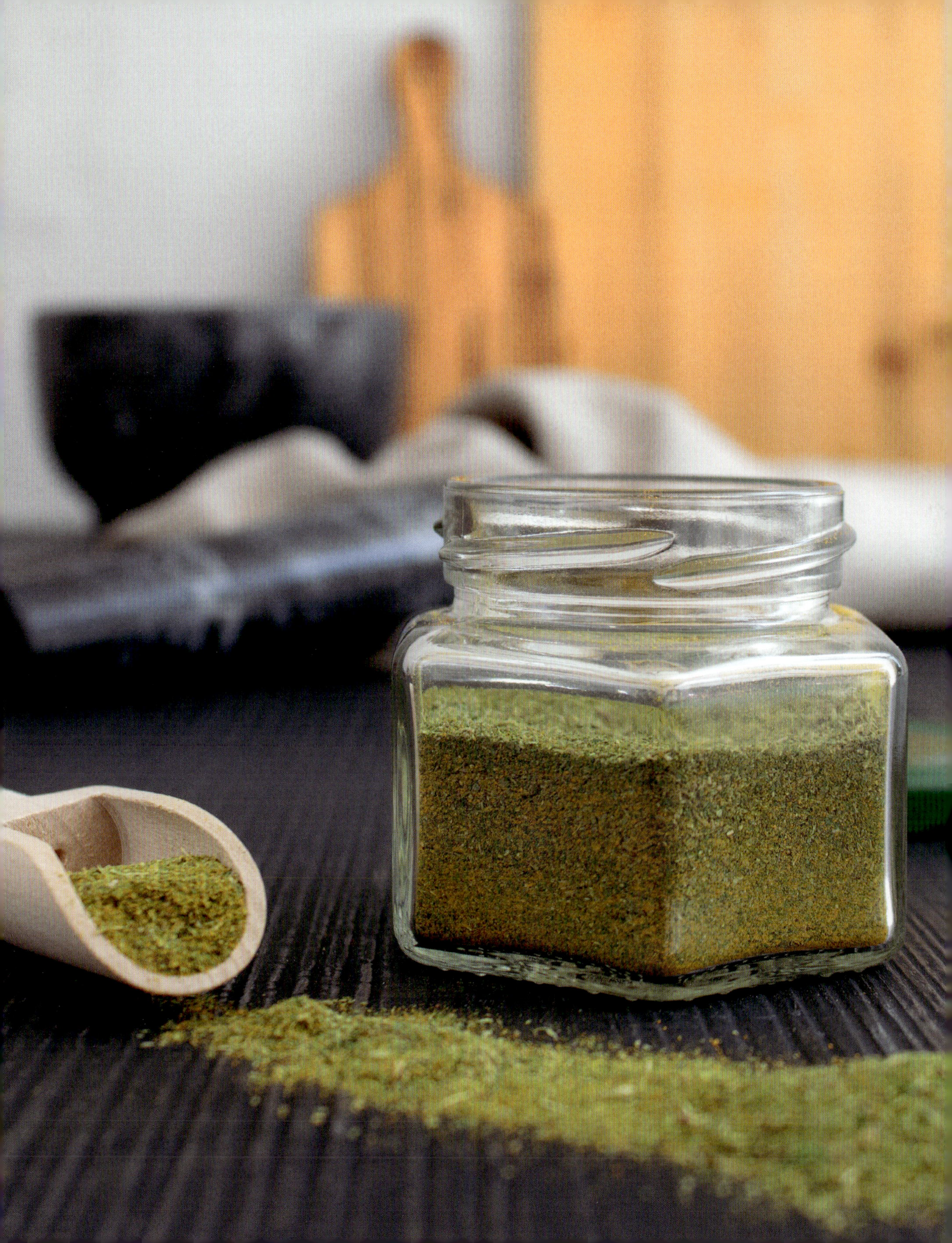

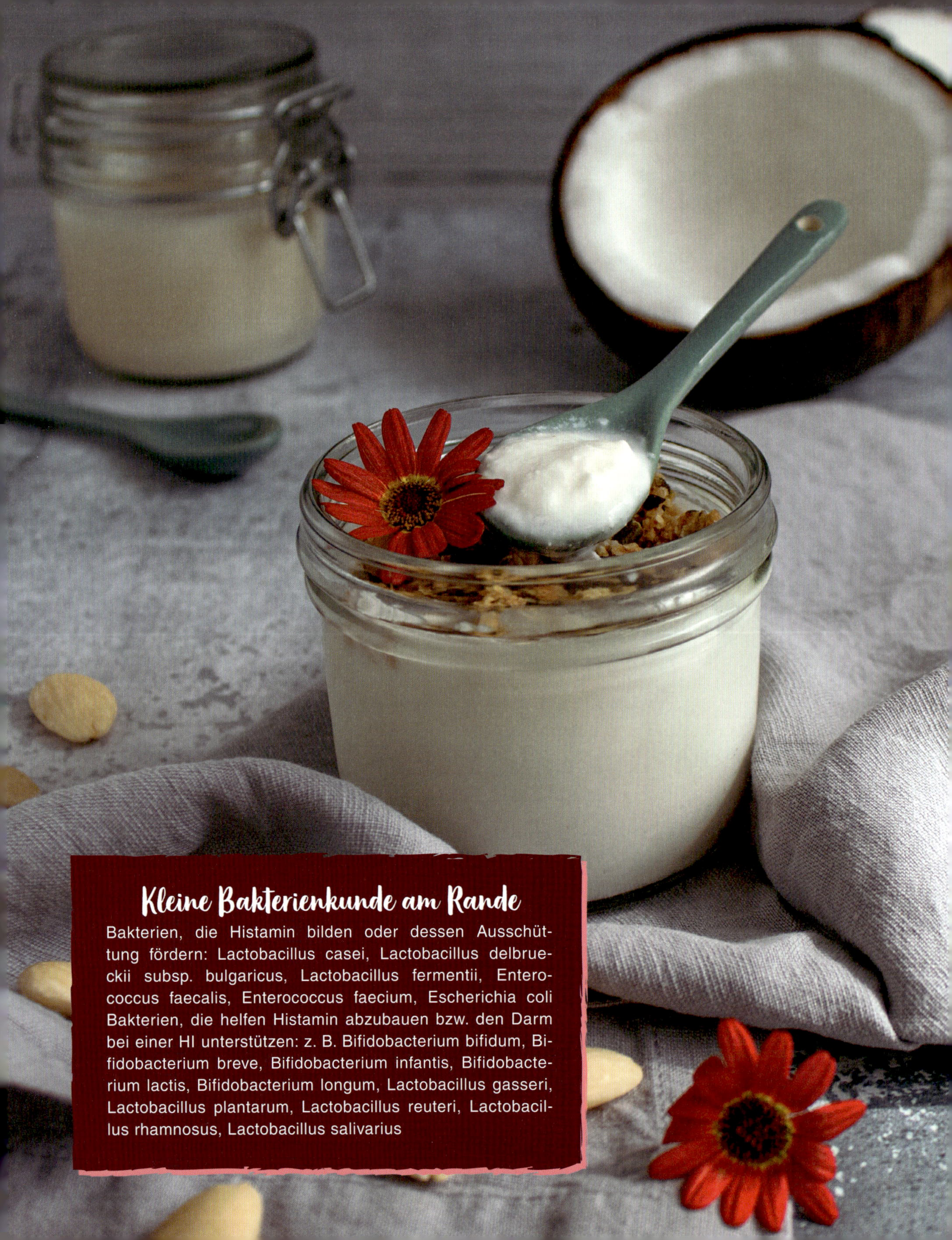

Kleine Bakterienkunde am Rande

Bakterien, die Histamin bilden oder dessen Ausschüttung fördern: Lactobacillus casei, Lactobacillus delbrueckii subsp. bulgaricus, Lactobacillus fermentii, Enterococcus faecalis, Enterococcus faecium, Escherichia coli
Bakterien, die helfen Histamin abzubauen bzw. den Darm bei einer HI unterstützen: z. B. Bifidobacterium bifidum, Bifidobacterium breve, Bifidobacterium infantis, Bifidobacterium lactis, Bifidobacterium longum, Lactobacillus gasseri, Lactobacillus plantarum, Lactobacillus reuteri, Lactobacillus rhamnosus, Lactobacillus salivarius

VEGANER JOGHURT

Zubereitungszeit: 12 Stunden zum Einweichen + 15 Minuten + 1 Tag zum Fermentieren und Kühlen – Ergibt 400 ml Joghurt

---

ZUTATEN

- 100 g blanchierte Mandeln
- 1 TL Tapiokastärke
- 200 ml Kokosmilch
- ½ TL Reissirup
- 2 Kapseln Probiotikum (je 3 mg; erhältlich z. B. in der Apotheke oder in Online-Shops)

AUSSERDEM:

- 1 Bügelglas (400 ml Inhalt)

1 Mandeln am Vortag in Wasser einweichen. Am nächsten Tag die Mandeln in ein Sieb abgießen und abtropfen lassen. Anschließend zusammen mit 200 Milliliter Wasser im Mixer fein pürieren.

2 Glas heiß abkochen oder im Ofen bei 100 °C sterilisieren. Abkühlen lassen.

3 Tapiokastärke in der Hälfte der Kokosmilch auflösen. Restliche Kokosmilch zusammen mit der Mandelmilch in einen Topf geben und zum Köcheln bringen. Reissirup zugeben und die Tapioka-Mischung einrühren. Noch 1 Minute weiterköcheln lassen und dabei rühren. Vom Herd nehmen und abkühlen lassen.

4 Probiotikum-Kapsel öffnen und in die lauwarme Kokos-Mandel-Mischung einrühren. Diese darf nur noch leicht lauwarm sein, sonst sterben die Bakterien ab. In das Glas füllen und dieses mit Küchenkrepp und Gummiband verschließen – die Bakterien müssen „atmen" können. An einen warmen Ort (etwa 30 °C) oder in einen Joghurtbereiter stellen und 10-15 Stunden ruhen lassen. Je nach Bakterienkultur und Temperatur geht die Fermentation schneller oder braucht etwas länger.

5 Während der Fermentation kann sich Flüssigkeit absetzen – das ist ganz normal. Diese kann entweder abgeschöpft oder untergerührt werden. Den Joghurt gut verschließen und über Nacht in den Kühlschrank stellen, erst dort wird er fester.

Tipp

Für die industrielle Joghurtherstellung werden unterschiedliche Bakterienkulturen verwendet. Manche davon sind z. B. Histaminbildner, andere helfen Histamin abzubauen. Achte bei der eigenen Joghurtherstellung darauf, Bakterienstämme zu verwenden, die kein zusätzliches Histamin bilden (siehe Kasten). Die Probiotika sollten außerdem keine für dich unverträglichen Zusatzstoffe enthalten.

PIZZATEIG
ohne Hefe

Zubereitungszeit: 25 Minuten + 30 Minuten Backzeit – Für 2 Pizzen von 25 cm Ø

ZUTATEN

- 300 g Süßkartoffeln
- 15 g gemahlene Flohsamenschalen
- 200 g Reisvollkornmehl
- 40 g Tapiokastärke
- 3 TL Weinsteinbackpulver
- 1 TL Salz

AUSSERDEM:

- Reismehl für die Arbeitsfläche

1 Süßkartoffeln waschen, schälen und in Stücke von 2–3 Zentimeter Größe schneiden. 300 Milliliter Wasser in einen Topf geben und zum Kochen bringen. Süßkartoffeln darin etwa 10 Minuten bei geschlossenem Deckel gar kochen. Anschließend in ein Sieb abgießen.

2 Ofen auf 190 °C Ober-/Unterhitze vorheizen. Flohsamen in einer Schale mit 8 Esslöffel Wasser mischen. Die Masse zusammen mit den Süßkartoffeln in einem Mixbehälter gut pürieren.

3 In einer Schüssel die übrigen Zutaten mischen. Die Süßkartoffel-Masse dazugeben und alles zu einem glatten Teig verkneten. Diesen in 2 gleich große Stücke teilen und jeweils zu einer Kugel formen.

4 Die Arbeitsfläche leicht bemehlen und die Teigkugeln darauf im Kreis rollen, bis eine glatte Oberfläche ohne Risse entstanden ist.

5 Die Kugeln jeweils zwischen 2 Stücken Backpapier ausrollen (für knusprigen Teig 0,5 Zentimeter dick, für luftigen Teig 1 Zentimeter dick). Das obere Backpapier abziehen und mit einer Gabel die Oberfläche des Teiges leicht einstechen.

6 Die Pizzaböden mitsamt dem unteren Backpapier auf ein Backblech geben und für 10 Minuten auf mittlerer Schiene backen. Das Blech herausnehmen, Backpapier auf die Pizza auflegen und den Teig einmal wenden. Das nun oben liegende Backpapier abziehen. Den Pizzateig mit beliebigen Zutaten belegen und die Pizzen weitere 15–20 Minuten fertig backen.

Tipp

Du kannst für den Pizzateig auch violette Süßkartoffeln verwenden. Sie enthalten wertvolle Antioxidantien, und so eine lila Pizza ist außerdem ein echter Hingucker. Violette Süßkartoffeln benötigen 3–4 Esslöffel mehr Wasser beim Pürieren.

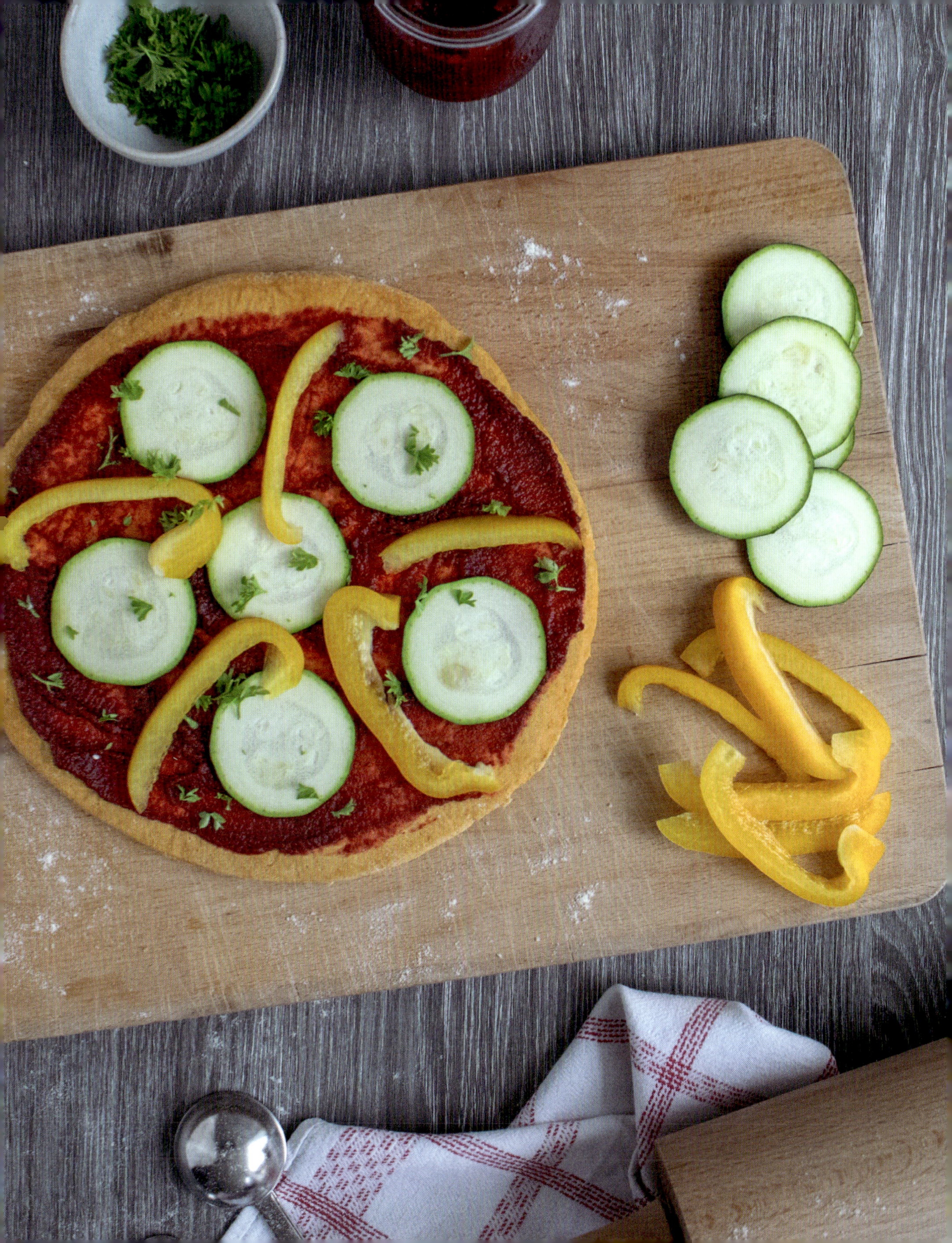

KNUSPRIGER Röstlauch

Zubereitungszeit: : 45 Minuten + ca. 1 Stunde zum Trocknen – Ergibt ca. 150 g Röstlauch

ZUTATEN

- 300 g geputzter Lauch (Porree)
- 1 EL Kokosöl
- 2 TL Salz
- 1 EL Reisvollkornmehl

AUSSERDEM:

- 1 Bügelglas (750 ml Inhalt)

1 Lauch längs halbieren und quer in 3 Millimeter dünne Streifen schneiden. Diese in eine Schüssel mit Wasser geben und gründlich waschen, da oft Sand zwischen den Schichten festsitzt. Lauchstreifen in ein Sieb geben, kalt abbrausen und gut abtropfen lassen.

2 2 Backbleche vorbereiten: Das eine mit Backpapier, das andere mit Küchenkrepp auslegen. Ofen auf 150 °C Ober-/Unterhitze vorheizen.

3 Kokosöl in einer Pfanne erhitzen. Lauch dazugeben und das Salz darüber streuen. Den Lauch in etwa 5 Minuten glasig dünsten, dabei wenden. Mit einem sehr feinen Sieb die Hälfte des Reismehls über den Lauch stäuben und gut untermischen. Dann den Rest darüber stäuben und alles nochmals mischen.

4 Den Lauch auf dem mit Backpapier belegten Blech verteilen und mit zwei Gabeln auseinanderzupfen, sodass möglichst nicht viel übereinander liegt. Das Blech auf mittlerer Schiene in den Ofen schieben, einen Holzlöffel in die Tür klemmen und den Lauch rösten lassen. Nach 10 Minuten den Lauch mit zwei Gabeln wenden. Diesen Schritt noch zweimal wiederholen. Danach sollte der Lauch schön goldbraun sein.

5 Den Ofen auf 50 °C herunterschalten und den Lauch noch für etwa 1 Stunde trocknen lassen. Herausnehmen und auf das Backblech mit Küchenkrepp geben. Dort komplett abkühlen lassen.

Tipp

Den Röstlauch kannst du nach Belieben direkt nach dem Abkühlen als Topping verwenden oder gut verschlossen in einem Behälter lagern. In diesem Fall muss der Lauch wirklich ganz trocken sein, da er sonst schimmeln kann.

„KNOFI-ÖL“ ohne Knoblauch

Zubereitungszeit: 10 Minuten + 3 Tage zum Durchziehen – Ergibt ca. 200 ml „Knofi-Öl“

ZUTATEN

- 15 g Schnittknoblauch (erhältlich z. B. im Asialaden oder Gartencenter)
- 150 ml Rapsöl

AUSSERDEM:

- 1 kleine Flasche (ca. 200 ml Inhalt)

1 Schnittknoblauch gut waschen und trocknen. In kleine Stücke schneiden und in ein Fläschchen geben. Mit Rapsöl aufgießen und das Fläschchen gut verschließen. Einmal schütteln, sodass sich alles gut vermischt. An einen schattigen kühlen Ort stellen.

2 Das Fläschchen am nächsten Tag erneut schütteln und den Vorgang 2 weitere Tage wiederholen.

3 Das Knofi-Öl durch ein Sieb in ein sauberes Gefäß gießen, damit die Stängel vom Schnittknoblauch zurückbleiben, und in das Fläschchen zurückfüllen. Das Öl kann zum Beispiel zum Würzen von Salaten oder zum Dippen für geröstetes Brot verwendet werden.

Tipp **Knoblauch wird vor allem bei einer Histaminintoleranz oft nicht oder nur in sehr geringen Mengen vertragen. Eine tolle Alternative ist Schnittknoblauch, der tolle Knoblaucharomen besitzt, aber histaminarm und generell besser verträglich ist. Schnittknoblauch solltest du allerdings immer frisch verwenden oder erst nach dem Kochen zugeben, da sonst das Aroma verloren geht.**

HIRSE-QUINOA-TORTILLAS
für Wraps

Zubereitungszeit: 25 Minuten – Ergibt 6 Wraps

ZUTATEN

- 100 g Hirsemehl
- 100 g Quinoamehl
- 75 g Kartoffelstärke
- 2 TL Pfeilwurzelstärke
- 2 TL Weinstein-backpulver
- 5 g gemahlene Flohsamenschalen
- 2 Prisen Salz
- 600 ml Reisdrink
- etwas verträgliches Öl zum Ausbacken

1 Alle trockenen Zutaten in einer Schüssel vermischen. Den Reisdrink zugeben und alles gut verrühren. Nicht wundern, der Teig ist sehr flüssig – das muss so sein. Anschließend für 5 Minuten quellen lassen.

2 Etwas Öl in einer beschichteten Pfanne erhitzen, eine Schöpfkelle Teig hineingeben und unter Schwenken darin verteilen. Den Teig etwa 1,5 Minuten bei mittlerer Hitze goldbraun backen, dann wenden und nochmals etwa 1 Minute backen. Den Wrap herausnehmen und auf einen Teller geben.

3 Aus dem übrigen Teig weitere Wraps auf dieselbe Weise backen, eventuell zwischendurch nochmals ein paar Tropfen Öl in die Pfanne geben.

4 Wraps entweder beliebig belegen, aufrollen und direkt essen oder in einer verschließbaren Dose im Kühlschrank aufbewahren. Zum Erwärmen die Wraps am besten kurz in der Pfanne erhitzen, in der Mikrowelle trocknen sie schnell aus und werden brüchig.

Tipp

Du möchtest lieber Naan-Brot als dünne Wraps? Kein Problem! Verwende einfach statt 600 Milliliter Reisdrink nur 200 Milliliter. Knete den Teig richtig durch, teile ihn in vier gleich große Stücke und rolle diese zwischen zwei Stücken Backpapier etwa 3 Millimeter dick aus. In einer Pfanne mit etwas Öl von beiden Seiten anbraten.

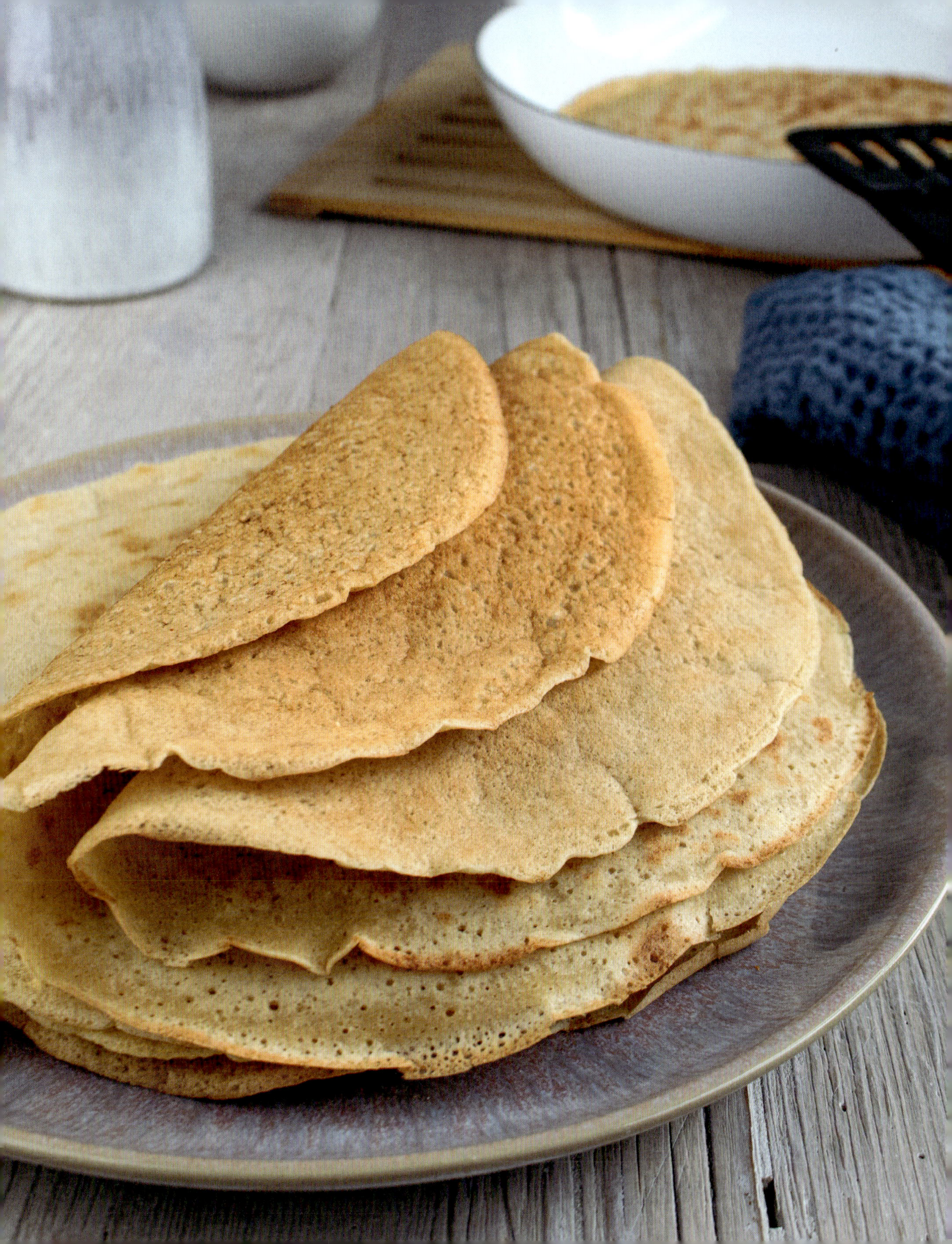

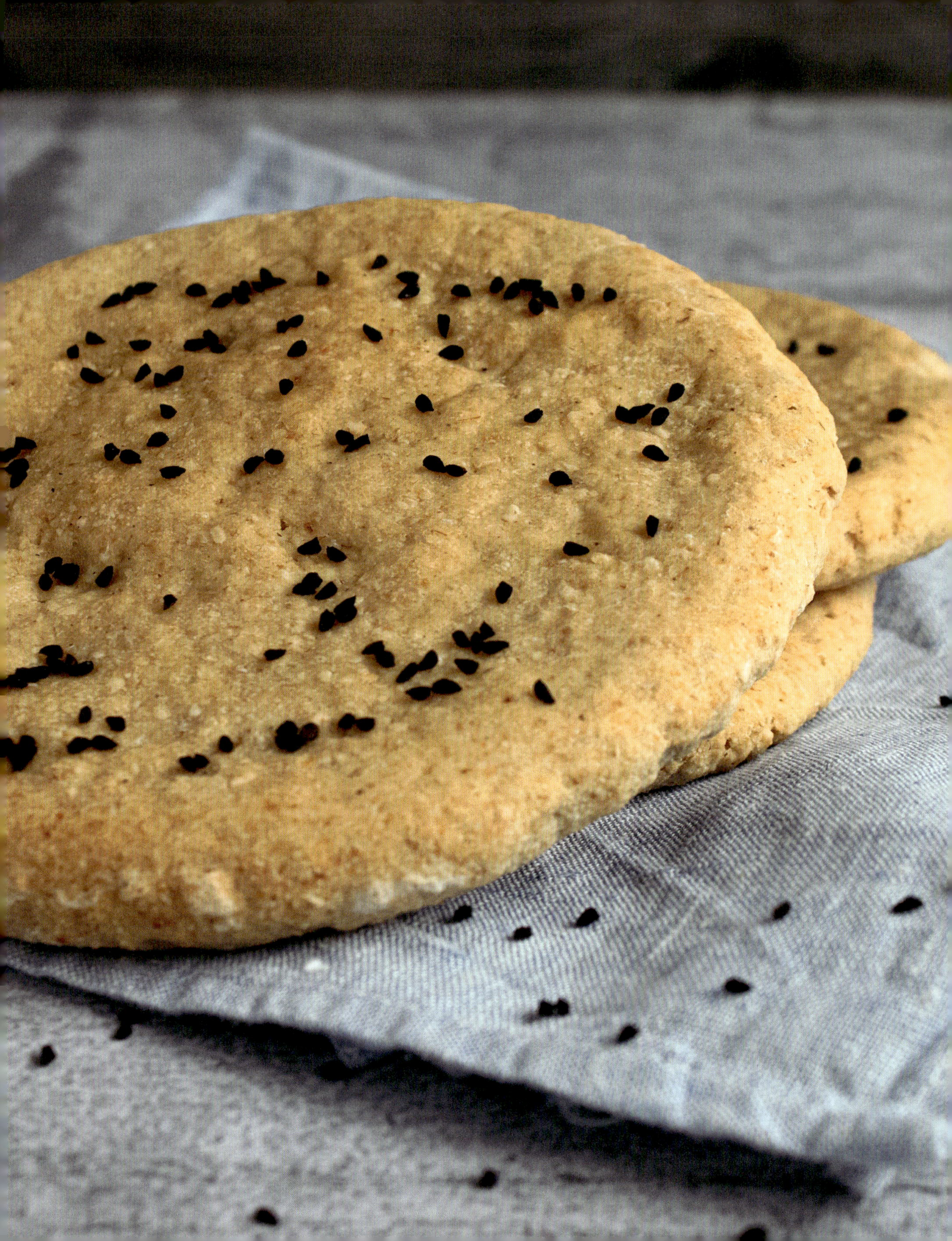

DÖNERBRÖTCHEN

Zubereitungszeit: 35 Minuten + 60 Minuten Gehzeit + 20 Minuten Backzeit – Ergibt 2 Fladen

ZUTATEN

- 100 g glutenfreies Hafermehl
- 90 g Goldhirsemehl
- 45 g Kartoffelstärke
- 3 g Xanthan (kalt verarbeitbares veganes Geliermittel)
- 5 g gemahlene Flohsamenschalen
- 1 TL Salz
- 8 g frische Hefe
- 1 TL Reissirup
- 1 EL verträgliches Öl
- 2,5 TL Weinsteinbackpulver
- 2 TL Schwarzkümmelsamen (optional)

1 In einer Schüssel die Mehle, Stärke, Xanthan, gemahlene Flohsamenschalen und Salz miteinander mischen und in der Mitte eine Vertiefung bilden.

2 Hefe und Reissirup in 180 Milliliter lauwarmem Wasser auflösen. Die Mischung zum Mehl in die Schüssel geben und an einem warmen Ort abgedeckt 10 Minuten ruhen.

3 Öl und Backpulver zur Mehlmischung geben und alles mit einem Löffel vermischen. Anschließend mindestens 5 Minuten lang zu einem Teig verkneten. Anfangs ist dieser noch sehr klebrig, aber nach ein paar Minuten Kneten lässt er sich gut verarbeiten. Bitte nicht mehr Mehl dazugeben, sonst wird der Teig zu trocken.

4 Teig in 2 gleich große Stücke teilen und diese zu Kugeln formen: Auf einer Backmatte oder einer leicht bemehlten Arbeitsfläche jeweils so lange im Kreis rollen, bis die Oberfläche schön glatt ist. Dadurch reißt der Teig beim Ausrollen an den Ecken nicht ein. Die Teigkugeln etwa 1 Zentimeter dick ausrollen und mit Öl bepinseln. Nach Belieben mit Schwarzkümmel bestreuen und die Samen etwas festdrücken.

5 Die Fladen mit einem feuchten Tuch abdecken und an einem warmen Ort 60 Minuten gehen lassen, z. B. im Ofen bei 30–35 °C. Blech herausnehmen und den Ofen auf 250 °C Ober-/Unterhitze vorheizen. Das Blech auf mittlerer Schiene in den Ofen schieben und die Temperatur auf 220 °C reduzieren. Die Fladen in 15–20 Minuten leicht goldbraun backen.

Tipp

Aus diesem Teig kannst du auch ein schnelles Brot zaubern. Verwende einfach die doppelte Menge an Zutaten, außer vom Schwarzkümmel, und 200 Milliliter Wasser zusätzlich. Alles mit einem Rührgerät verrühren. In eine mit Backpapier ausgelegte Kastenform geben und bei 200 °C Ober-/Unterhitze 50–60 Minuten backen.

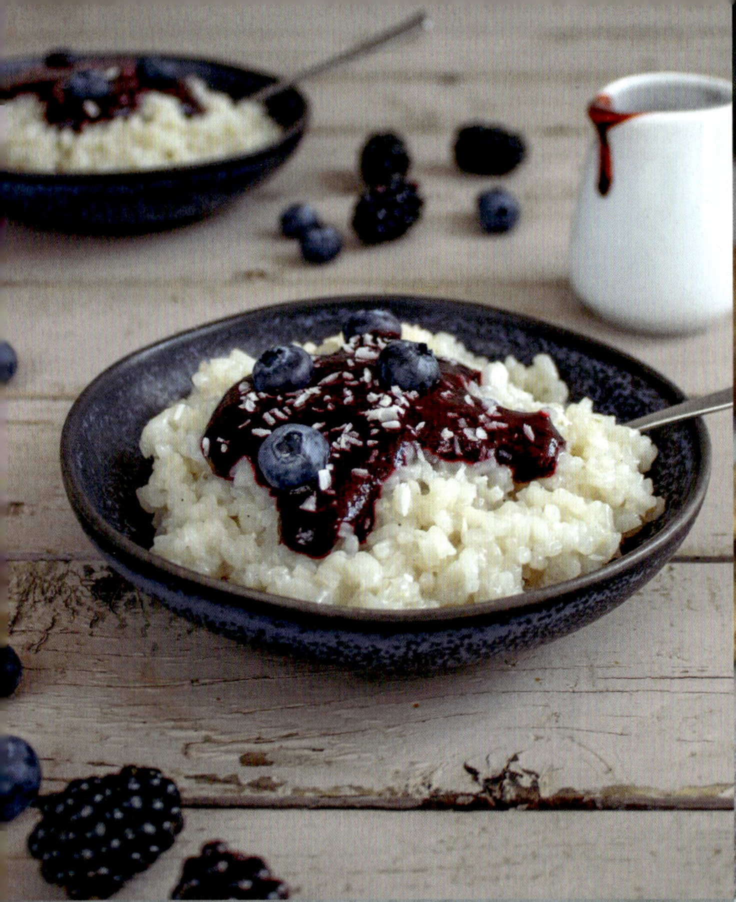
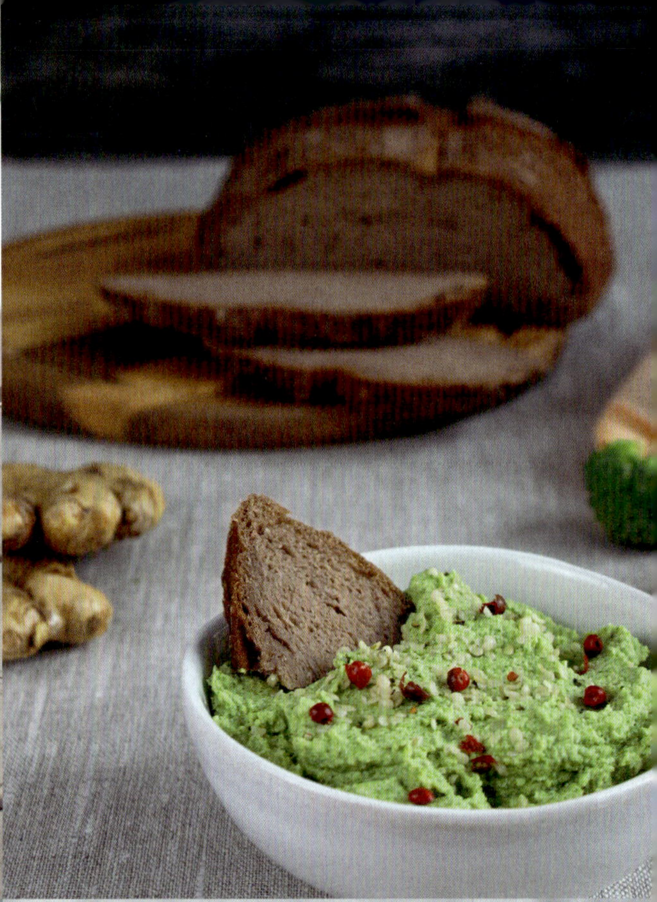
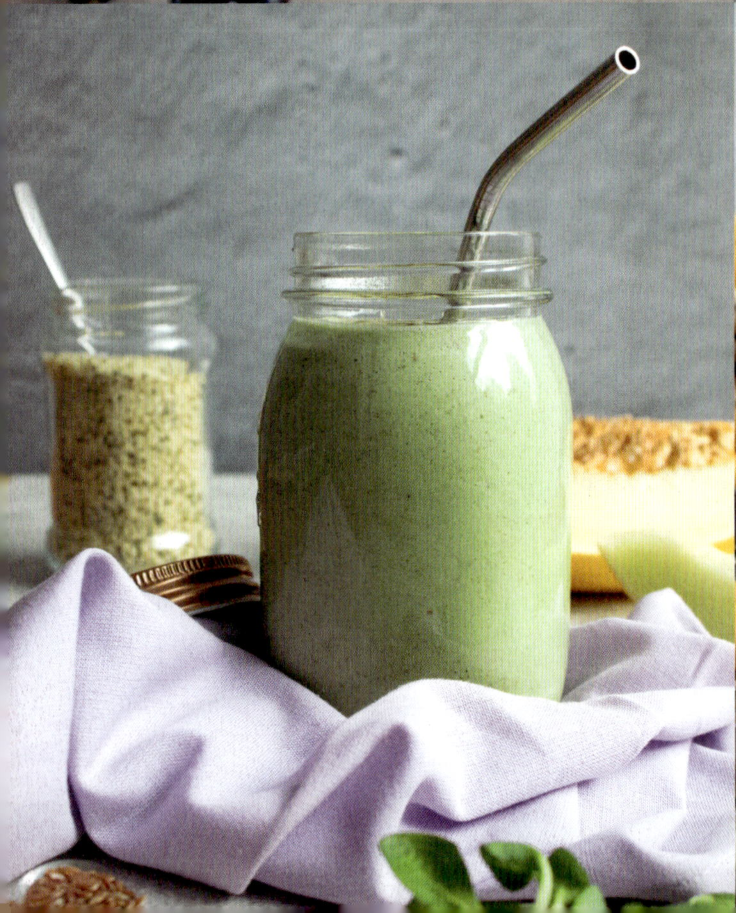
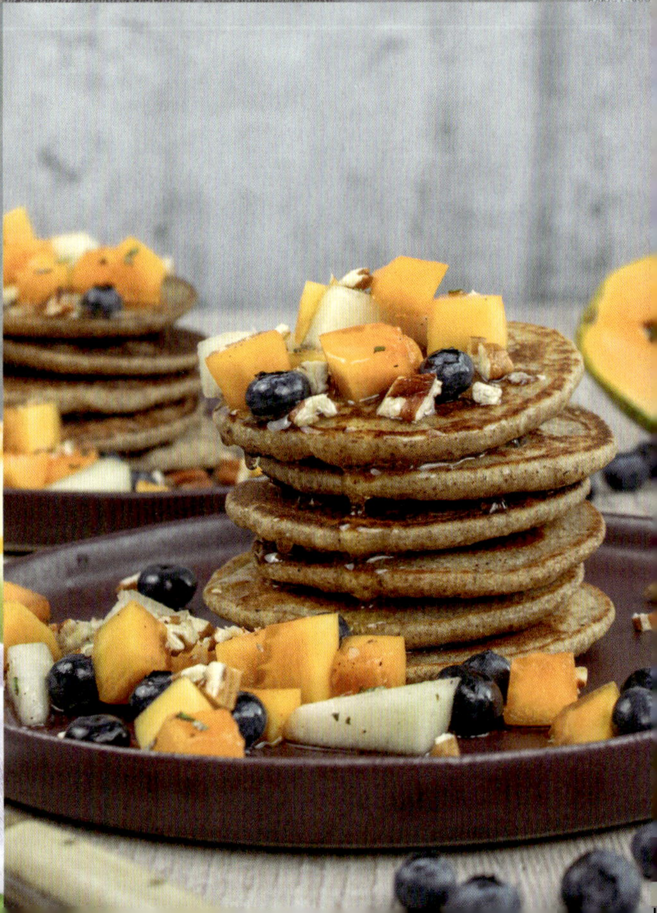

Kapitel 3

FRÜHSTÜCK

BAUCHSCHMEICHLER-Porridge

Zubereitungszeit: 15 Minuten + Einweichen über Nacht – Für 2 Personen

ZUTATEN

- 100 g glutenfreie Haferflocken
- 50 g TK-Wildheidelbeeren
- 80 g Papayafruchtfleisch
- 80 g Fruchtfleisch einer Charentais-Melone
- 1 EL Reissirup oder Tapiokasirup (optional)
- 2 TL Leinsamen
- ½ TL Zimtpulver (optional)

1 Haferflocken in eine Schale geben und mit 400 ml kaltem Wasser übergießen. Zudecken und über Nacht bei Zimmertemperatur stehen lassen.

2 Am nächsten Tag die gefrorenen Wildheidelbeeren in ein Sieb geben, kurz abspülen und abtropfen lassen.

3 Die eingeweichten Haferflocken in einen Topf geben, nochmals 50 ml Wasser zufügen und das Ganze 4–5 Minuten auf niedriger Hitze köcheln lassen. Dabei immer wieder umrühren, damit nichts anbrennt. Die Haferflocken vom Herd nehmen.

4 Währenddessen Papaya- und Melonenfruchtfleisch in kleine Stücke schneiden. Sofern zusätzliche Süße verwendet wird, diese unter die Haferflocken rühren. Die Leinsamen im Mixer schroten. Den Porridge in zwei Schüsseln füllen, das Obst darauf verteilen und Leinsamen sowie gegebenenfalls den Zimt darüberstreuen.

Tipp

Durch das Einweichen und Erhitzen der Haferflocken werden die enthaltene Phytinsäure und auch die Lektine neutralisiert. Somit sind die Flocken leichter verdaulich, die Schleimstoffe des Hafers tun Magen und Darm gut, und unser Körper kann die enthaltenen Nährstoffe besser aufnehmen.

Statt der Charentais-Melone kannst du auch Honigmelone verwenden, diese hat einen noch niedrigeren Fruktosegehalt. Wenn du geringe Mengen an Apfel verträgst, kannst du einen halben Apfel raspeln (z. B. Elstar oder Granny Smith – diese haben einen niedrigen Fruktosegehalt) und nach dem Köcheln unter die Haferflocken mischen.

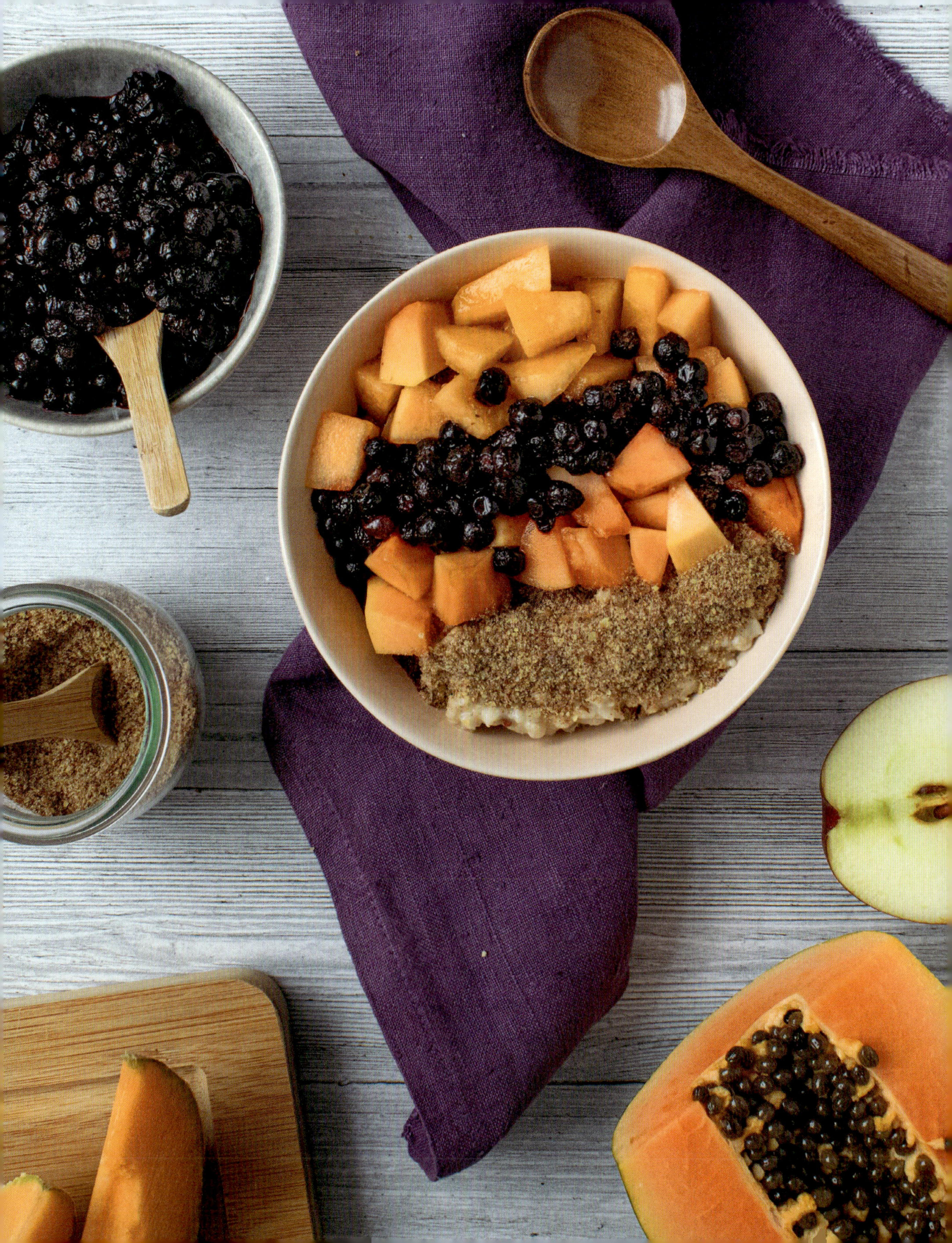

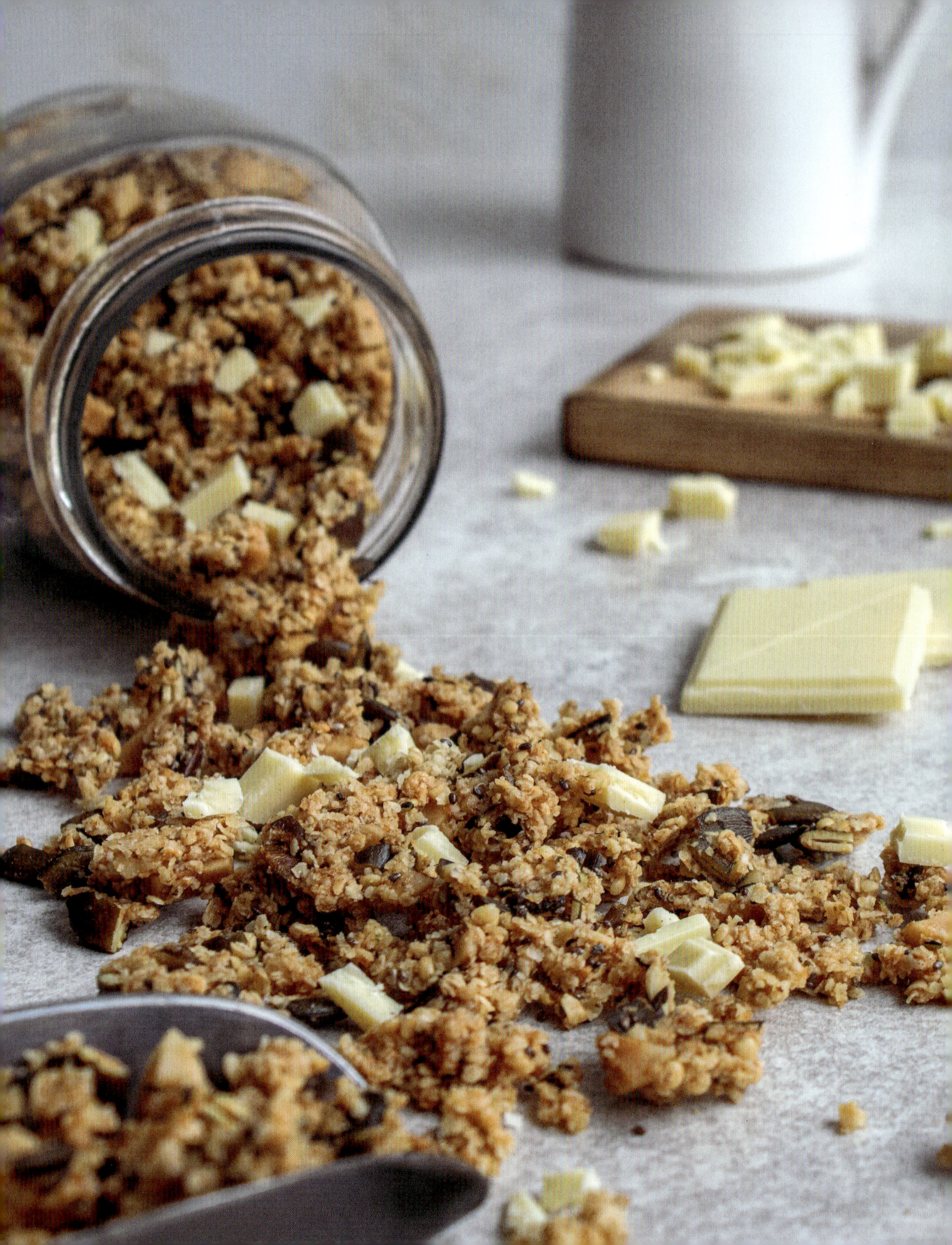

GRANOLA mit weißer Schokolade

Zubereitungszeit: 35 Minuten – Ergibt ca. 350 g Granola

ZUTATEN

- 50 g Kürbiskerne
- 30 g Paranüsse (ca. 7 Stück)
- 100 g Hirseflocken
- 30 g Hanfsamen
- 20 g Chiasamen
- ¼ TL gemahlener Kardamom
- 1 TL Zimtpulver (optional)
- 60 g Reissirup oder Tapiokasirup
- 3 EL Kokosöl
- 30 g vegane weiße Schokolade

AUSSERDEM:

- 1 verschließbares Glas (ca. 750 ml)

1 Ofen auf 140 °C Umluft vorheizen und ein Backblech mit Backpapier auslegen. Kürbiskerne und Paranüsse grob hacken.

2 Alle Zutaten bis auf Sirup, Kokosöl und Schokolade in eine Schüssel geben und gut mischen.

3 Das Kokosöl schmelzen und zusammen mit der Süße zugeben. Alles gut vermengen. Die Mischung auf dem Backblech verteilen und auf mittlerer Schiene in 20–25 Minuten goldbraun backen. Blech herausnehmen und das Granola komplett abkühlen lassen.

4 Währenddessen weiße Schokolade in kleine Stücke hacken. Unter das kalte Granola mischen und das Knuspermüsli in das Glas umfüllen.

Tipp

Das Granola schmeckt auch ohne Schokolade oder aber – wenn für dich verträglich – mit einer dunklen Schokolade sehr köstlich.

Wenn du das Granola komplett nussfrei zubereiten möchtest, kannst du die Paranüsse durch Erdmandeln ersetzen. Die Erdmandel, auch „Tigernuss" oder „Chufa" genannt, ist keine Nuss, sondern gehört zur Gattung der Zypergräser. Erdmandeln sind die knollenartig verdickten Ausläufer dieser Pflanze und wachsen, wie der Name schon sagt, in der Erde.

KOKOS-MILCHREIS mit Beerensauce

Zubereitungszeit: 35 Minuten – Für 2 Personen

ZUTATEN

- 100 g Milchreis (Rundkornreis)
- 500 ml Kokosmilch
- ½ Vanilleschote
- 3 EL Reissirup
- 1 TL Zimtpulver
- 50 g Brombeeren
- 50 g Heidelbeeren
- 1 EL Kokosraspel (optional)

1 Milchreis zusammen mit der Kokosmilch in einen Topf geben. Vanilleschote längs halbieren, das Mark mit einem Messerrücken herauskratzen und zusammen mit 1 Esslöffel Reissirup und dem Zimt dazugeben.

2 Den Reis kurz aufkochen, die Hitze stark zurückdrehen und den Reis 30 Minuten bei mittlerer Hitze mit aufgesetztem Deckel köcheln lassen, dabei immer wieder umrühren.

3 Währenddessen Beeren in einem Topf erhitzen, restlichen Reissirup zugeben und die Beeren 5 Minuten köcheln lassen. Anschließend in einen Mixbehälter geben und pürieren.

4 Den Milchreis auf zwei Schüsseln verteilen, mit der Beerensauce anrichten und nach Belieben mit Kokosraspeln garnieren.

Tipp

Du kannst statt normalem Milchreis auch schwarzen Reis für das Rezept verwenden. Dieser hat aber eine etwas längere Kochzeit von 40–50 Minuten und benötigt etwa 700 Milliliter Flüssigkeit. Ein herzhaftes Rezept mit schwarzem Reis findest du auf Seite 119.

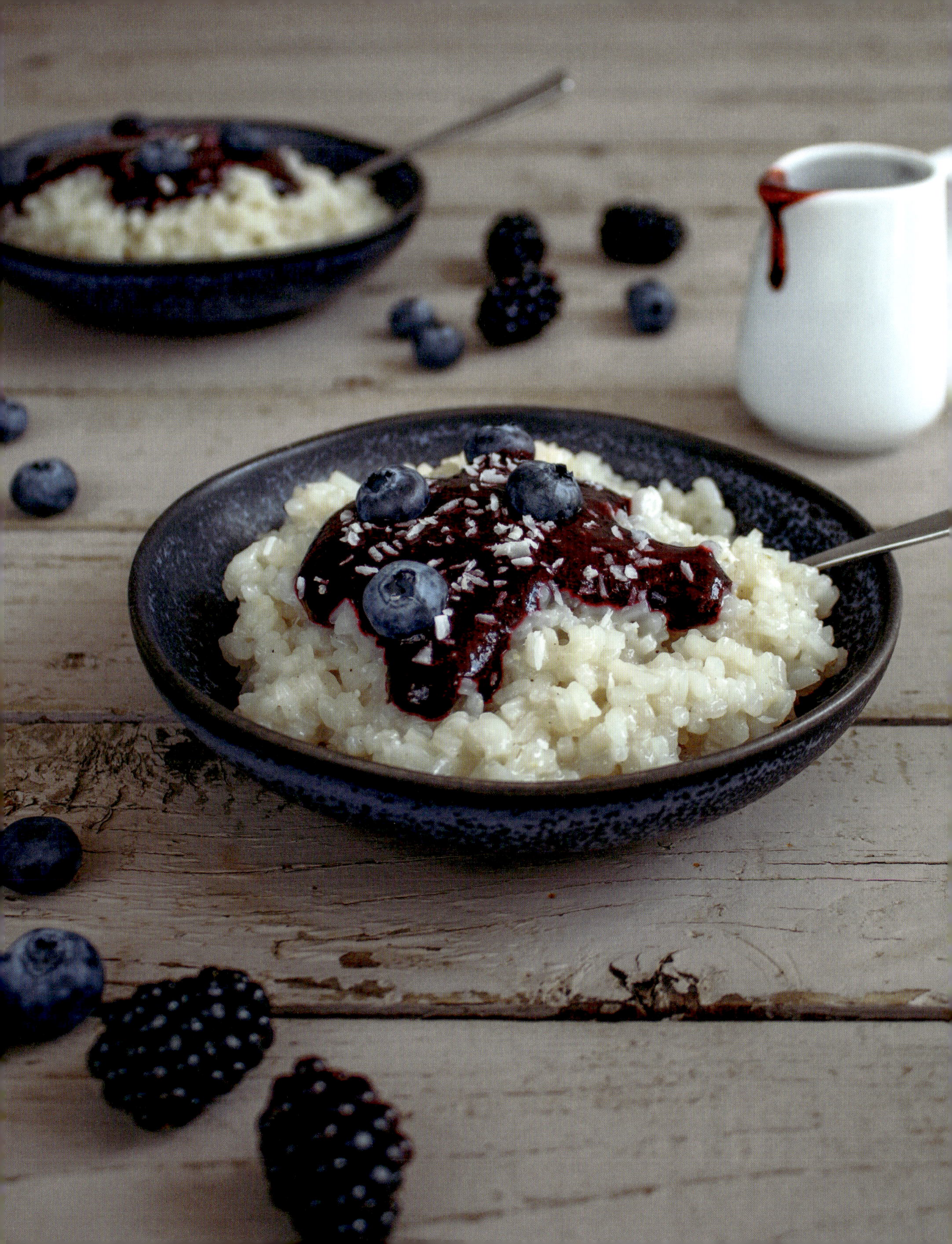

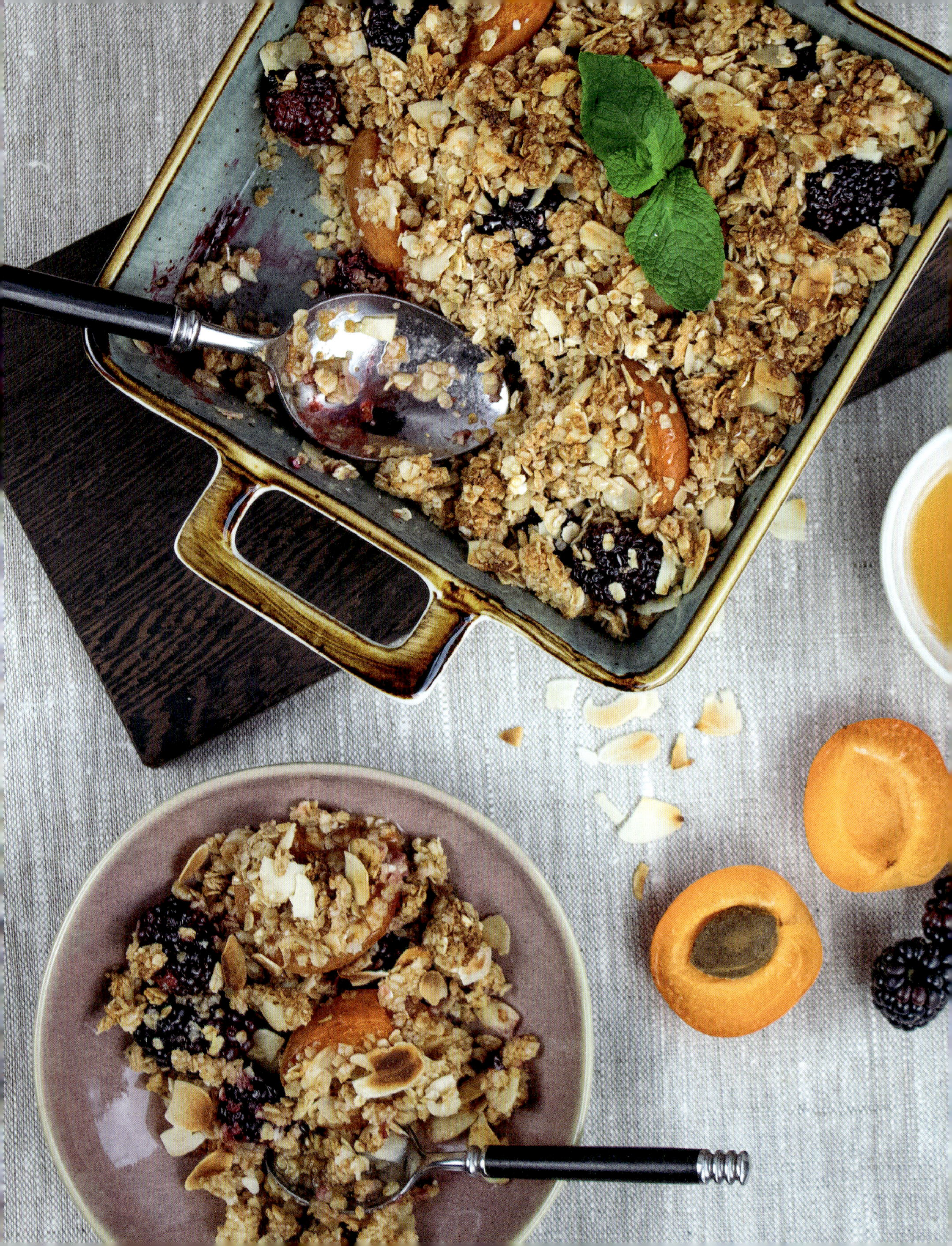

HAFER-CRUMBLE

Zubereitungszeit: 40 Minuten – Für 2 Personen

ZUTATEN

- 4 EL Kokosöl
- 120 g glutenfreie Haferflocken
- 30 g gemahlene Mandeln
- 30 g gehobelte Mandeln
- 5 EL Reissirup
- 1 TL Zimtpulver
- 3 Prisen gemahlener Kardamom
- 5 Aprikosen
- 80 g Brombeeren

AUSSERDEM:

- Auflaufform (ca. 20 x 20 cm)

1 Den Backofen auf 175 °C Umluft vorheizen. Kokosöl in der Mikrowelle schmelzen und die Auflaufform mit etwas von dem Öl auspinseln.

2 Haferflocken, Mandeln, Reissirup, restliches Kokosöl, Zimt und Kardamom in eine Schüssel geben und alles gut miteinander vermischen.

3 Die Aprikosen waschen, trocken tupfen, halbieren und den Stein entfernen. Brombeeren in ein Sieb geben, kurz abspülen und gut abtropfen lassen.

4 Aprikosenhälften und Brombeeren in der Auflaufform verteilen und die Crumble-Mischung darübergeben. Die Auflaufform auf mittlerer Schiene in den Ofen geben und den Crumble etwa 30 Minuten backen, bis er schön goldbraun ist.

5 Den fertig gebackenen Hafer-Crumble aus dem Ofen nehmen und vor dem Essen etwas abkühlen lassen.

Tipp

Wenn du Mandeln nicht verträgst, nimm als Ersatz – je nach Verträglichkeit – z. B. Cashew- oder Pekannüsse. Für eine nussfreie Variante kannst du Erdmandeln verwenden.

Auch sehr lecker schmeckt der Crumble mit Hirseflocken anstelle von Haferflocken.

QUINOA-PANCAKES MIT Rosmarin-Vanille-Obstsalat

Zubereitungszeit: 35 Minuten – Ergibt 8 Pancakes

ZUTATEN

FÜR DEN OBSTSALAT:

- 50 g Heidelbeeren
- 100 g Fruchtfleisch einer Honigmelone
- 100 g Papayafruchtfleisch
- 1 kleiner Zweig Rosmarin
- 1 Vanilleschote
- 2 EL Reissirup + 2 EL fürs Topping (optional)
- 3 EL Granatapfelsaft
- 30 g Pekannüsse

FÜR DIE PANCAKES:

- 70 g Quinoamehl
- 70 g Reisvollkornmehl
- 10 g Leinsamen
- 1 EL Tapiokastärke
- 2 TL Weinsteinbackpulver
- 2 Prisen Salz
- 190 ml Reisdrink
- 1 TL Branntweinessig
- 2 EL Reissirup
- etwas Öl für die Pfanne

1 Für den Obstsalat die Heidelbeeren waschen und in einem Sieb gut abtropfen lassen. Melonen- und Papayafruchtfleisch klein schneiden. Alles in eine Schüssel geben.

2 Rosmarin waschen, die Nadeln von den Zweigen zupfen und fein hacken. Vanilleschote längs halbieren, das Mark mit einem Messerrücken herauskratzen. Rosmarin mit der Hälfte des Vanillemarks, 2 EL Reissirup und dem Granatapfelsaft vermengen. Unter das Obst mischen und etwas durchziehen lassen.

3 Für die Pancakes den Leinsamen im Mixer schroten und zusammen mit allen anderen trockenen Zutaten sowie dem Rest des Vanillemarks in eine Schüssel geben. Reisdrink, Essig und Reissirup zugeben und alles mit dem Rührgerät verrühren. Den Teig 2–3 Minuten quellen lassen.

4 Etwa 1 Teelöffel Öl in einer Pfanne erhitzen und 4 Pancakes hineingeben. Diese je Seite in 1–1,5 Minuten goldbraun backen. Herausnehmen und auf zwei Tellern stapeln. Mit dem restlichen Teig ebenso verfahren.

5 Pekannüsse grob hacken und zusammen mit dem Obstsalat und 2 Esslöffel Reissirup, falls gewünscht, über die Pancakes geben.

Tipp

Statt mit Granatapfelsaft schmeckt die Marinade vom Obstsalat auch mit Cranberrysaft sehr lecker, und für eine histaminarme Variante verwende Aprikosen statt Papaya.

Wenn du kein Quinoamehl zu Hause hast, kannst du auch glutenfreies Hafermehl oder Buchweizenmehl verwenden.

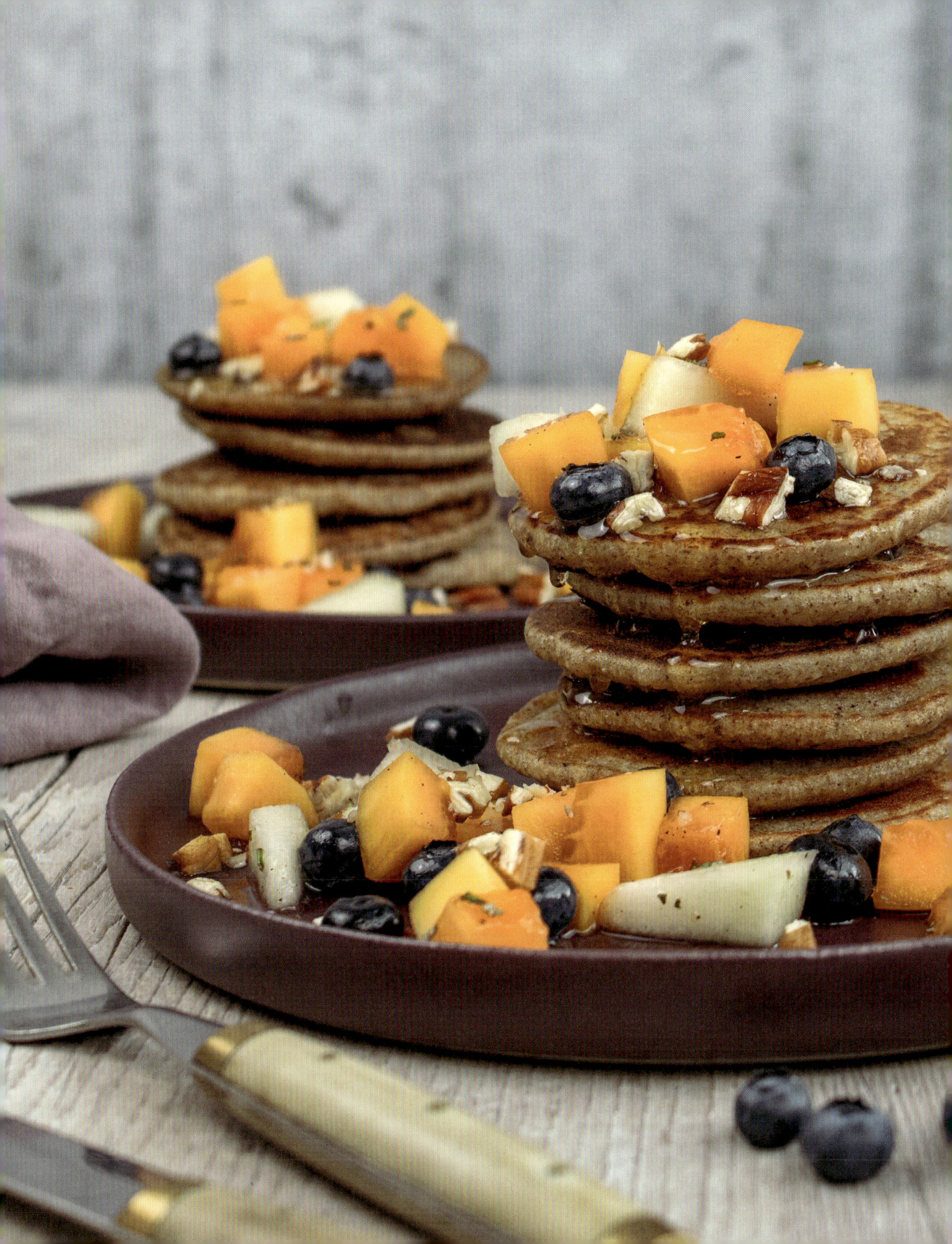

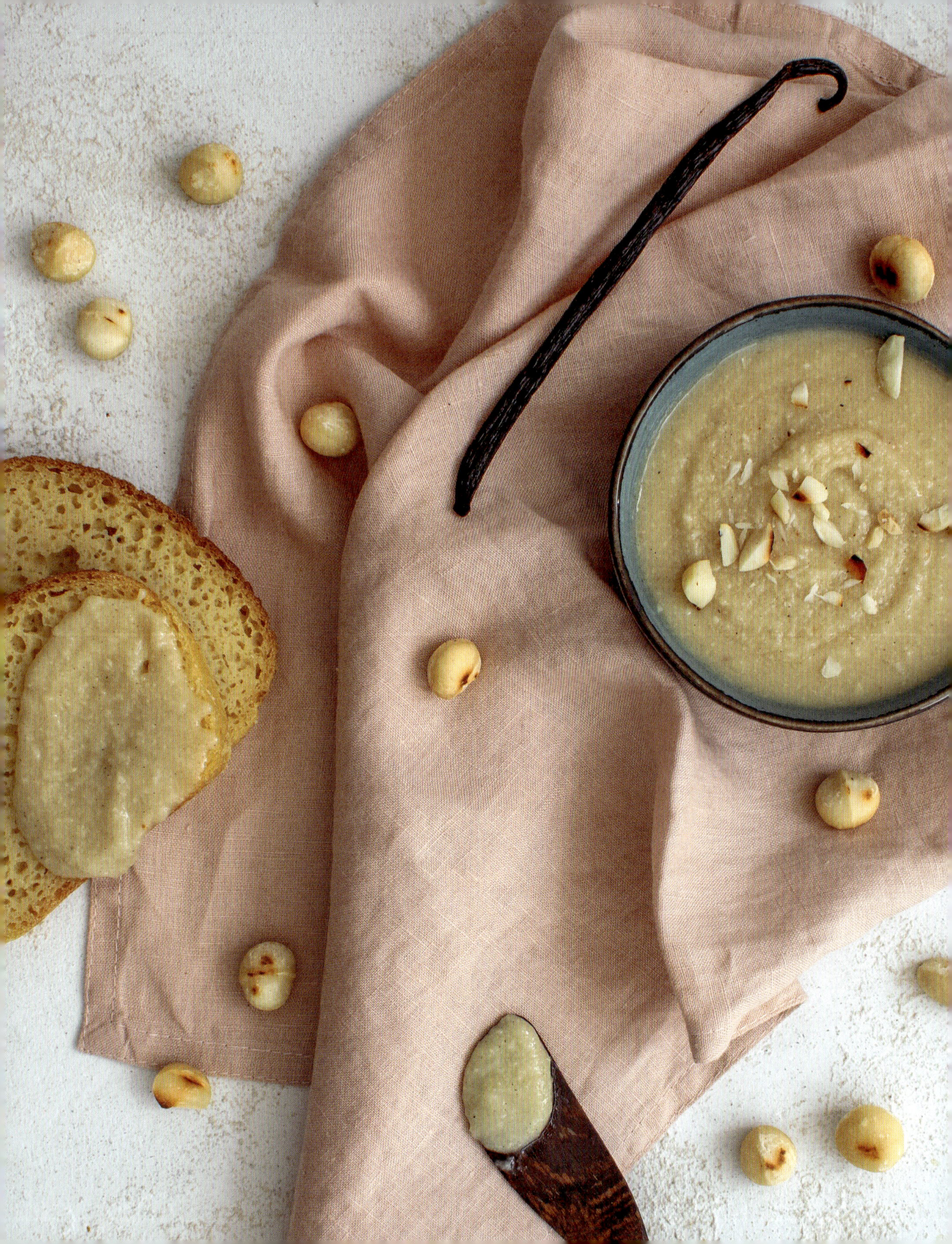

MACADAMIA-AUFSTRICH

Zubereitungszeit: 15 Minuten – Ergibt ca. 250 g Aufstrich

ZUTATEN
- 200 g Macadamianüsse
- 1 Vanilleschote
- 4 EL Reissirup oder Tapiokasirup
- 2 EL Kokosöl
- 2 Prisen Salz
- 10 Tropfen Orangenöl (optional)

AUSSERDEM:
- 1 Twist-Off-Glas (ca. 220 ml Inhalt)

1 Macadamianüsse in einer Pfanne ohne Öl bei niedriger Hitze unter Wenden goldbraun rösten. Vom Herd nehmen und abkühlen lassen.

2 Die Nüsse in einen Mixer geben und sehr fein mahlen. Zwischendurch den Mixer anhalten und das Mus vom Rand herunterschaben, damit am Schluss keine großen Stücke darin sind.

3 Vanilleschote längs halbieren, das Mark mit einem Messerrücken herauskratzen und zusammen mit den restlichen Zutaten zum Nussmus geben. Alles nochmals gut durchmixen. Den Aufstrich in das Schraubglas füllen und im Kühlschrank aufbewahren.

Tipp

Durch das Orangenöl bekommt der Aufstrich eine fruchtige Note. Bei Fruktoseintoleranz kann man so trotzdem einen tollen Orangengeschmack in Aufstriche, Kuchen oder Desserts zaubern. Meist sind reine Öle bei Histaminintoleranz auch gut verträglich. Bitte teste aber zuerst vorsichtig deine persönliche Verträglichkeit oder lass das Orangenöl im Zweifelsfall weg. Wenn du Zitrusfrüchte verträgst, kannst du auch die Schale von ½ Bio-Orange verwenden.

Als Süße kannst du – wenn es nicht fruktosearm sein muss – auch Ahornsirup verwenden. Hiervon reichen aber 3 Esslöffel.

BEEREN-CHIA-MARMELADE
mit Tonkabohne

Zubereitungszeit: 5 Minuten + 2 Stunden Kühlzeit – Ergibt ca. 80 g Marmelade

ZUTATEN

- 70 g Heidelbeeren
- 1 EL Reissirup
- 2 Prisen geriebene Tonkabohne
- 1 EL Chiasamen

AUSSERDEM:

- 1 Twist-Off-Glas (80–100 ml Inhalt)

1 Heidelbeeren waschen, gut abtropfen lassen und zusammen mit dem Reissirup und dem Tonkabohnen-Abrieb in einen Mixbehälter geben und fein pürieren.

2 Die Chiasamen nach und nach in das Beerenmus einrühren, bis alles gut vermengt ist.

3 Die Mischung in das Glas füllen und verschlossen mindestens 2–3 Stunden oder über Nacht in den Kühlschrank stellen, damit die Chiasamen quellen können. Erst dadurch erhält die Chia-Marmelade ihre feste Konsistenz.

Tipp

Du kannst die Chia-Marmelade direkt nach der Kühlzeit als Brotaufstrich oder zum Backen verwenden, z. B. im Rezept für Tassenkuchen auf Seite 183.

Die Marmelade hält sich im Kühlschrank maximal 3–4 Tage, für eine längere Haltbarkeit frierst du sie einfach ein und taust sie je nach Bedarf auf.

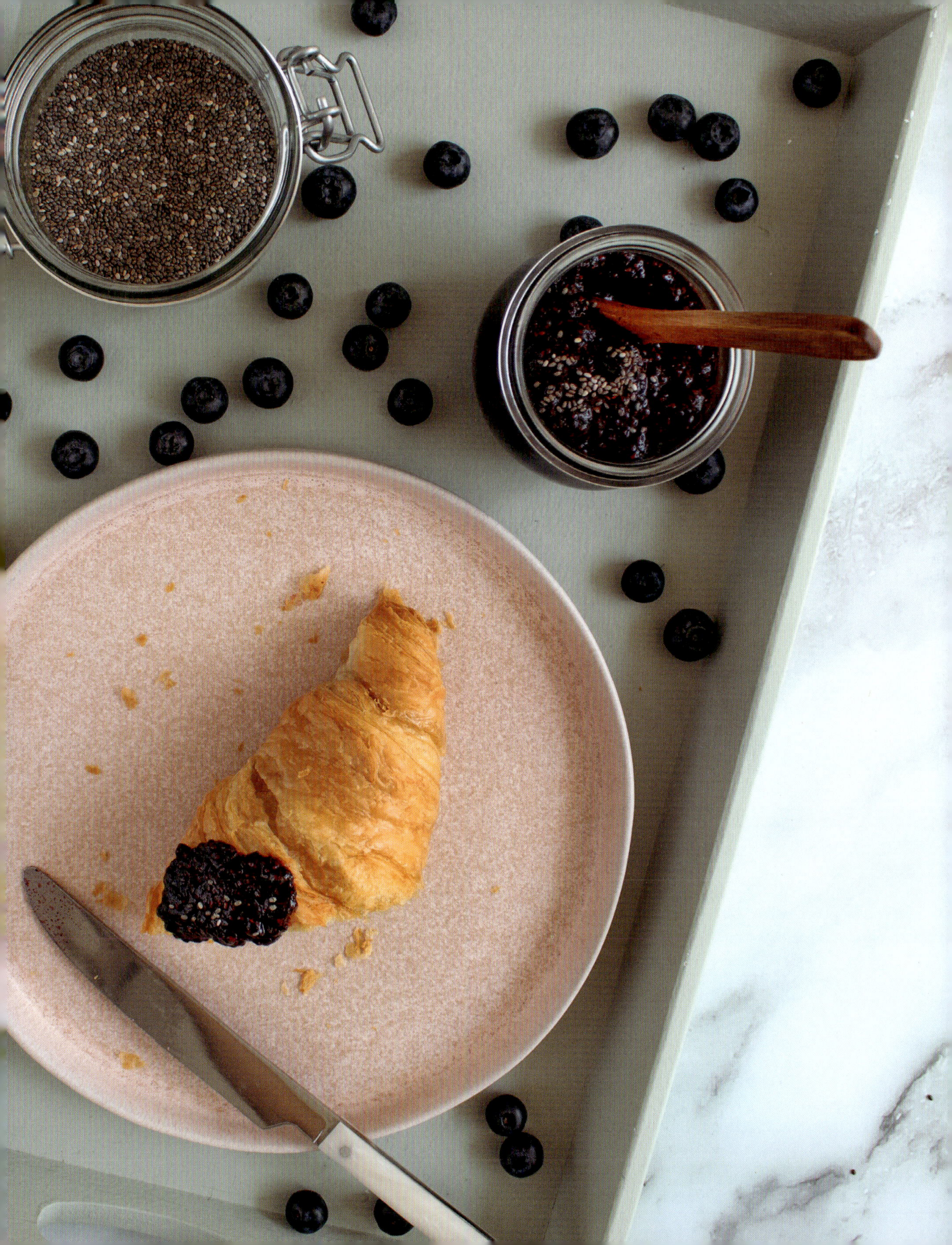

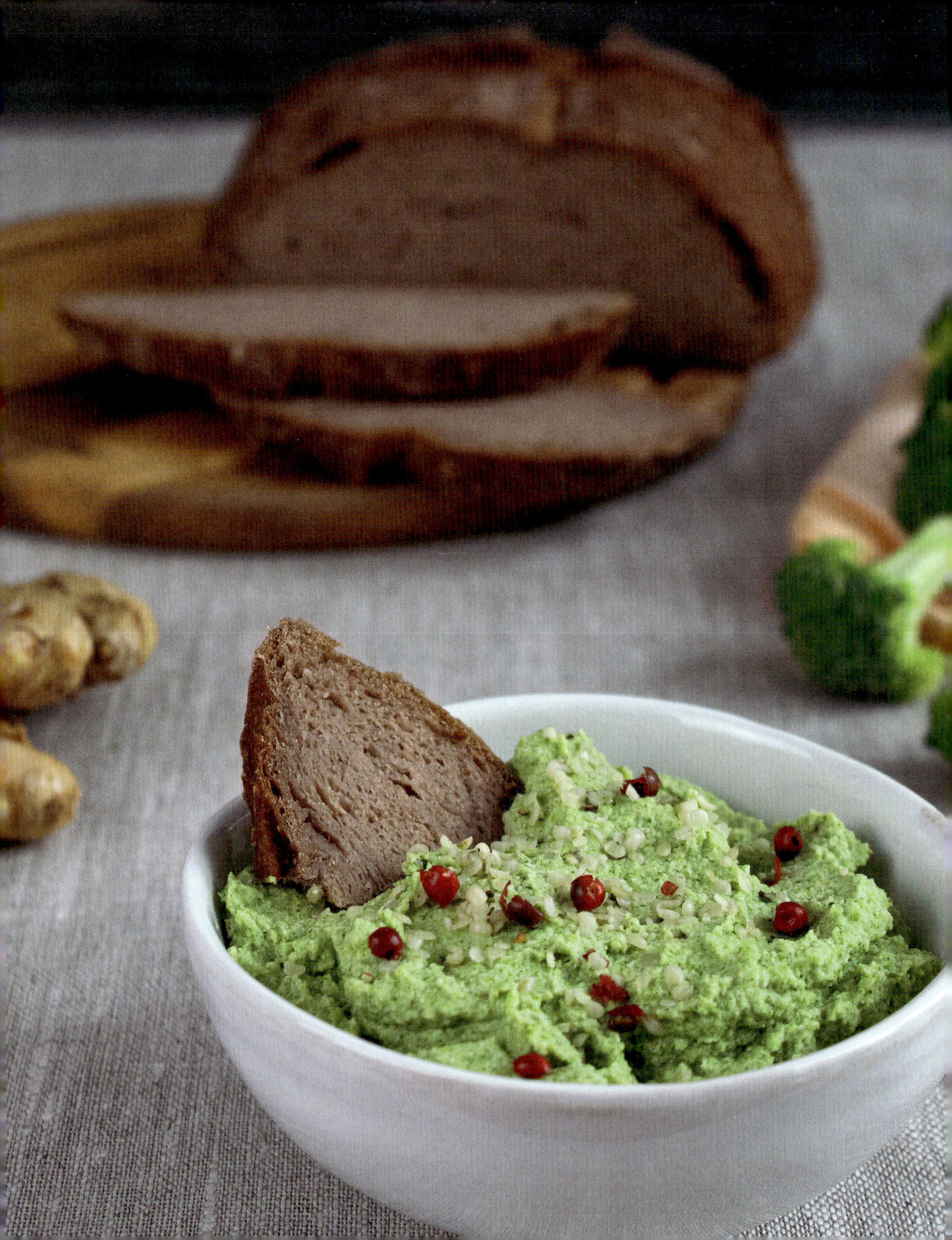

BROKKOLI-HANF-Aufstrich

Zubereitungszeit: 15 Minuten – Ergibt ca. 280 g Aufstrich

ZUTATEN

- 150 g Brokkoliröschen
- 1,5 cm frischer Ingwer
- 30 g geschälte Hanfsamen
- ½ TL Salz

AUSSERDEM:

- 1 Twist-Off-Glas (ca. 200 ml Inhalt)

1 Brokkoliröschen waschen und klein zerteilen. Zusammen mit 100 Milliliter Wasser in einen kleinen Topf geben und den Brokkoli in 5–7 Minuten gar kochen. Vom Herd nehmen und etwas abkühlen lassen.

2 Den Ingwer schälen und fein reiben.

3 Brokkoli mit dem Garwasser, geriebenem Ingwer, Hanfsamen und Salz in einen Mixbehälter geben und pürieren. In einem gut verschlossenen Gefäß hält sich der Aufstrich im Kühlschrank gut 2–3 Tage.

Tipp

Wenn du den Aufstrich mit etwas Wasser anrührst, eignet er sich auch sehr gut als Sauce für Pasta. Dazu einfach 30 Milliliter Wasser zugeben, alles gut verrühren und unter die fertig gegarte abgetropfte Pasta mischen.

ROTE-BETE-SONNENBLUME-Aufstrich

Zubereitungszeit: 10 Minuten – Ergibt ca. 340 g Aufstrich

ZUTATEN

- 250 g gegarte Rote Bete
- 70 g Sonnenblumenkerne
- 1,5 EL Reissirup
- ½ EL Apfelessig
- ½ TL Salz
- ¼ TL weißer Pfeffer (optional)

AUSSERDEM:

- 1 Twist-Off-Glas (ca. 300 ml Inhalt)

1 Rote Bete grob schneiden (Vorsicht: Sie färbt stark!) und in einen Mixbehälter geben.

2 Alle übrigen Zutaten dazugeben und das Ganze gut pürieren. In einem gut verschlossenen Gefäß hält sich der Aufstrich im Kühlschrank gut 2–3 Tage.

Tipp **Für eine histaminarme Variante koche frische Rote Beten (Anleitung siehe Tipp auf Seite 112), und verwende Kürbiskerne statt Sonnenblumenkerne. Der Apfelessig lässt sich durch Verjus, den Saft unreifer Trauben, austauschen.**

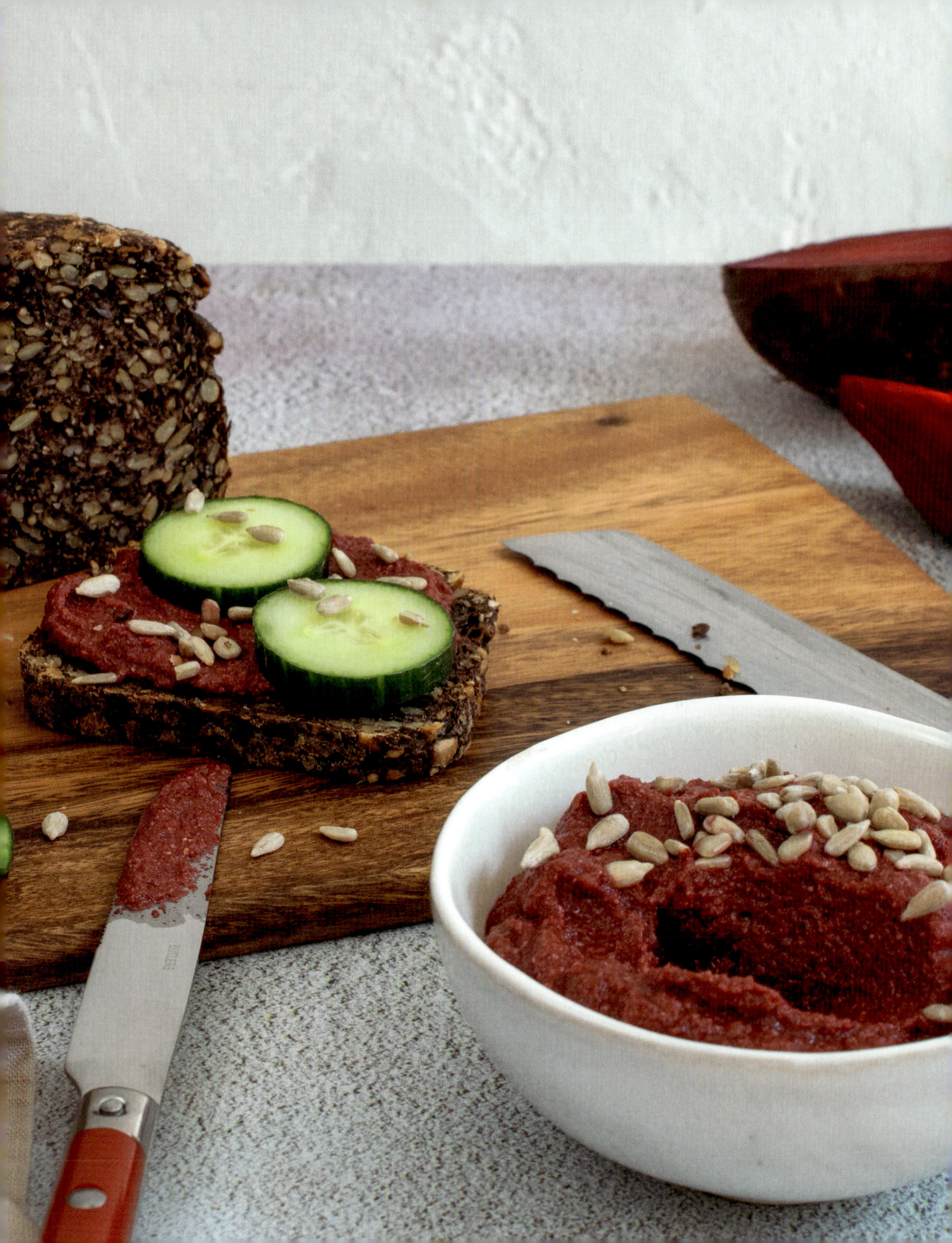

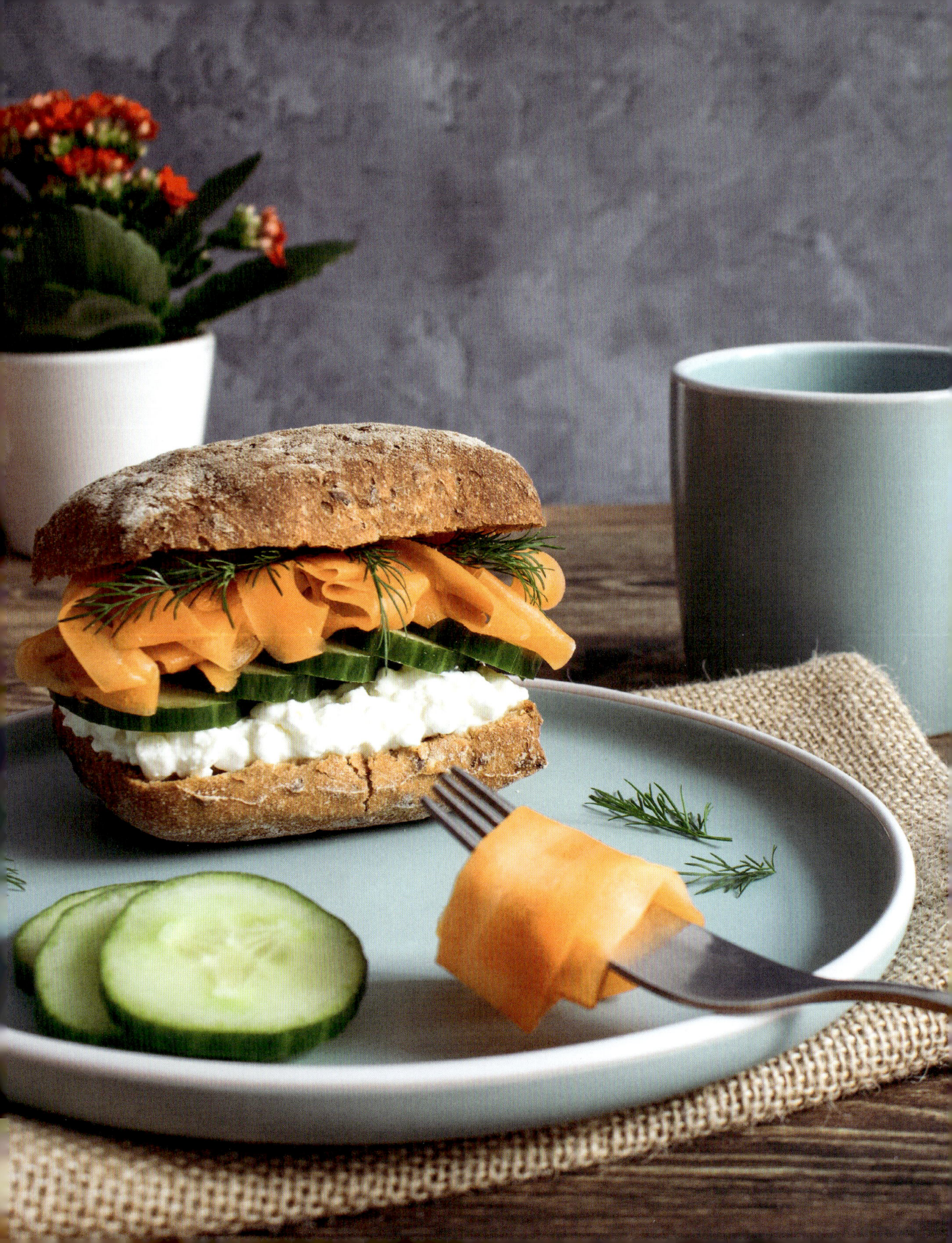

KAROTTEN-LAX-BUN
mit Frischkäse & Gurke

Zubereitungszeit: 15 Minuten + 1 Tag zum Durchziehen – Für 2 Personen

ZUTATEN
- 2 Karotten (ca. 150 g)
- 2 TL Coco Aminos Würzsauce (siehe Tipp)
- 1,5 TL Rauchsalz (siehe Tipp)
- 1 TL Olivenöl

AUSSERDEM:
- 80 g Salatgurke
- 2 glutenfreie Brötchen
- 120 g laktosefreier körniger Frischkäse
- 2 Zweige Dill

1 Karotten putzen, schälen und mit einem Sparschäler längs in dünne Streifen hobeln. Die Streifen in einen Topf geben und mit so viel kochendem Wasser übergießen, dass sie komplett bedeckt sind. 3 Minuten zugedeckt ziehen lassen, in ein Sieb abgießen und kalt abschrecken.

2 In einer kleinen Schale Würzsauce, Rauchsalz (falls verwendet) und Olivenöl mischen. Karotten in eine verschließbare Dose geben. Marinade darauf verteilen und mit den Fingern in die Karottenstreifen einmassieren. Die Dose verschließen und die Karotten über Nacht im Kühlschrank durchziehen lassen.

3 Am nächsten Tag Gurke waschen, putzen und in Scheiben schneiden. Die Brötchen quer aufschneiden und jeweils die unteren Hälften mit dem Frischkäse bestreichen. Anschließend mit Karotten-Lax und Gurke belegen. Dill waschen und trocken tupfen. Die Blättchen von den Zweigen zupfen und darauf verteilen. Die oberen Hälften der Brötchen daraufsetzen.

Tipp

Coco Aminos Würzsauce wird auf Basis von Kokosblütenzucker hergestellt und ist daher zwar glutenfrei, aber nicht fruktosearm. Soll das Gericht auch fruktosearm sein, kannst du anstatt der Coco Aminos Würzsauce 1 Teelöffel Verjus sauer (Saft unreifer Trauben) + 3 Teelöffel Tapiokasirup verwenden.

Rauchsalz ohne Zusätze wie Aromen oder Rieselhilfen kann bei Histaminintoleranz verträglich sein. Falls nicht, verwende einfach normales Salz.

Für eine vegane Variante wähle einfach eine pflanzliche Alternative zum Frischkäse, z.B. auf Mandelbasis.

ISI'S GOLDEN MILK

Zubereitungszeit: 5 Minuten – Für 2 Personen

ZUTATEN

- 4 Medjool-Datteln oder 8 Deglet-Nour-Datteln
- 4 cm frische Kurkumawurzel
- 30 g Mandeln oder 2 EL Mandelmus
- 4 Prisen Vanillepulver
- 4 Prisen gemahlener Kardamom
- 1 TL Zimtpulver (optional)
- 2 TL Kokosöl (optional)

1 Die Datteln entsteinen und in einen Mixbehälter geben.

2 Kurkuma gründlich waschen, vierteln und zusammen mit allen anderen Zutaten sowie 440 Milliliter Wasser ebenfalls in den Mixbehälter geben. Alles mit dem Mixer auf höchster Stufe etwa 1 Minute schön fein pürieren.

3 Den Kurkuma-Latte in 2 Tassen umfüllen und in der Mikrowelle erwärmen. Im Sommer schmeckt er auch gekühlt sehr lecker.

Tipp

Du benötigst entweder einen Hochleistungsmixer, oder aber du lässt die Datteln vor dem Verwenden 1–2 Stunden in Wasser einweichen, damit du sie mit einem normalen Pürierstab zerkleinern kannst.

Das im Kurkuma enthaltene auf viele Weise heilsam und gesundheitsfördernd wirkende „Curcumin" ist fettlöslich. Damit der Stoff vom Körper besser aufgenommen werden kann, ist das Kokosöl im Rezept enthalten.

Für eine fruktosearme Variante verwende 3-4 Esslöffel Reissirup oder Tapiokasirup anstatt Datteln.

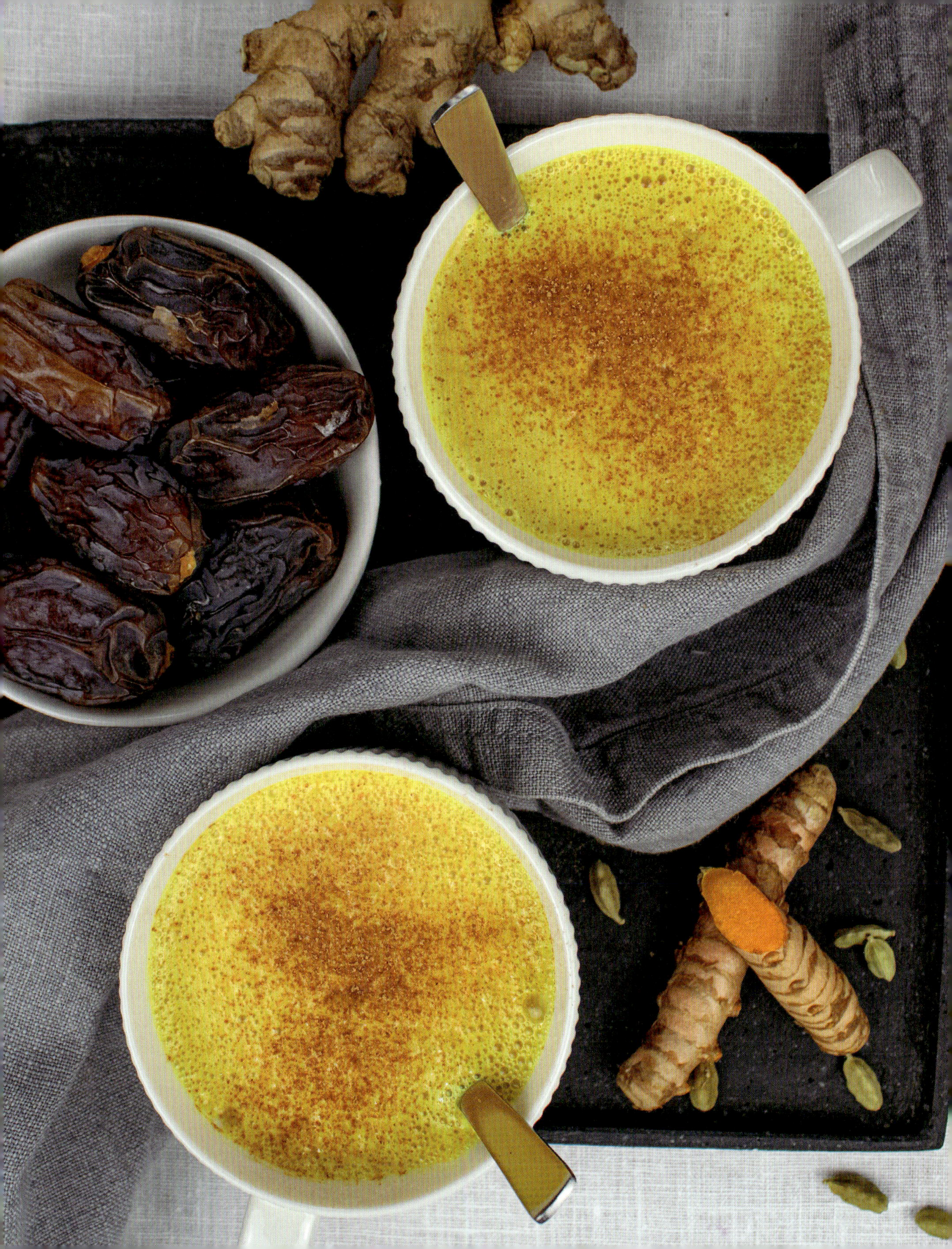

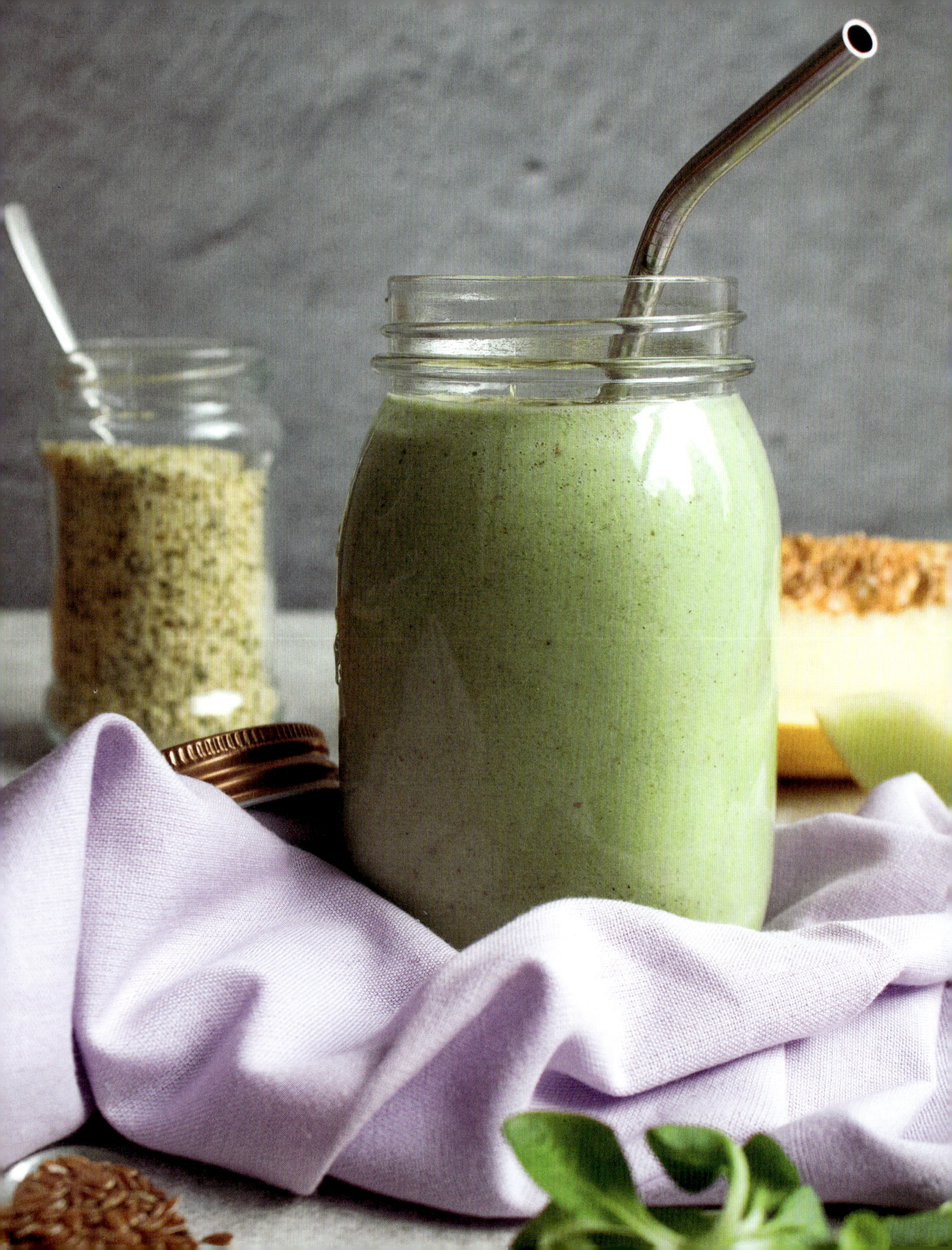

FELDSALAT-MELONEN-Smoothie

Zubereitungszeit: 5 Minuten – Für 1–2 Personen

ZUTATEN

- 25 g Feldsalat (1 Handvoll)
- 150 g Fruchtfleisch einer Honigmelone
- 300 ml Kokosmilch
- 2 EL geschälte Hanfsamen
- 1 TL Leinsamen oder Chiasamen
- 1 EL Reissirup oder Tapiokasirup (optional)
- ½ TL Acerolapulver (optional)

1 Feldsalat waschen, Honigmelone klein schneiden. Kokosmilch vor dem Öffnen gut durchschütteln.

2 Alle Zutaten in den Mixer geben und fein pürieren. In ein sehr großes oder 2 normalgroße Gläser umfüllen und genießen.

Tipp

Mit diesem Smoothie bekommst du morgens eine ordentliche Portion gesunder Nährstoffe, auch wenn es mal sehr schnell gehen muss: Feldsalat enthält Folsäure, Hanfsamen und Kokosmilch pflanzliches Eiweiß, die Samen enthalten wichtige Omega-3-Fettsäuren und das Acerolapulver neben der Honigmelone die Extraportion Vitamin C.

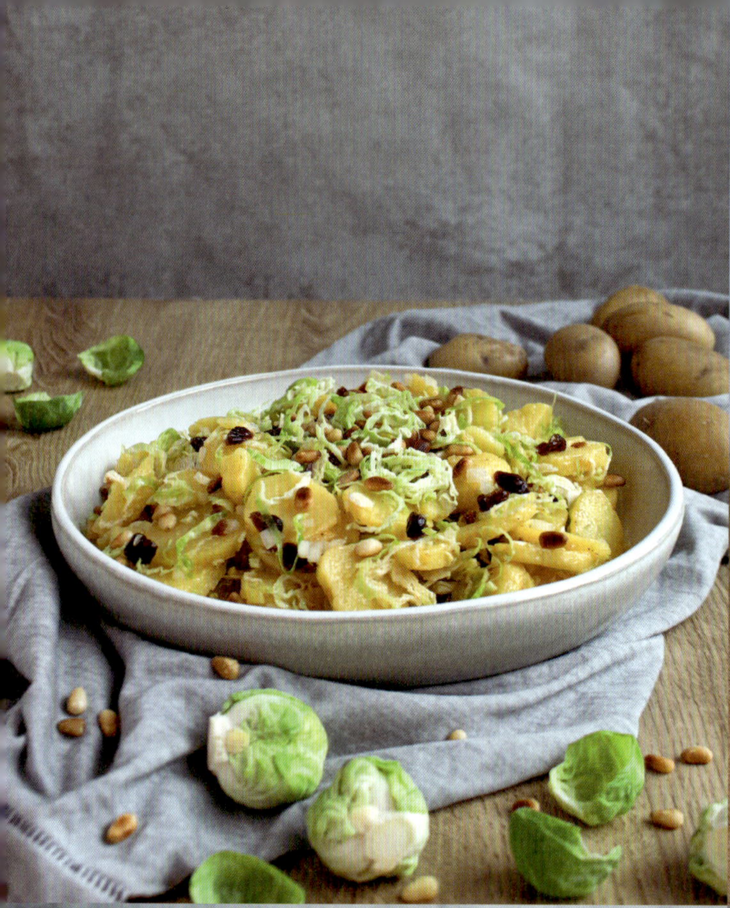
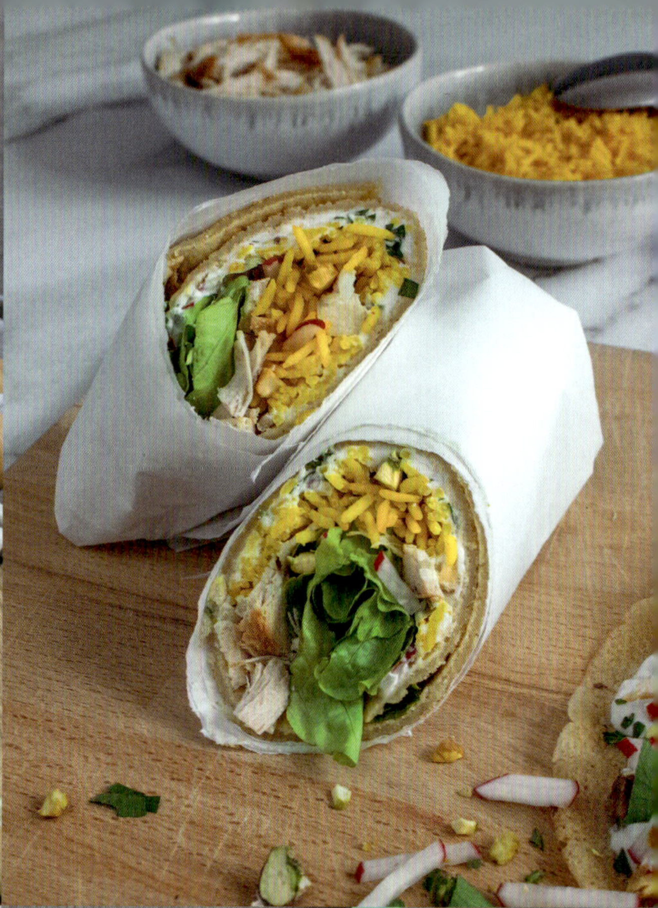
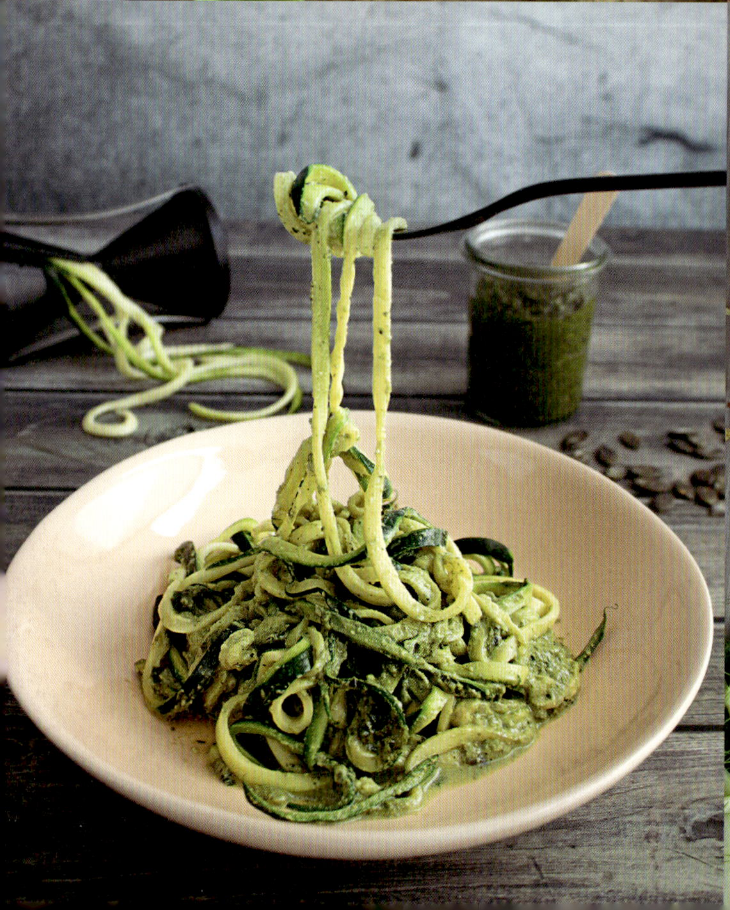
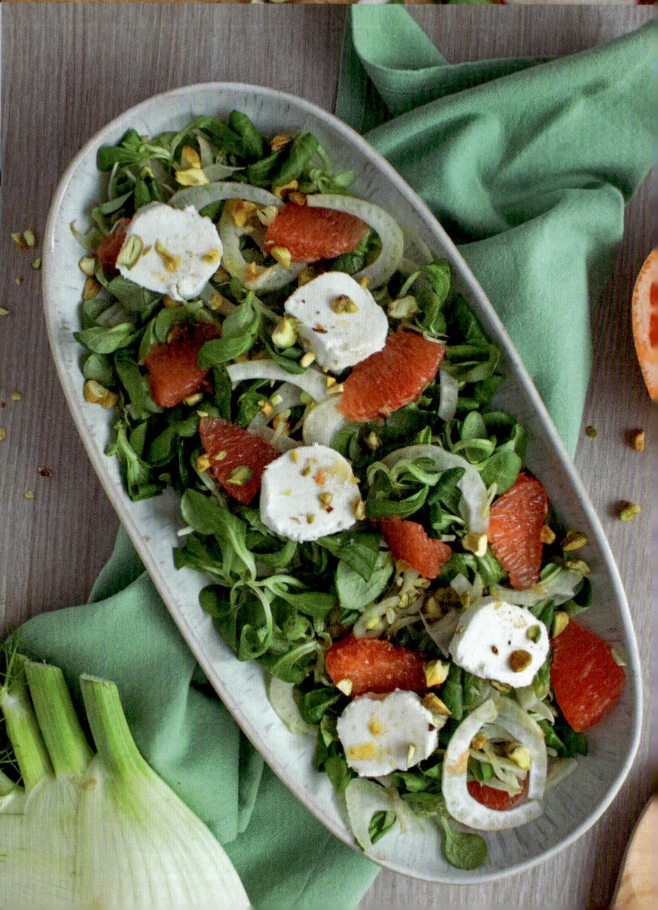

Kapitel 4

MITTAGESSEN

GRÜNKOHLSALAT MIT
Rote Bete, Macadamia & Granatapfel

Zubereitungszeit: 25 Minuten – Für 2 Personen

ZUTATEN

- 40 g Macadamianüsse
- 100 g Grünkohl
- 1 EL Branntweinessig
- 3 EL verträgliches Öl
- 1/4 TL Salz
- 1/4 TL weißer Pfeffer (optional)
- 80 g gegarte Rote Bete
- 30 g Granatapfelkerne (siehe Tipp auf Seite 68)

1 Macadamianüsse kurz in der Pfanne ohne Öl unter Wenden goldbraun rösten, grob hacken und zur Seite stellen.

2 Den Grünkohl waschen und trocken schleudern. Die Blätter jeweils vom dicken Strunk ablösen, in etwa 2 Zentimeter dicke Streifen schneiden und in eine Schüssel geben.

3 Essig, Öl, Salz und gegebenenfalls Pfeffer in einer kleinen Schale zu einem Dressing vermengen, über den Grünkohl geben und mit den Fingern einmassieren. Dadurch wird der Grünkohl etwas weicher und ist leichter bekömmlich.

4 Die gekochte Rote Bete in dünne Streifen hobeln oder schneiden (Vorsicht: Sie färbt stark!) und anschließend zum Grünkohl in die Schüssel geben. Die Granatapfelkerne ebenfalls dazugeben und alles gut vermischen. Den Salat auf Tellern anrichten und die gehackten Macadamianüsse darüberstreuen.

Tipp

Wenn du vorgegarte Rote Bete nicht verträgst, koche frische Rote Bete: Knolle waschen und in einen Topf geben. Mit Wasser bedecken und 1–1,5 Stunden (je nach Größe der Knolle) gar kochen. Im Anschluss lässt sich die Schale in der Spüle ganz einfach mit einem Küchenkrepp abrubbeln. Aber Vorsicht: Rote Bete färbt stark.

Der Strunk vom Grünkohl kann wunderbar für Smoothies verwendet werden. Im Salat wäre dieser aber recht hart und schwerer verdaulich.

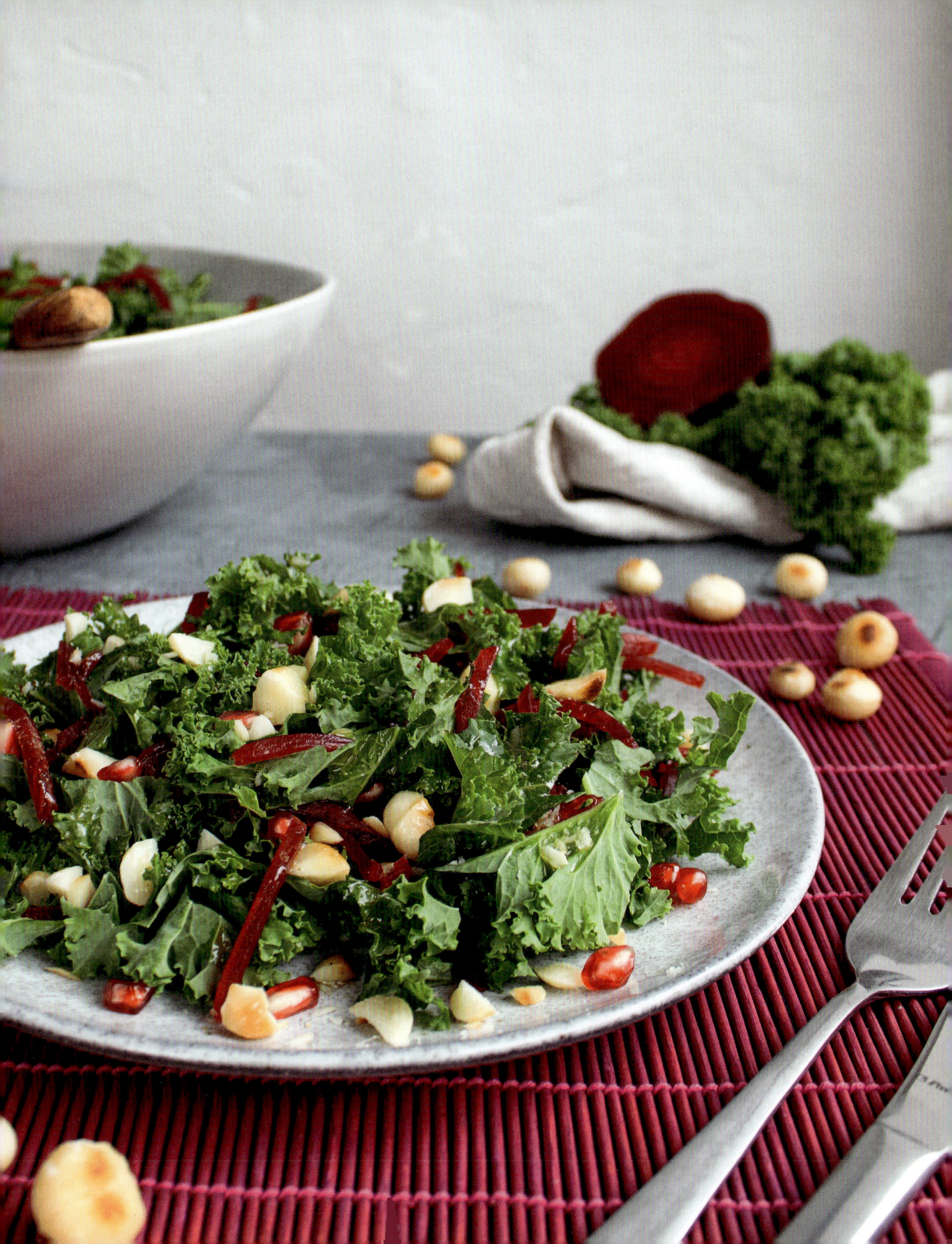

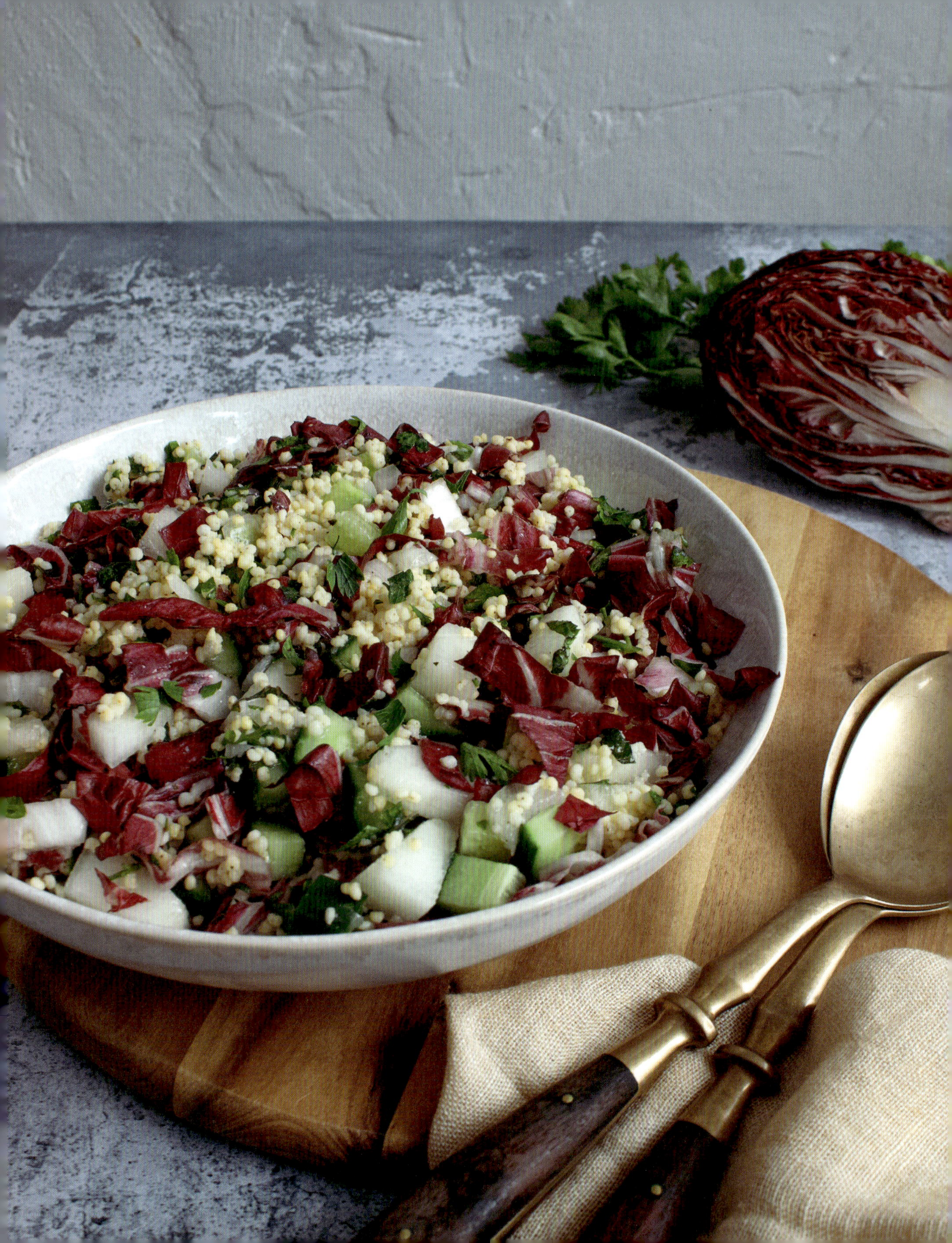

HIRSE-TABOULÉ
mit Radicchio & Honigmelone

Zubereitungszeit: 25 Minuten + 15 Minuten Ziehzeit – Für 2 Personen

ZUTATEN

- 125 g Hirse
- ½ Salatgurke
- 100 g Fruchtfleisch einer Honigmelone
- ¼ Radicchio
- ½ Bund Petersilie
- 3 Zweige Minze (je 6–8 Blätter)
- ½ kleine weiße Zwiebel
- 2 EL Verjus sauer (Saft unreifer Trauben)
- 3 EL verträgliches Öl
- 1 TL Salz

1 Hirse in einem Topf in 350 Milliliter Wasser 10 Minuten kochen. Anschließend vom Herd nehmen, Deckel auf den Topf setzen und die Hirse weitere 5–10 Minuten ziehen lassen.

2 Die Gurke waschen und putzen. Gurke und Honigmelone in kleine Stücke schneiden. Radicchio zerpflücken, die Blätter waschen und in dünne Streifen schneiden.

3 Petersilie und Minze waschen, die Blätter von den Zweigen abzupfen und grob hacken. Die Zwiebel abziehen und fein würfeln.

4 Aus Verjus, Öl und Salz in einer Schale das Dressing für den Salat mischen.

5 In einer Salatschüssel alle Zutaten miteinander mischen und vor dem Servieren 15 Minuten durchziehen lassen.

Tipp

Für die Mittagspause im Büro einfach schon am Vorabend alle Zutaten vorbereiten und das Dressing in eine separate Dose packen.

FELDSALAT MIT
Grapefruit, Fenchel & Pistazien

Zubereitungszeit: 15 Minuten – Für 2 Personen

ZUTATEN

- 60 g Feldsalat
- ½ Knolle Fenchel
- ½ Grapefruit
- 1 EL verträgliches Öl
- ½ TL Salz
- ¼ TL weißer Pfeffer (optional)
- 30 g Pistazienkerne
- 60 g laktosefreier Ziegenkäse

1 Feldsalat waschen und abtropfen lassen. Fenchel waschen, halbieren und den dicken Strunk und das Grün entfernen. Fenchel in sehr feine Streifen hobeln.

2 Grapefruithälfte schälen und filetieren. Dabei den abtropfenden Saft auffangen und 3 Esslöffel davon mit Öl, Salz und gegebenenfalls Pfeffer zu einem Dressing vermischen.

3 Feldsalat, Fenchel und Grapefruitfilets in einer Schüssel mischen. Die Pistazien grob hacken, den Ziegenkäse in Scheiben schneiden. Beides über den Salat geben und das Dressing darauf verteilen.

Tipp

Das Fenchelgrün musst du nicht wegwerfen. Du kannst es zum Beispiel als Würze für das schnelle saure Gemüse auf Seite 71 verwenden.

Anstatt Grapefruit kannst du auch 2–3 Aprikosen für das Rezept verwenden, dann ist es außerdem noch histaminarm. Für das Dressing eignet sich dann statt dem Grapefruitsaft Verjus sauer (der Saft unreifer Trauben) oder Granatapfelsaft.

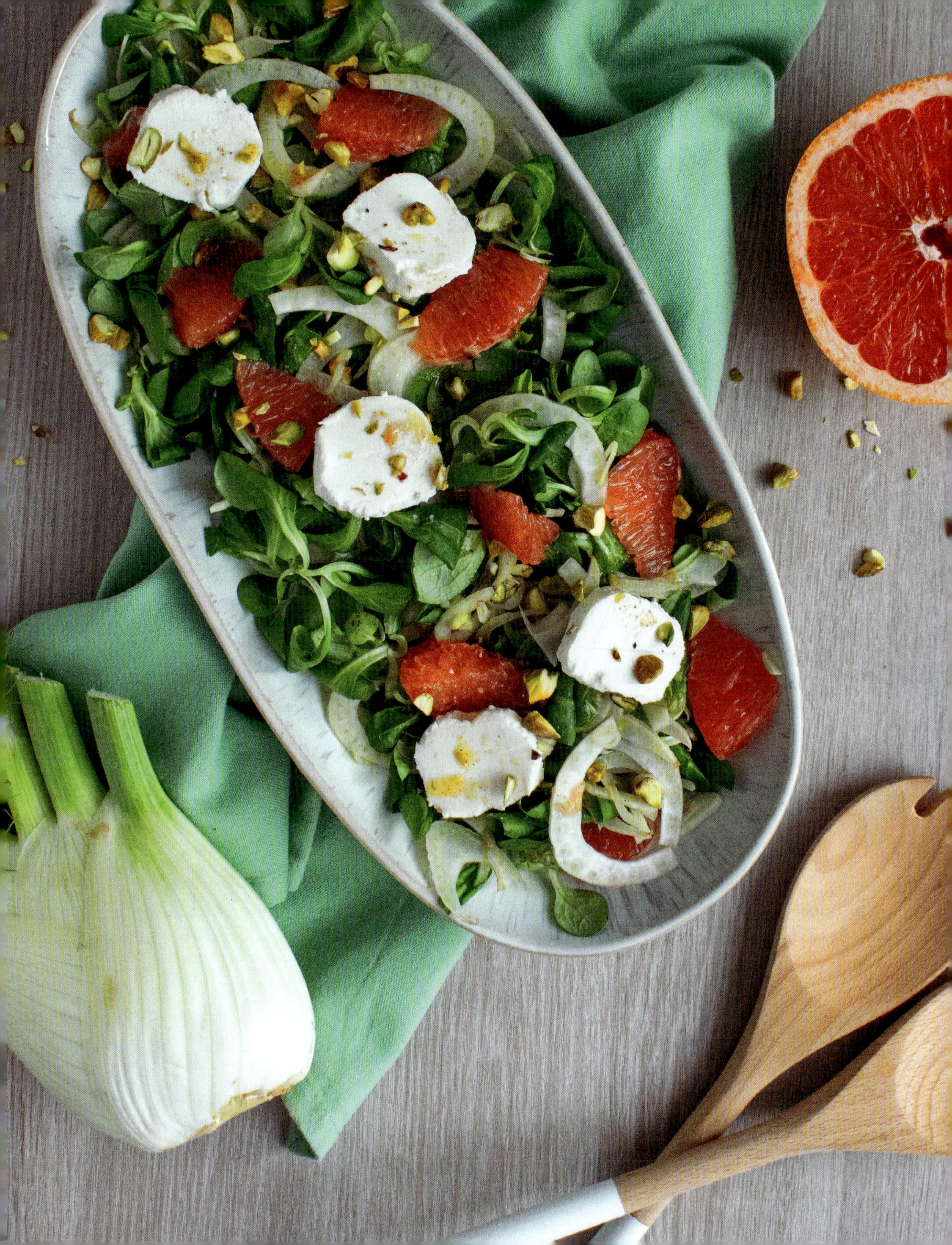

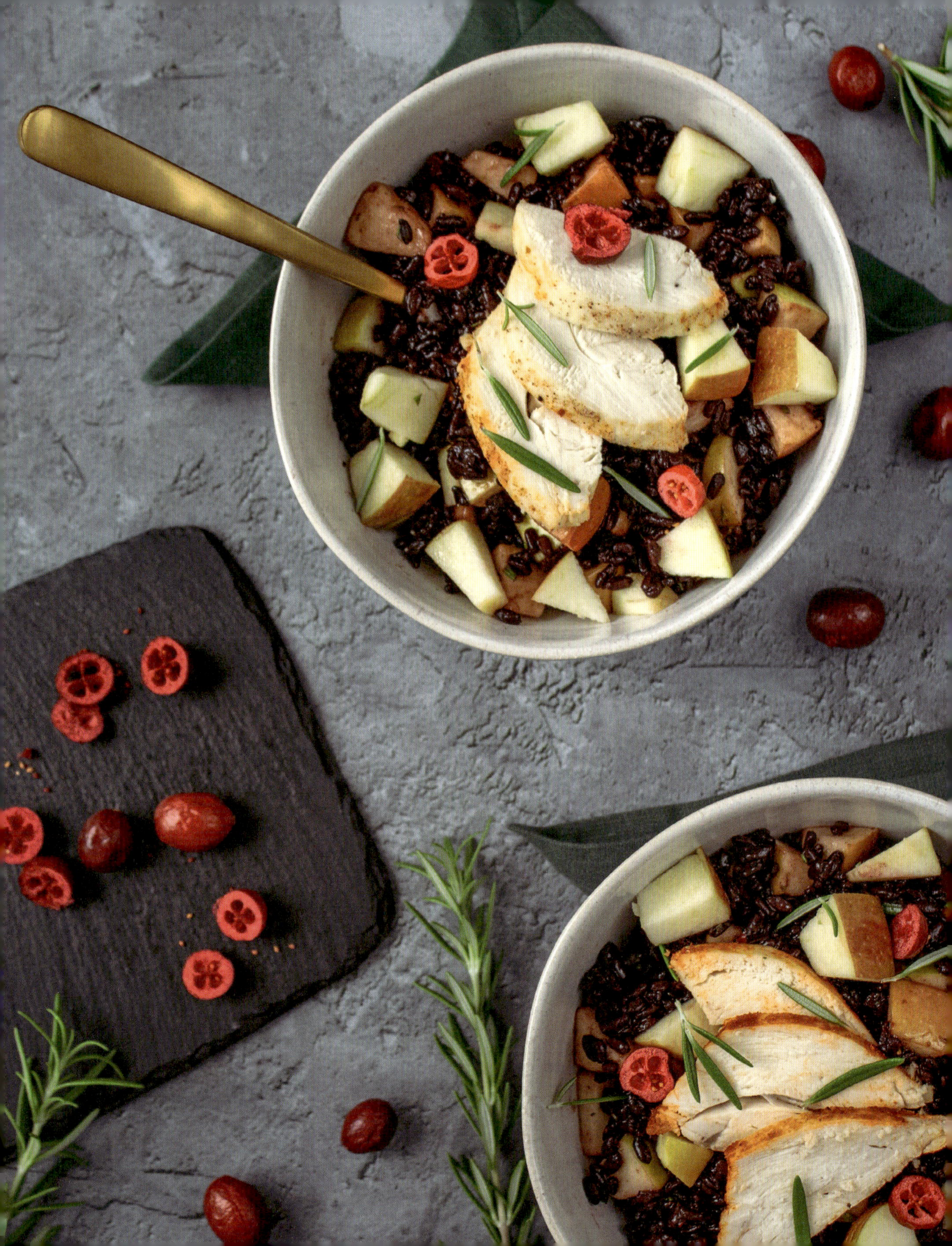

SCHWARZER-REIS-SALAT
mit Hähnchen

Zubereitungszeit: 25 Minuten + 40 Minuten Kochzeit – Für 2 Personen

ZUTATEN

FÜR DEN SALAT:
- 150 g schwarzer Reis (z. B. schwarzer Venere-/Nerone-Reis)
- 100 g frische Hähnchenbrust (alternativ TK-Ware)
- 2 TL verträgliches Öl
- Salz
- weißer Pfeffer (optional)
- 30 g Cranberrys (frisch oder TK, angetaut)
- 1 EL Reissirup
- 1 Apfel (Granny Smith oder Elstar; siehe Tipp)

FÜR DAS DRESSING:
- 2–3 kleine Zweige Rosmarin
- 2 EL Öl
- 1 EL Verjus sauer (Saft unreifer Trauben)
- ½ TL Salz

AUSSERDEM:
- Auflaufform (ca. 20 x 20 cm)

1 Schwarzen Reis zusammen mit 700 Milliliter Wasser etwa 40 Minuten köcheln. Dabei immer wieder umrühren. Topf vom Herd nehmen, zudecken und weitere 5–10 Minuten ziehen, dann offen abkühlen lassen.

2 Ofen auf 180 °C Ober-/Unterhitze vorheizen. Hähnchenfleisch waschen, trocken tupfen und in der Auflaufform mit 1 TL Öl, etwas Salz und gegebenenfalls Pfeffer marinieren. Auf mittlerer Schiene etwa 25 Minuten garen, herausnehmen und abkühlen lassen. (TK-Hähnchen benötigt etwa 40 Minuten Garzeit.)

3 Für das Dressing den Rosmarin waschen, Nadeln von den Zweigen zupfen und fein hacken. Mit Öl, Verjus und Salz vermengen.

4 Cranberrys grob hacken und in einer kleinen Schüssel mit dem Reissirup vermischen. Apfel waschen, entkernen und in Würfel schneiden.

5 Das Hähnchenfleisch klein schneiden und in einer großen Schüssel mit allen anderen Zutaten vermischen.

Tipp

Getrocknete Cranberrys sind meist gesüßt und/oder geschwefelt, was zu Beschwerden führen kann. Einige Hersteller süßen mit Apfel- oder Ananasdicksaft. Wenn diese für dich verträglich sind, ersetze die frischen Beeren durch getrocknete und lasse den Reissirup weg.

Äpfel sind bei Fruktoseintoleranz meist unverträglich. Je nach Sorte schwankt aber der Fruktosegehalt. Am niedrigsten liegt dieser mit etwa 2,5 Gramm je 100 Gramm bei den Sorten „Granny Smith“ und „Elstar“. Besteht keine Sorbitunverträglichkeit, sind diese Sorten eventuell verträglich. Bitte teste zuerst vorsichtig mit einem kleinen Stück.

QUINOA-FETA-SALAT MIT Pinienkernen, Granatapfel & Minze

Zubereitungszeit: 15 Minuten – Für 2 Personen

ZUTATEN

- 150 g Quinoa
- 20 g Pinienkerne
- 2 Zweige Minze
- 100 g laktosefreier Feta
- 1 EL Essig oder saurer Verjus (Saft unreifer Trauben)
- 2 EL verträgliches Öl
- ½ TL Salz
- ¼ TL weißer Pfeffer (optional)
- 40 g Granatapfelkerne (siehe Tipp auf Seite 68)

1 Quinoa in einem Sieb waschen und abtropfen lassen. Quinoa mit 300 Milliliter Wasser in einen Topf geben und 10 Minuten kochen. Topf vom Herd nehmen, zudecken und die Quinoa noch 5 Minuten ziehen lassen. Quinoa in eine Schüssel füllen und abkühlen lassen. Wiederholt mit einer Gabel durchmischen.

2 Pinienkerne in einer Pfanne ohne Öl unter Wenden hellbraun anrösten, abkühlen lassen.

3 Die Minze waschen, Blätter abzupfen und fein hacken. Feta in kleine Würfel schneiden und beiseitestellen.

4 Für das Dressing in einer kleinen Schüssel Essig, Öl, Salz und gegebenenfalls Pfeffer verrühren. Minze, Feta, Pinienkerne und die Granatapfelkerne zur Quinoa geben und kurz vor dem Servieren das Dressing untermischen.

Tipp

Muss es nicht histaminarm sein, kannst du auch eine vegane Variante dieses Salates zubereiten. Dafür einfach den Feta durch Tofu ersetzen und diesen in der Pfanne knusprig anbraten. Vorsicht aber bei Räuchertofu, der enthält meistens Gluten.

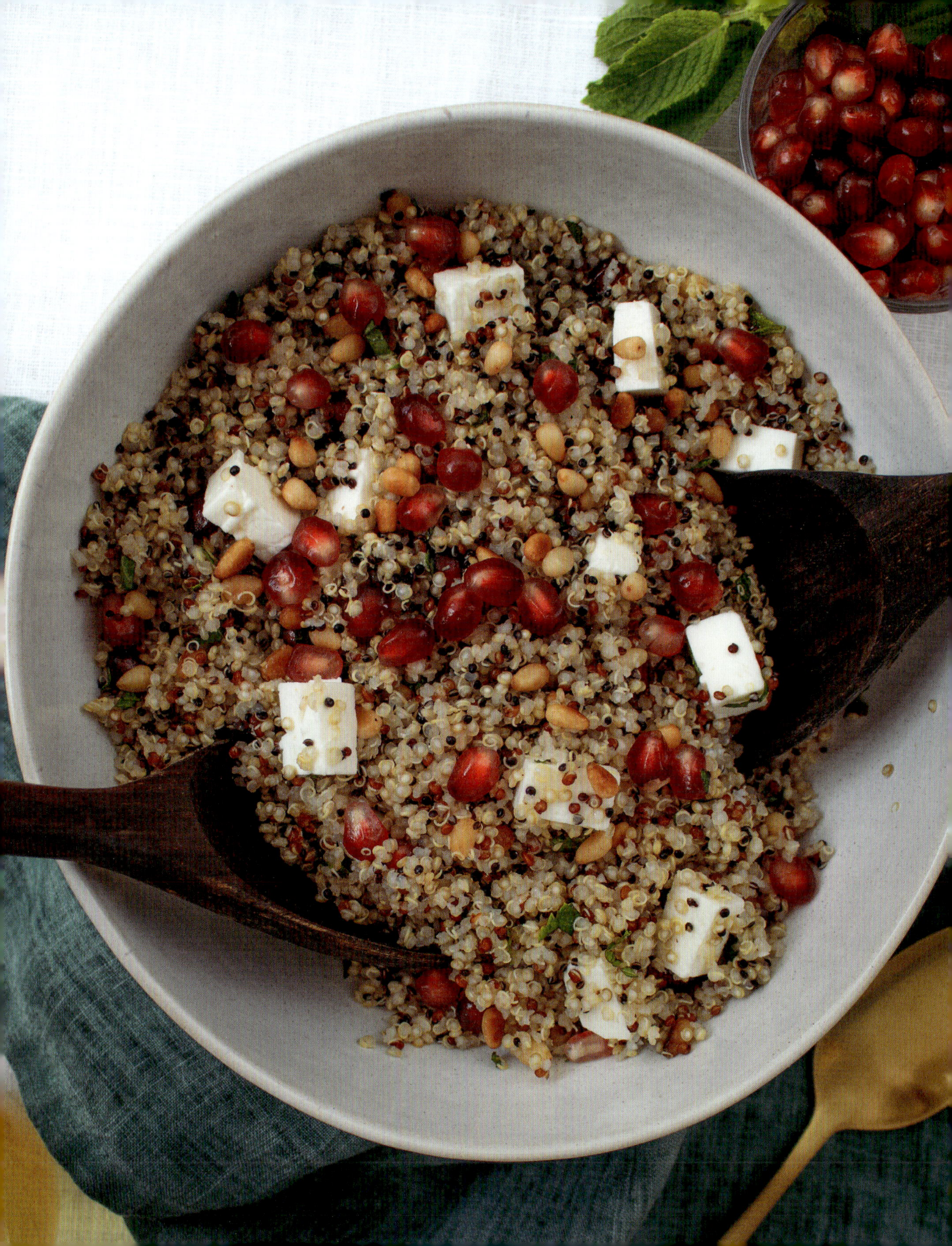

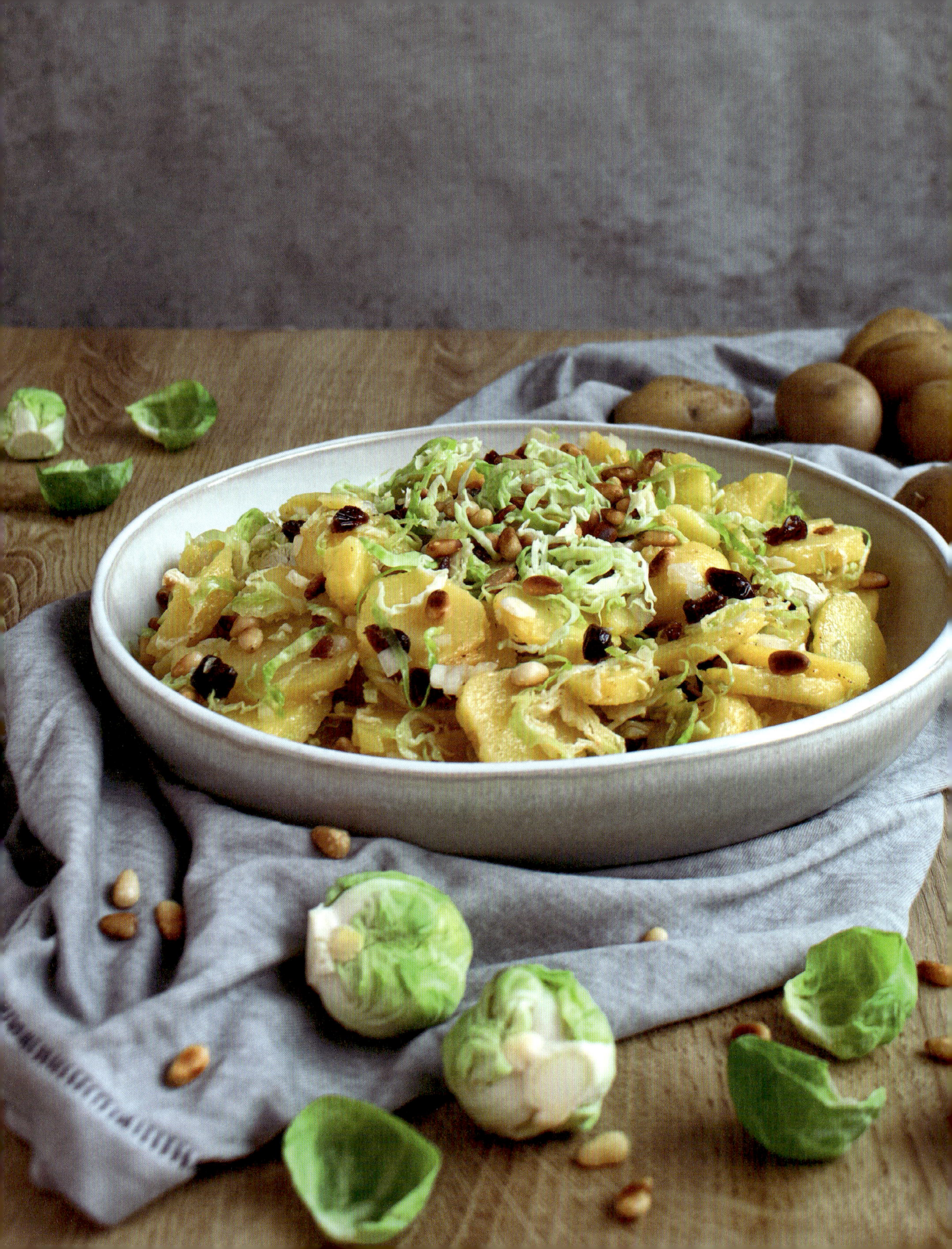

KARTOFFELSALAT MIT Rosenkohl, Cranberrys & Pinienkernen

Zubereitungszeit: 40 Minuten + 1 Stunde zum Durchziehen – Für 2 Personen

ZUTATEN

- 500 g fest kochende Kartoffeln
- 80 g Rosenkohl
- 20 g Pinienkerne
- ¼ weiße Zwiebel (optional)
- 30 g getrocknete Cranberrys
- 3 EL Verjus sauer (Saft unreifer Trauben)
- 3 EL Rapsöl
- 1 TL Salz
- ¼ TL weißer Pfeffer (optional)

1 Kartoffeln waschen und in Wasser gar kochen. Das Wasser abgießen und die Kartoffeln abkühlen lassen.

2 Währenddessen den Rosenkohl waschen, putzen und sehr fein hobeln. Die Raspel in ein Sieb geben, abspülen und abtropfen lassen. Pinienkerne in einer Pfanne ohne Öl unter Wenden hellbraun rösten. Die Zwiebel, falls verwendet, abziehen und fein würfeln. Cranberrys grob hacken.

3 Aus Verjus, Öl, Salz und gegebenenfalls Pfeffer eine Marinade anrühren.

4 Die abgekühlten Kartoffeln schälen, in 0,5 Zentimeter dicke Scheiben schneiden und diese in eine Schüssel geben. Den gehobelten Rosenkohl hinzufügen. Marinade darübergießen und untermischen. Pinienkerne und Cranberrys ebenfalls zugeben und alles gut durchmischen.

5 Den Kartoffelsalat vor dem Servieren im Kühlschrank mindestens 1 Stunde durchziehen lassen.

Tipp

Achte mit einer Histaminintoleranz bei den Cranberrys darauf, dass diese ungeschwefelt sind und keine unverträglichen Süßungsmittel verwendet werden. Für eine fruktosearme Variante nimm frische Cranberrys. Hacke und mische diese vorab mit 1 Esslöffel Reissirup.

ZOODLES MIT
Petersilien-Koriander-Pesto

Zubereitungszeit: 15 Minuten – Für 2 Personen

ZUTATEN

- 1 große Zucchini
- 1 Handvoll Petersilienblätter
- 1 Handvoll Korianderblätter
- 50 g Kürbiskerne
- 4 EL Öl
- ½ TL Salz
- ¼ TL weißer Pfeffer (optional)

1 Die Zucchini waschen, abtrocknen, putzen und mit Hilfe eines Spiralschneiders zu Gemüsenudeln verarbeiten (Zucchini als „Nudeln"/noodles = Zoodles). Alternativ kann auch ein Sparschäler zur Verarbeitung der Zucchini genutzt werden (siehe Tipp).

2 Zoodles in einen Topf geben und mit kochendem Wasser übergießen. Den Deckel auf den Topf setzen und die Zucchininudeln etwa 10 Minuten ziehen lassen.

3 Währenddessen Petersilien- und Korianderblätter waschen, trocken tupfen und zusammen mit Kürbiskernen, Öl, Salz und gegebenenfalls Pfeffer in einen Mixbecher geben. Alles mit dem Pürierstab fein mixen.

4 Zoodles in ein Sieb abgießen und in 2 Teller geben. Das Pesto darauf verteilen und untermischen.

Tipp

Alternativ kann man die Zucchini auch mithilfe eines Sparschälers zu Nudeln verarbeiten. In diesem Fall werden es Bandnudeln: Dafür von der Zucchini mit dem Sparschäler längs Streifen in Form von Bandnudeln abziehen.

Für die Zoodles eignen sich z. B. auch Rote Beten Spargel oder Pastinaken. Sowohl Pesto als auch Zoodles (roh!) können bereits am Vorabend vorbereitet werden. Dann Zoodles und Pesto in zwei separate verschließbare Gefäße geben und im Kühlschrank aufbewahren.

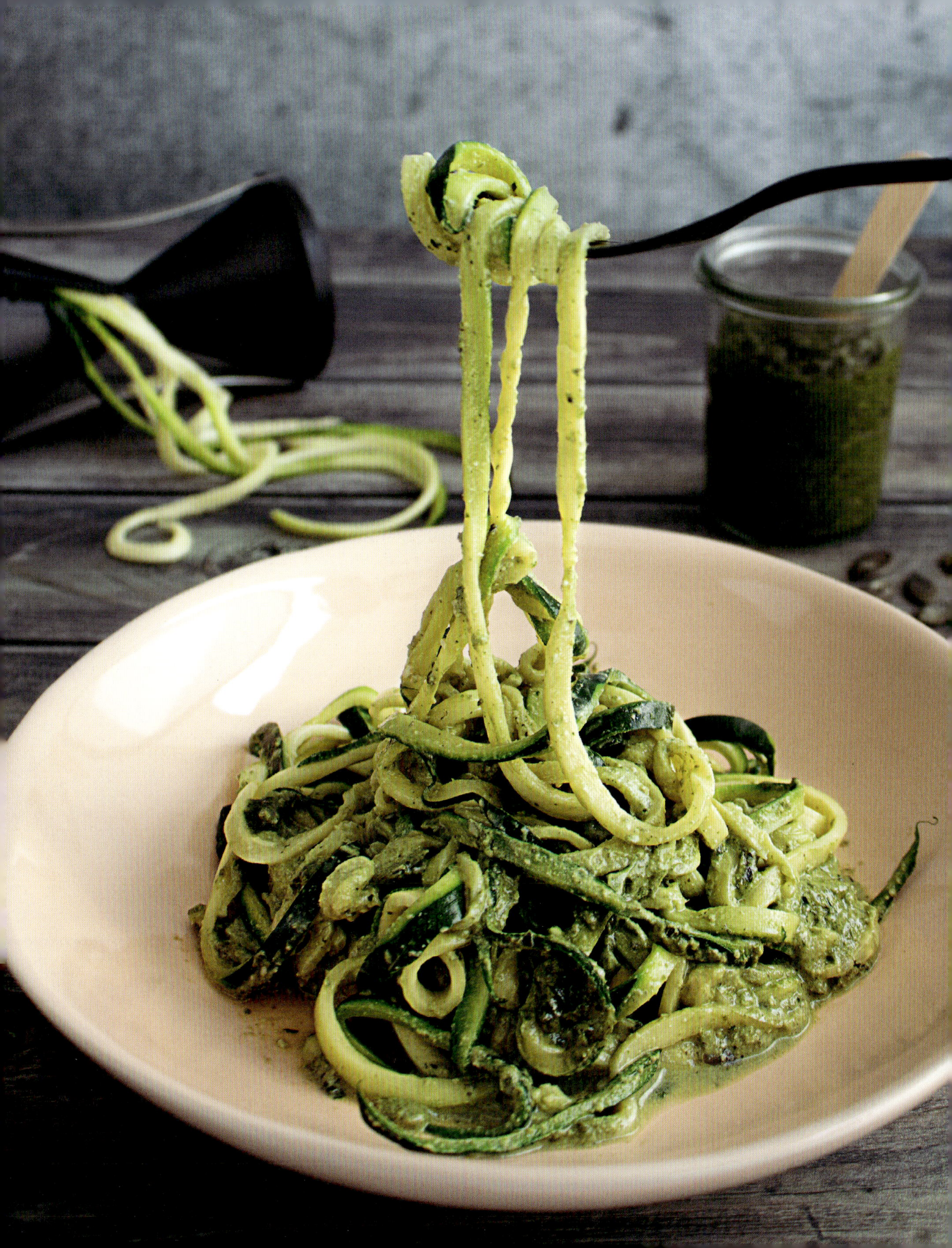

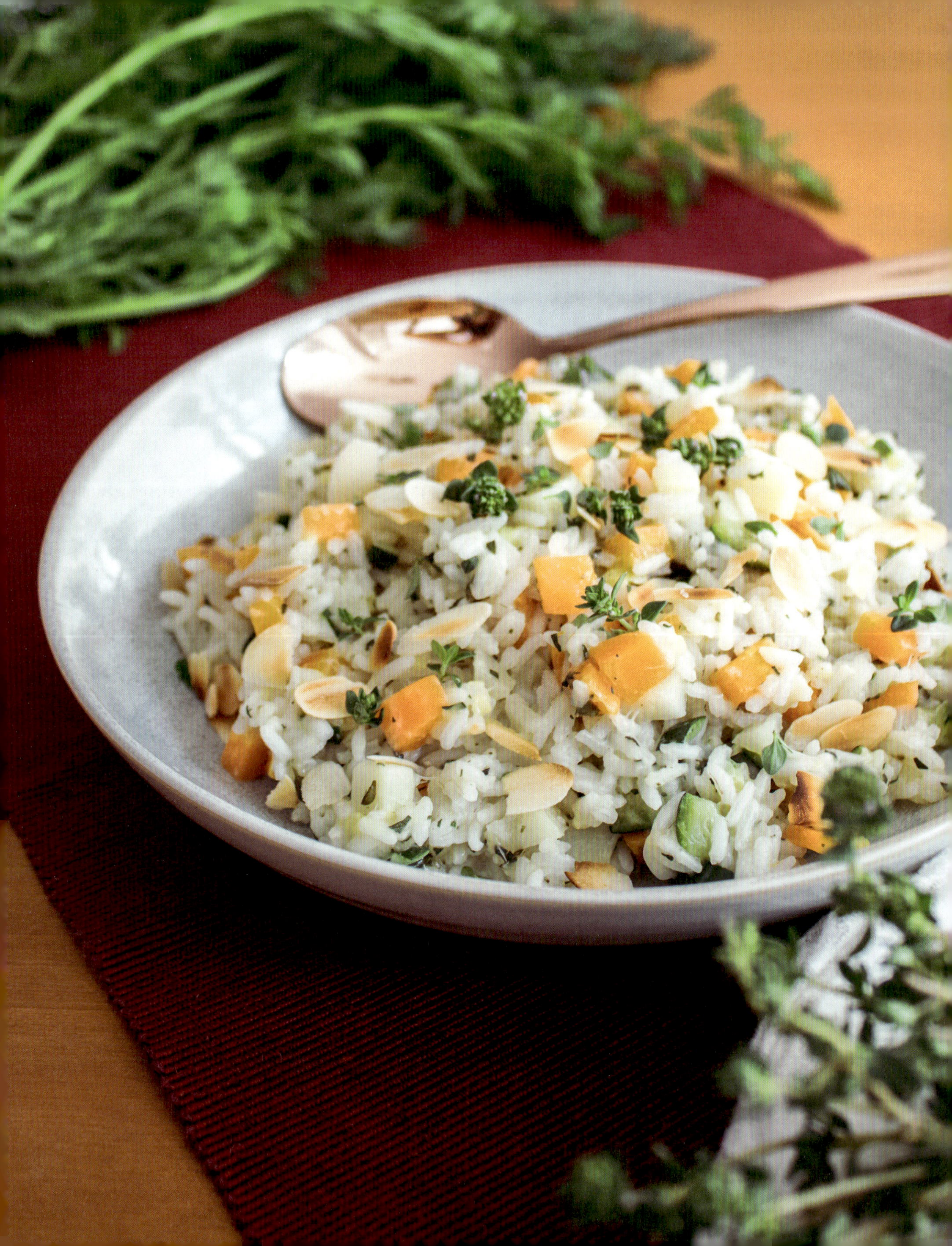

BUNTER REISTELLER
aus dem Reiskocher

Zubereitungszeit: 20 Minuten – Für 2 Personen

ZUTATEN
- 80 g Karotte
- 80 g Pastinake
- 80 g Zucchini
- 125 g Basmatireis
- 2 EL gehobelte Mandeln (optional)
- ½ TL Oregano (3 Zweige)
- ½ TL Thymian (4 Zweige)
- 1 EL Mandelmus
- ½ TL Salz

1 Gemüse waschen und in etwa 0,5 Zentimeter große Würfel schneiden.

2 Basmatireis kalt abspülen und abtropfen lassen. Zusammen mit Gemüse, Salz und 600 Milliliter Wasser in den Reiskocher geben und einschalten. Die Garzeit für den Reis ist je nach Hersteller unterschiedlich, daher Bedienungsanleitung beachten.

3 Währenddessen – falls verwendet – die gehobelten Mandeln in einer Pfanne ohne Öl goldbraun rösten. Kräuter waschen und trocken tupfen. Die Blätter von den Zweigen zupfen und grob hacken.

4 Nach Ende der Garzeit den Reis in Teller umfüllen und Mandelmus und Kräuter untermischen. Geröstete Mandeln darüber verteilen.

Tipp

Die Mengen vom Reis und dem Gemüse entsprechen jeweils etwa 1 Messbecher (cup) deines Reiskochers. Wenn du keinen Reiskocher hast, kannst du das Rezept auch ganz normal im Topf zubereiten. Dafür einfach 600 Milliliter Wasser zum Kochen bringen, Salz, Reis und gewürfeltes Gemüse zugeben und alles bei geschlossenem Deckel 10–12 Minuten bei mittlerer Hitze köcheln lassen. Zwischendurch umrühren und kurz vor Ende der Garzeit das Mandelmus und die Kräuter untermischen.

KURKUMAREIS-WRAPS
mit Hähnchen

Zubereitungszeit: 35 Minuten – Für 2 Personen

ZUTATEN

- 100 g Hähnchenfilet
- etwas verträgliches Öl zum Braten
- 80 g Basmatireis
- ¾ TL gemahlene Kurkuma
- ½ TL Salz
- 3 Radieschen
- 4 große Blätter Kopfsalat
- 2 Zweige Petersilie
- 20 g Pistazienkerne
- 60 g laktosefreier Frischkäse
- 2 Hirse-Quinoa-Tortillas nach dem Rezept von Seite 80

1 Hähnchenfleisch waschen, trocken tupfen und in einer Pfanne mit etwas Öl von beiden Seiten etwa 2 Minuten braten. Deckel aufsetzen und das Fleisch in etwa 10 Minuten bei mittlerer Hitze durchgaren. Vom Herd nehmen und abkühlen lassen.

2 Währenddessen den Reis mit 200 Milliliter Wasser, Kurkuma und Salz 10 Minuten kochen. Vom Herd nehmen, zudecken und weitere 5 Minuten ziehen lassen.

3 Radieschen und Kopfsalatblätter waschen und putzen. Die Radieschen fein hobeln. Petersilie waschen, Blätter abzupfen und ebenso wie die Pistazien grob hacken. Das gebratene Hähnchenfilet zerzupfen.

4 Die Wraps mit Frischkäse bestreichen, Pistazien, Petersilie und Radieschen darüberstreuen. Mit Salat, Reis und Hähnchen belegen. Bei jedem Wrap die Seiten einklappen und ihn von einer offenen Seite her zusammenrollen.

5 Wenn sie nicht sofort verzehrt werden, die Wraps am besten in Butterbrotpapier wickeln, so lassen sie sich gut transportieren und schnell und einfach unterwegs essen.

Tipp

Die Wraps schmecken auch in der vegetarischen Variante sehr lecker, dann einfach etwas mehr Reis, Radieschen und Salat verwenden.

Vom Kurkumareis kannst du auch mehr kochen und ihn dann als Beilage z. B. zum Süßkartoffelcurry von Seite 157 essen.

Histamintipp: Achte beim Frischkäse darauf, dass keine unverträglichen Zusätze wie Carrageen oder Guarkernmehl enthalten sind.

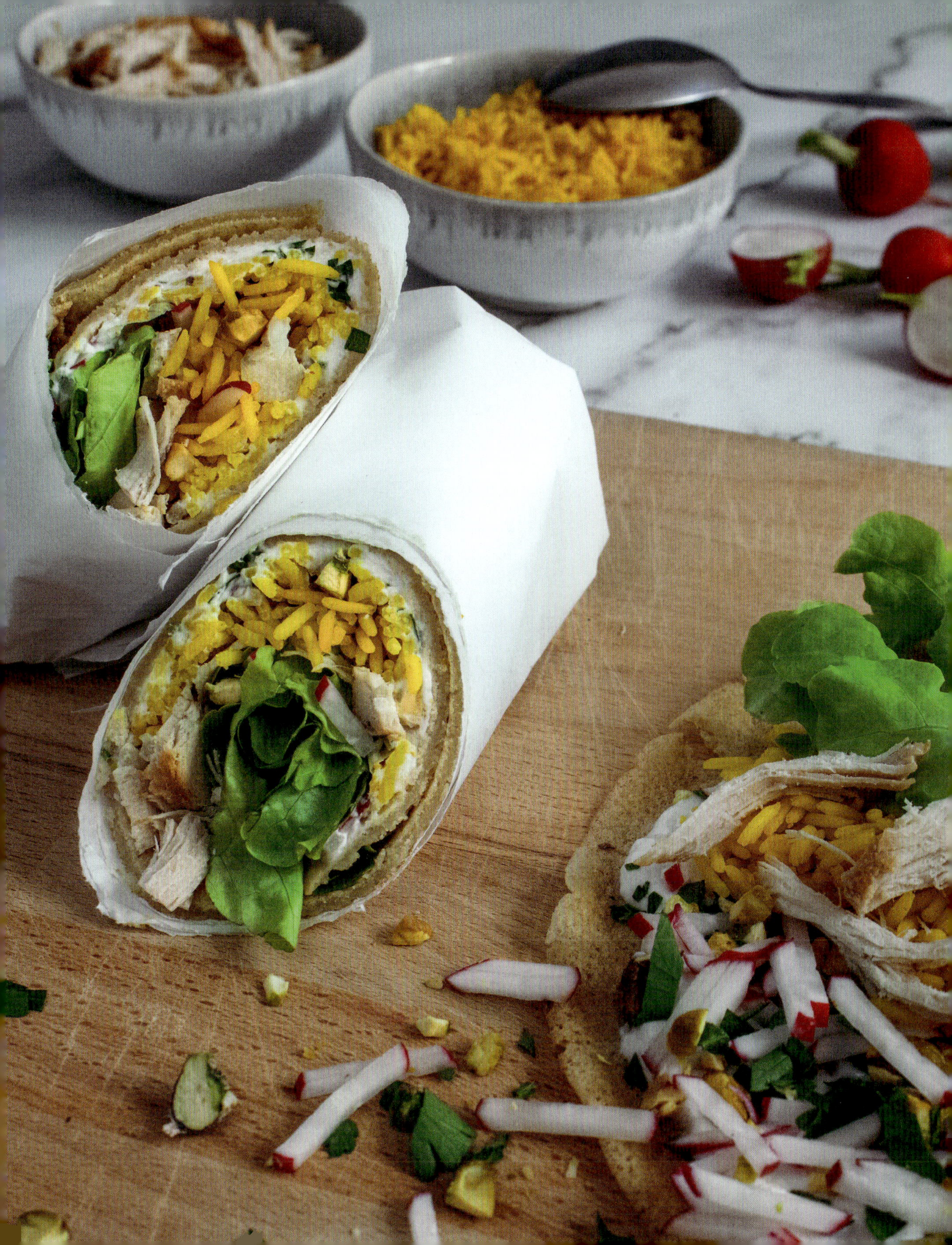

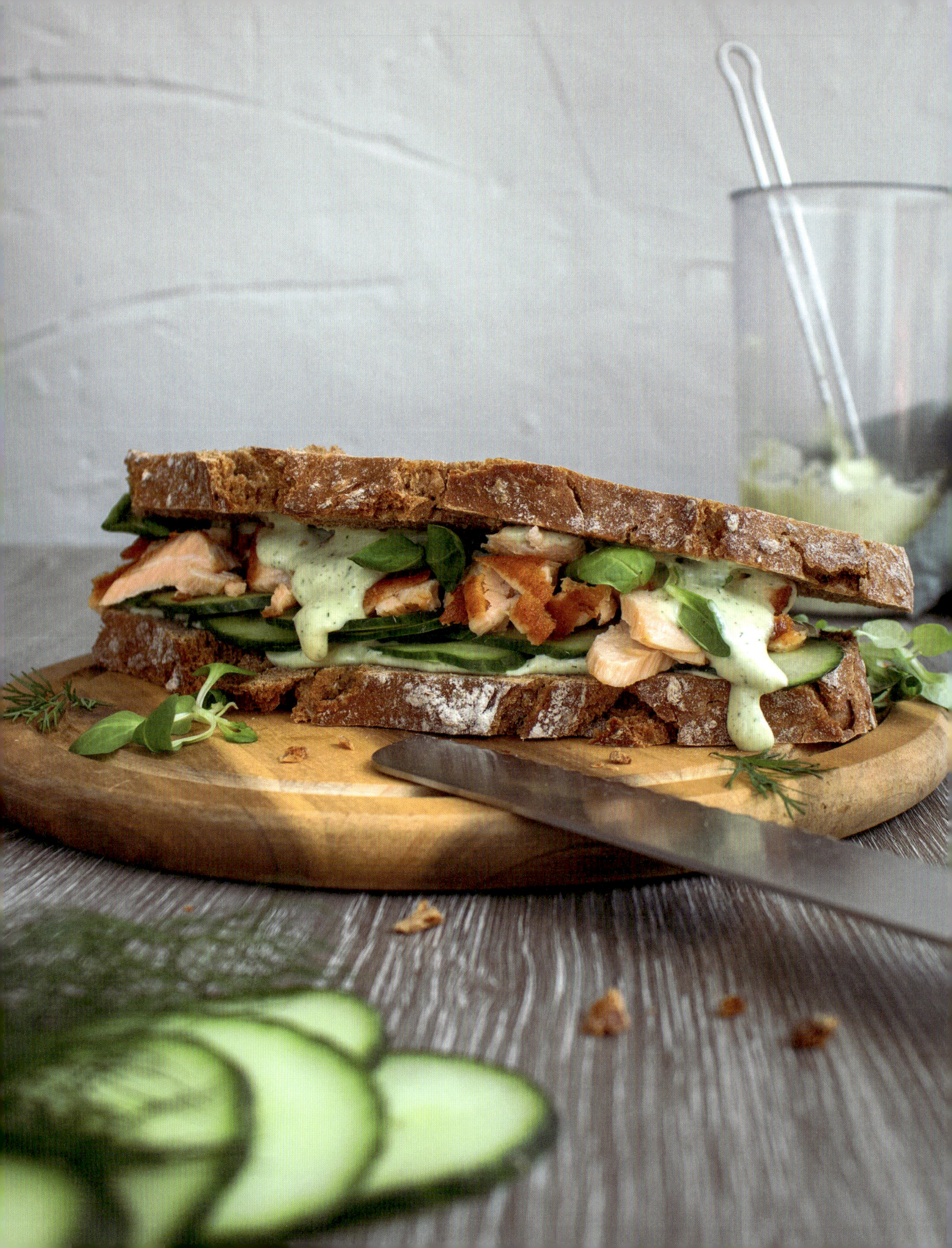

LACHSBROT mit Dillmayo

Zubereitungszeit: 20 Minuten – Für 2 Personen

ZUTATEN

- ½ Salatgurke
- 2 Handvoll Feldsalat
- 6 Zweige Dill
- 6 EL Vayonnaise nach dem Rezept von Seite 64
- 240 g Lachsfilet ohne Haut
- etwas verträgliches Öl zum Braten
- ½ TL Salz
- ¼ TL weißer Pfeffer (optional)
- 4 Scheiben glutenfreies Sauerteigbrot

1 Gurke, Feldsalat und Dill waschen. Vom Dill die Blättchen abzupfen und sehr fein schneiden, unter die Vayonnaise mischen. Gurke in dünne Scheiben hobeln.

2 Lachsfilet waschen und trocken tupfen. Öl in einer Pfanne erhitzen und das Filet von beiden Seiten jeweils 3–4 Minuten anbraten. Mit Salz und gegebenenfalls Pfeffer würzen.

3 2 Scheiben Brot mit der Hälfte der Vayonnaise bestreichen. Gurkenscheiben darauf verteilen. Lachsfilet etwas zerzupfen und ebenfalls daraufgeben. Zum Schluss Feldsalat und die restliche Vayonnaise darübergeben und mit je 1 Scheibe Sauerteigbrot abdecken.

Tipp

Als vegane Variante schmeckt das Rezept auch köstlich mit dem Karottenlax von Seite 105.

HAFER MIT GEMÜSEMIX
& Zucchini-Ganoush

Zubereitungszeit: 40 Minuten + 1 Stunde Einweichzeit – Für 2 Personen

ZUTATEN

- 125 g glutenfreier Hafer
- 300 g kleine Frühkartoffeln („Babykartoffeln")
- 200 g Brokkoli
- 4 EL Zucchini-Ganoush nach dem Rezept von Seite 68

1 Hafer in eine Schüssel geben, mit reichlich Wasser bedecken und mindestens 1 Stunde oder über Nacht einweichen. Den Hafer in ein Sieb abgießen und in einem Topf mit 500 Milliliter Wasser in 30–35 Minuten bei mittlerer Hitze gar kochen.

2 Inzwischen die Kartoffeln waschen, eventuelle grüne Stellen herausschneiden, dann die Kartoffeln vierteln. 400 Milliliter Wasser in einem Topf zum Kochen bringen. Die Kartoffeln hineingeben und zugedeckt 15 Minuten köcheln lassen.

3 Inzwischen den Brokkoli waschen, putzen und in kleine Röschen schneiden. Diese nach 10 Minuten Kochzeit zu den Kartoffeln geben und mitgaren.

4 Hafer und Kartoffel-Brokkoli-Gemüse auf 2 Teller geben und mit Zucchini-Ganoush garnieren.

Tipp

Wenn du das Gericht für den nächsten Tag mit in die Arbeit nehmen möchtest, dann alle Zutaten nach dem Kochen schnell runterkühlen und in einer verschließbaren Dose im Kühlschrank lagern. Kartoffeln und Getreide bilden über Nacht die enthaltene Stärke in sogenannte resistente Stärke um. Resistente Stärke dient als „Nahrung" für viele wichtige Darmbakterien. Daher ist es gar nicht schlecht, mal eine kalte Kartoffel oder einen Nudelsalat zu essen. Dafür müssen die Lebensmittel aber mindestens 12 Stunden kalt stehen.

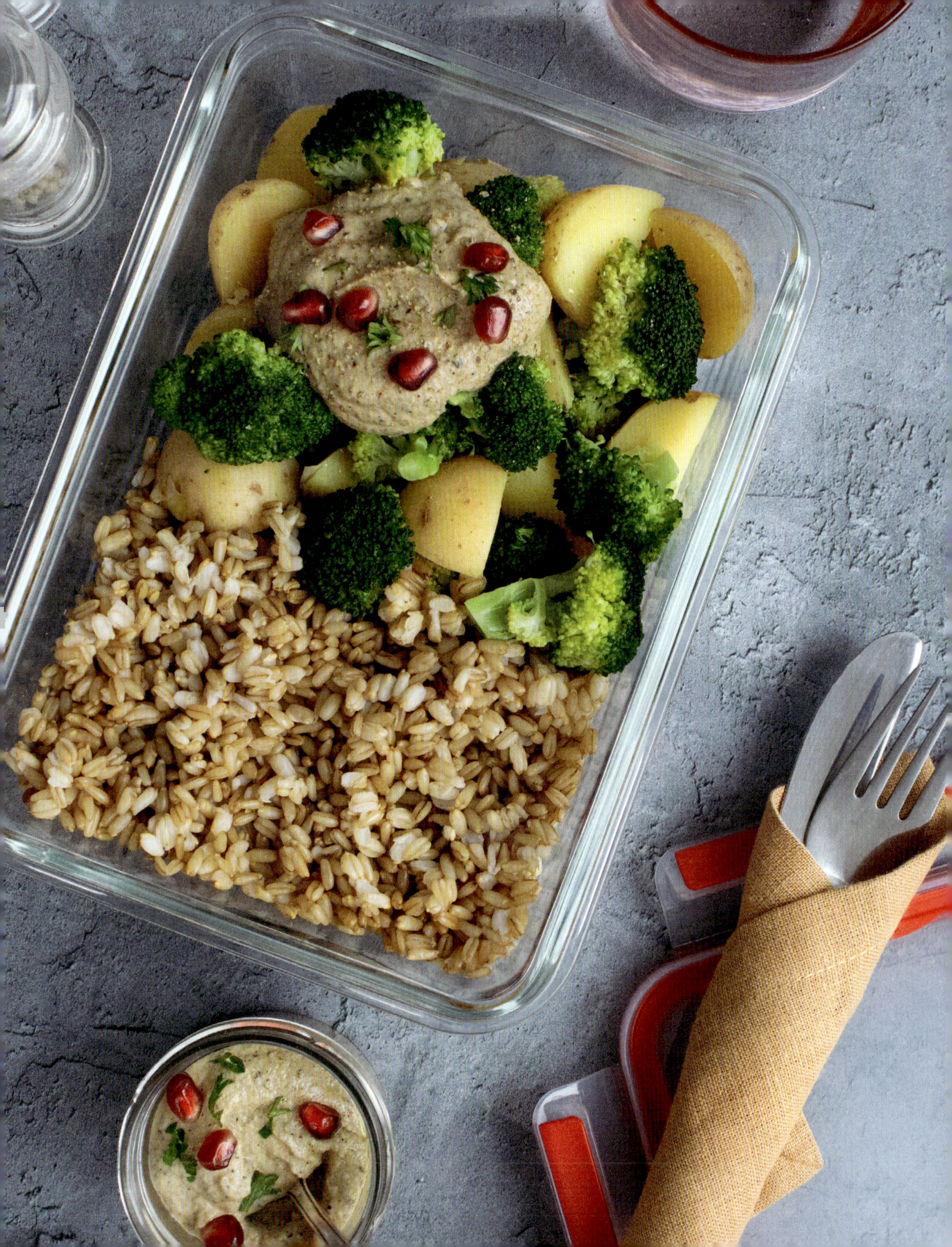

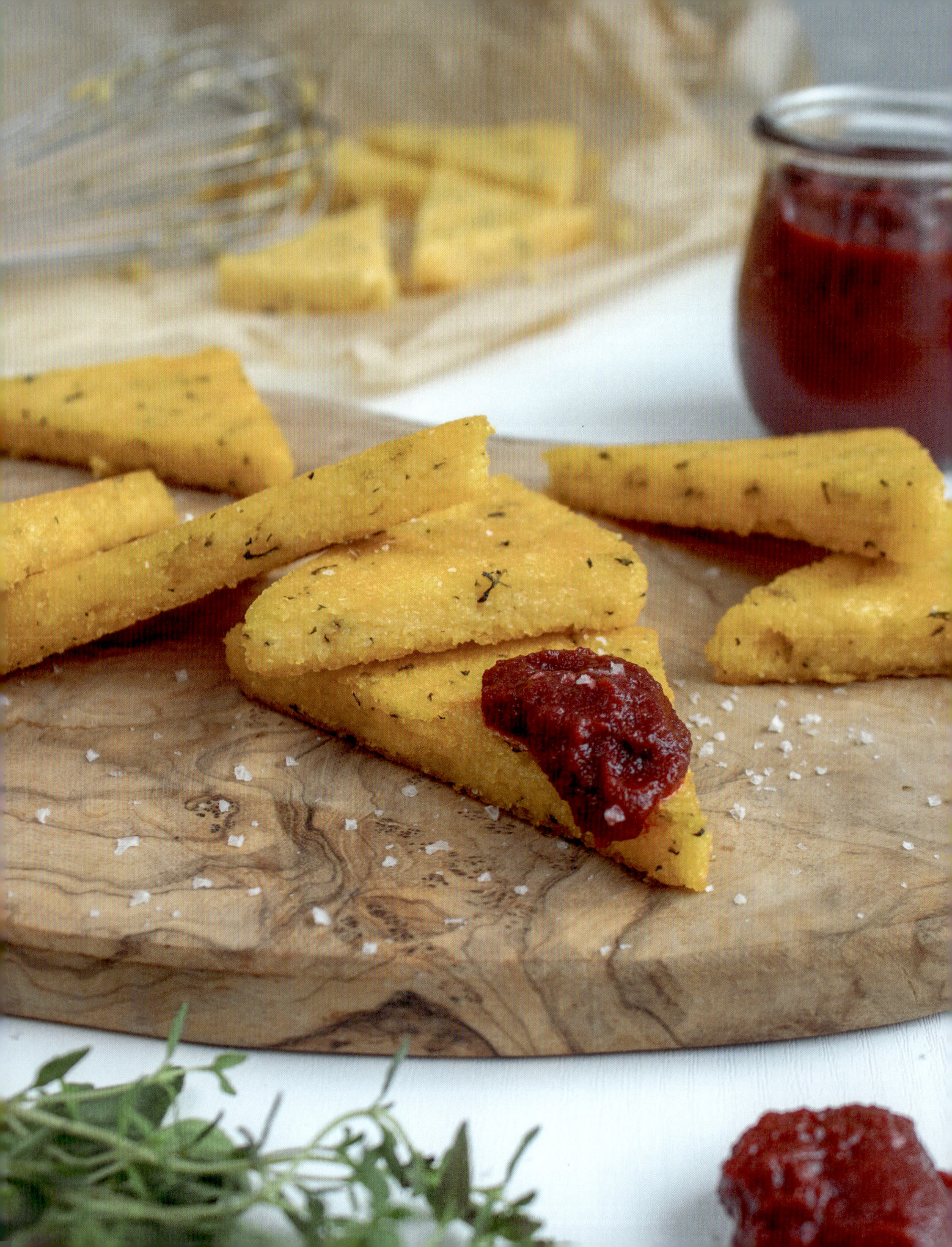

KRÄUTER-POLENTA-ECKEN
mit Bete-Ketchup

Zubereitungszeit: 20 Minuten + 15 Minuten Kühlzeit – Für 2 Personen

ZUTATEN
- 200 g Polenta
- 2 Zweige Thymian
- 2 Zweige Oregano
- 1 TL Salz
- 1 EL Kokosöl
- 4 EL Bete-Ketchup (z. B. nach dem Rezept von Seite 67)

AUSSERDEM:
- Form von etwa 20 x 20 cm

1 600 Milliliter Wasser in einem Topf aufkochen. Hitze etwas reduzieren, die Polenta einrühren und unter Rühren etwa 5 Minuten köcheln. Vom Herd nehmen und zugedeckt quellen lassen.

2 Kräuter waschen, Blätter von den Zweigen abzupfen und fein hacken. Zusammen mit dem Salz unter die Polenta rühren.

3 Die Form mit Backpapier auslegen und die Polentamasse darin etwa 1,5 Zentimeter dick ausstreichen. 15 Minuten abkühlen lassen.

4 Polenta in Dreiecke schneiden. Etwas Kokosöl in einer beschichteten Pfanne erhitzen und die Polenta-Ecken darin von beiden Seiten knusprig braten. Mit Bete-Ketchup servieren.

Tipp

Wenn kein Bete-Ketchup im Haus ist, schmeckt als Dip auch Kräuterquark sehr köstlich.

Die Polenta-Ecken kannst du auch süß zubereiten. Dafür statt der Kräuter und dem Salz z. B. das Mark von ½ Vanilleschote und die gehackten Blätter von 2 Zweigen Zitronenverbene verwenden. Dazu passen heiße Beeren.

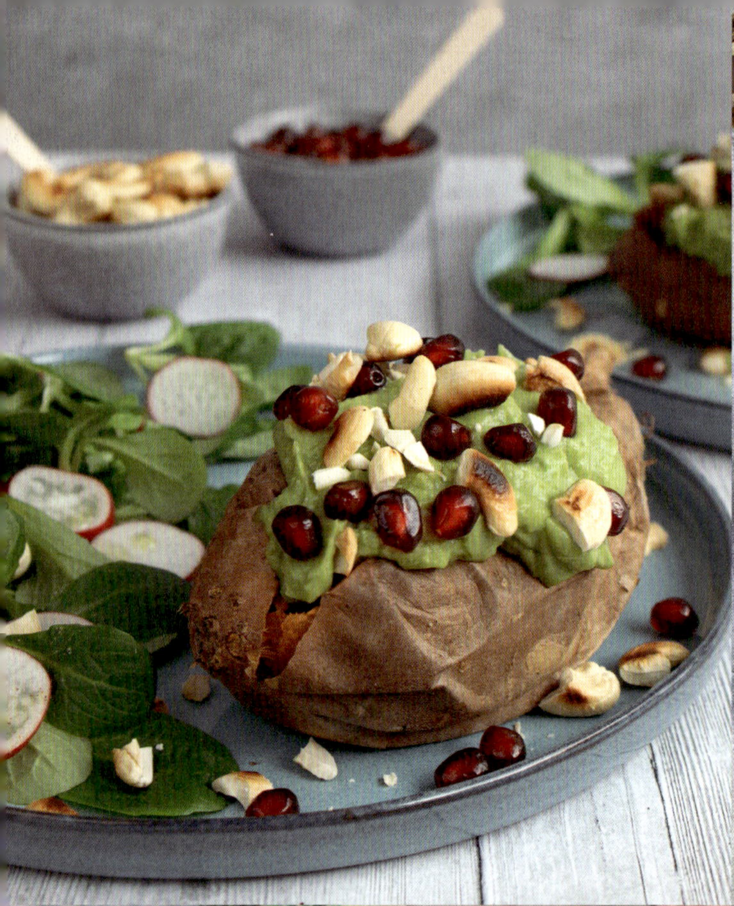
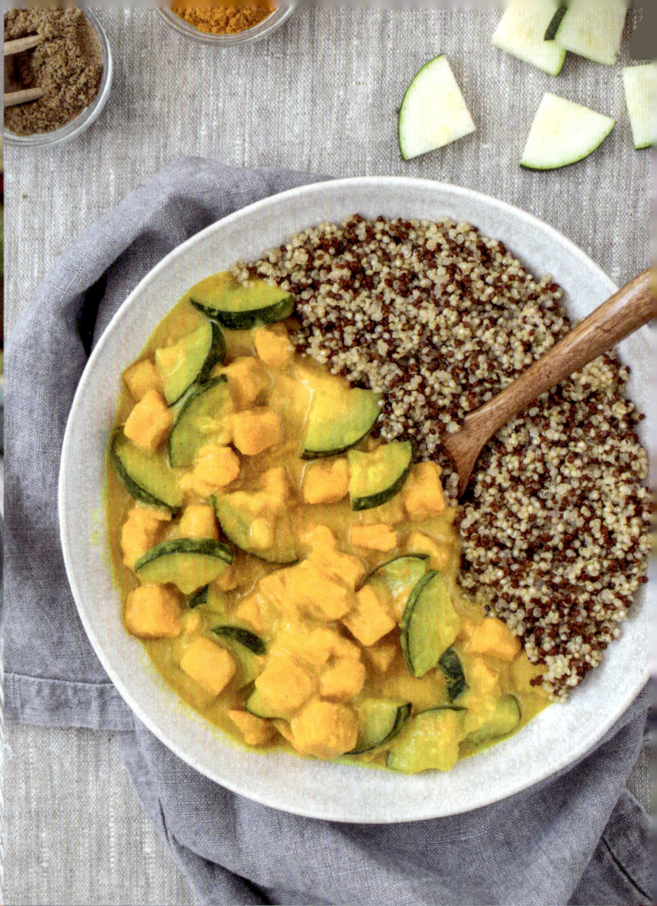
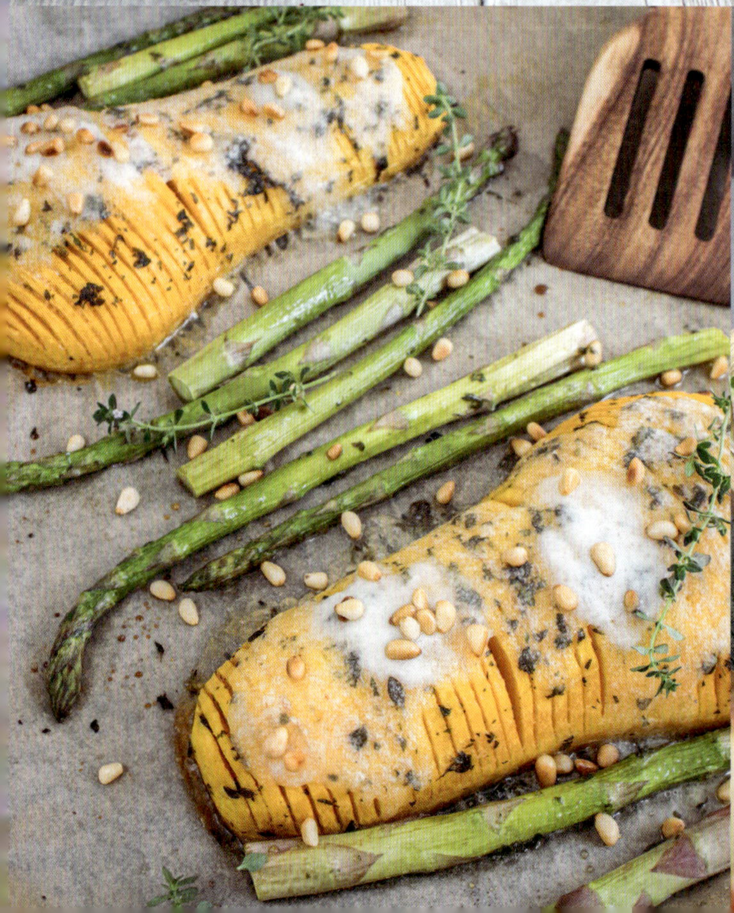
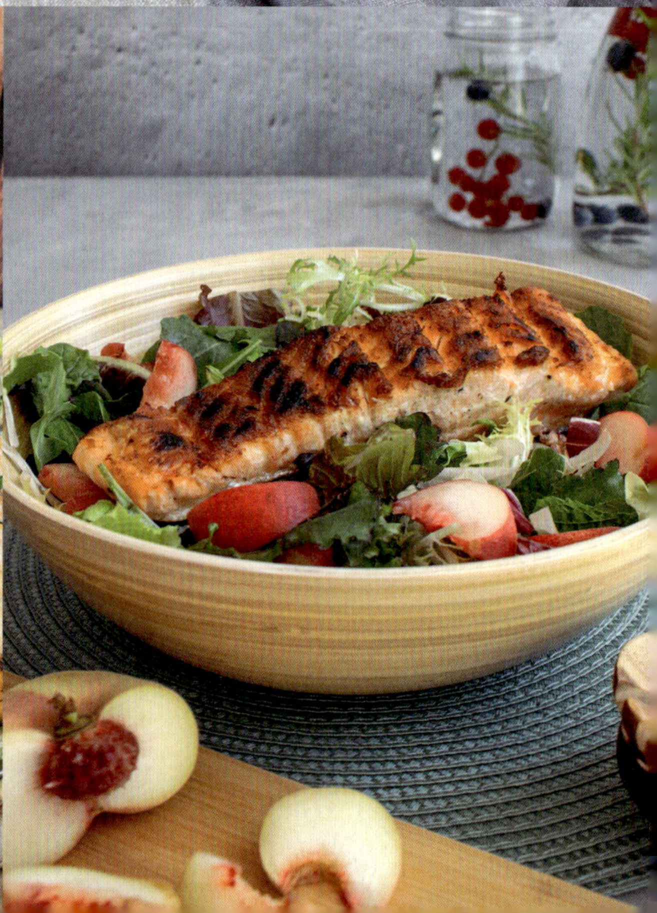

Kapitel 5

ABENDESSEN

ROTE-BETE-HIRSE-
Bratlinge mit Kräuterjoghurt

Zubereitungszeit: 25 Minuten + 15 Minuten Ziehzeit – Für 2 Personen

ZUTATEN

FÜR DIE BRATLINGE:
- 80 g Rote Bete (je nach Verträglichkeit auch vorgegarte Rote Bete)
- 125 g Hirse
- 1 Knoblauchzehe (optional)
- ½ weiße Zwiebel
- 4 EL Kartoffelstärke
- ½ TL Salz
- ¼ TL weißer Pfeffer (optional)

FÜR DEN DIP:
- 2 Zweige Petersilie
- 2 Zweige Dill
- 2 Zweige Thymian
- 100 g Kokosjoghurt
- ½ TL Salz
- ¼ TL weißer Pfeffer (optional)

AUSSERDEM:
- 3 EL Kokosöl

1 Frische Rote Bete in einen Topf mit Wasser geben und in etwa 45 Minuten gar kochen.

2 Inzwischen 300 Milliliter Wasser in einem Topf zum Kochen bringen und die Hirse einrühren. Bei mittlerer Hitze für etwa 10 Minuten köcheln lassen. Topf vom Herd nehmen, Deckel aufsetzen und die Hirse weitere 5–10 Minuten ziehen lassen.

3 Für den Dip die Kräuter waschen, Blätter von den Stielen abzupfen und grob hacken. Zusammen mit Kokosjoghurt, Salz und gegebenenfalls Pfeffer mischen.

4 Die gegarte Rote Bete abgießen und die Schale in der Spüle mit Küchenkrepp abrubbeln. Rote Bete etwas abkühlen lassen.

5 Inzwischen für die Bratlinge Knoblauch, falls verwendet, und Zwiebel abziehen. Beides fein würfeln und in eine Schüssel geben. Rote Bete fein raspeln (Vorsicht: Sie färbt stark!) und zusammen mit den übrigen Zutaten zugeben. Alles gut vermischen. Die Masse sollte eine leicht klebrige Konsistenz haben. Falls sie zu trocken ist, etwas Wasser zugeben, falls sie zu feucht ist, etwas Stärke zugeben.

6 In einer beschichteten Pfanne das Kokosöl erhitzen. Aus der Hirsemasse 10 runde Patties formen und von beiden Seiten anbraten. Erst dann vorsichtig wenden, wenn eine Seite knusprig braun gebacken ist, da die Bratlinge sonst zerfallen können.

7 Die Rote-Bete-Hirse-Bratlinge mit dem Kräuterjoghurt servieren.

Tipp

Von der Hirse kannst du auch eine größere Menge kochen und am nächsten Tag für den Sommerlichen Taboulé von Seite 115 verwenden.

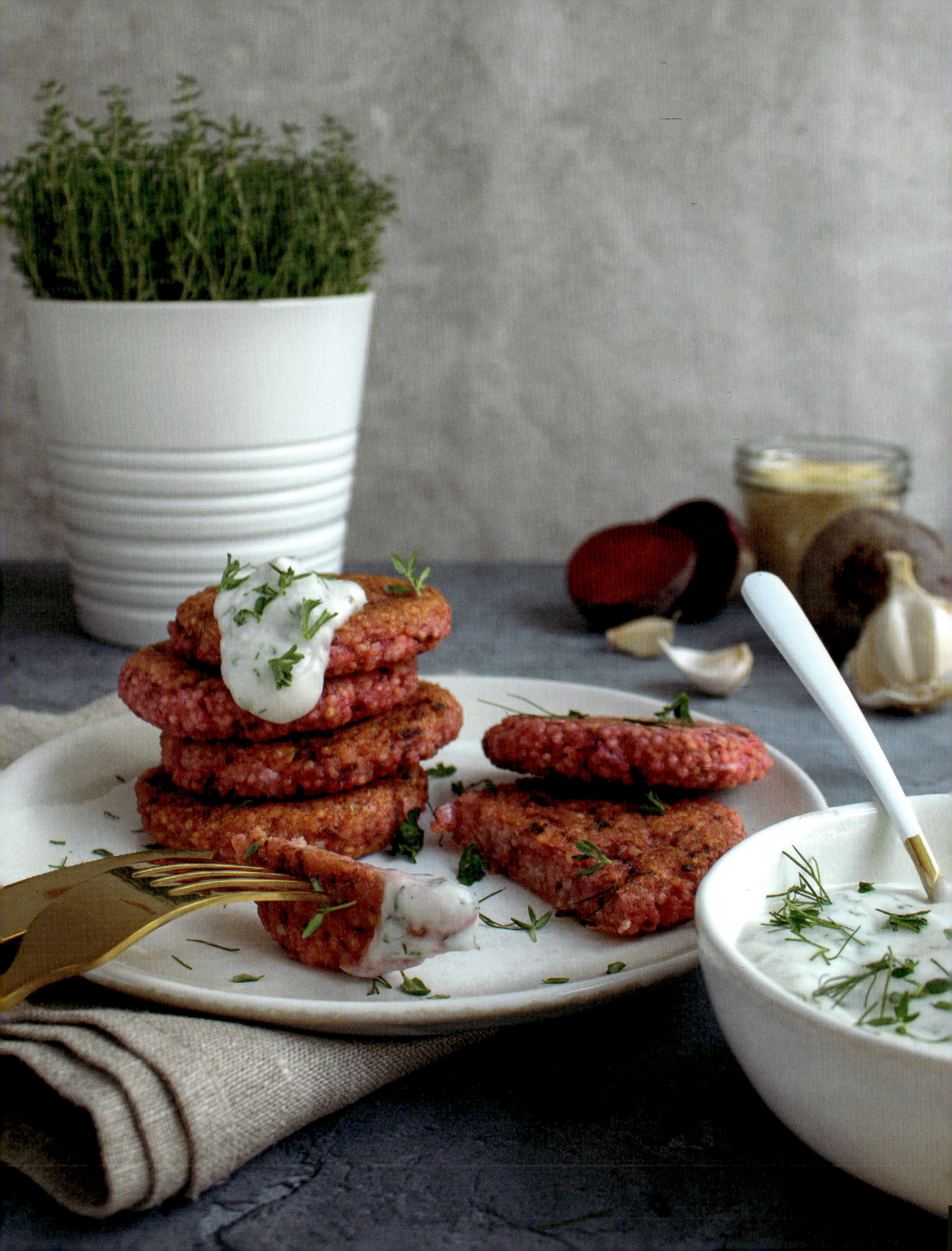

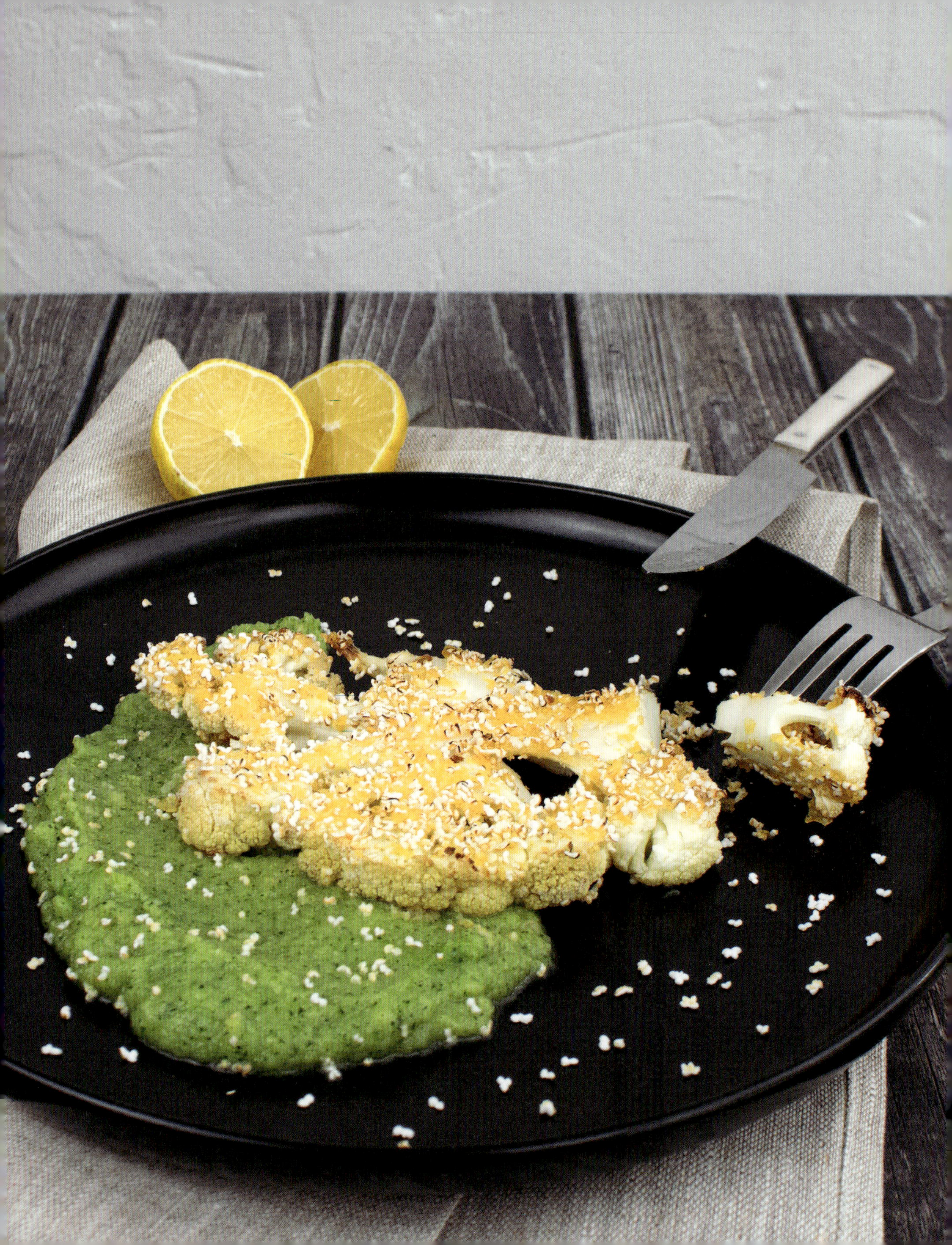

BLUMENKOHLSCHNITZEL
auf Zucchinipüree

Zubereitungszeit: 30 Minuten – Für 2 Personen

ZUTATEN FÜR DIE BLUMENKOHLSCHNITZEL:

- 20 g ungesüßte Maisflakes
- 25 g Reismehl
- 50 ml Kokossahne oder Reissahne
- 10 g gepoppter Amarant
- 2 große Scheiben Blumenkohl (längs durch die Mitte des Kohlkopfs geschnitten)
- verträgliches Öl zum Braten (z. B. Rapsöl)

FÜR DAS ZUCCHINIPÜREE:

- 1 große Zucchini
- 1 TL Salz
- ½ TL weißer Pfeffer (optional)
- 100 g laktosefreier Frischkäse

1 Maisflakes im Blitzhacker zerkleinern. 3 Teller für die Panade vorbereiten: Auf Teller 1 das Reismehl, auf Teller 2 die Sahne und auf Teller 3 Maisflakes und Amarant geben.

2 Blumenkohlscheiben zuerst im Reismehl, dann in der Sahne und zum Schluss in der Flakes-Amarant-Mischung wenden. Darauf achten, dass die gesamte Blumenkohlscheibe gut von der Sahne auf Teller 2 umgeben ist, ansonsten hält die Panade nicht.

3 Die Zucchini waschen, putzen, längs halbieren und in etwa 1 Zentimeter dicke Scheiben schneiden. Zusammen mit 50 Milliliter Wasser dünsten. Pürieren und mit Salz und gegebenenfalls Pfeffer würzen. Den Frischkäse unter das Zucchinipüree rühren.

4 Öl in einer Pfanne erhitzen und die Blumenkohlschnitzel darin etwa 3 Minuten von jeder Seite braten, vorsichtig wenden. Blumenkohlschnitzel aus der Pfanne nehmen und auf einem Teller mit Küchenkrepp etwas abtropfen lassen. Zucchinipüree und Blumenkohlschnitzel auf Tellern anrichten.

Tipp

Dieses Rezept funktioniert auch mit Puten- oder Hähnchenschnitzeln. Bei Histaminintoleranz ganz besonders auf Frische achten: Am besten Tiefkühlware oder vakuumiertes Fleisch kaufen und sofort nach dem Kauf für den Transport in eine Kühltasche packen.

Reste vom Blumenkohl, die zu klein für „Schnitzel" sind, kannst du z. B. am nächsten Tag im Mixer zu Blumenkohlreis verarbeiten. Ein Rezept dafür findest du auf Seite 150.

PASTINAKEN-ZUCCHINI-Puffer mit Tsatsiki

Zubereitungszeit: 35 Minuten – Für 2 Personen

ZUTATEN

- 2 EL Leinsamen (10 g)
- ½ Zucchini (150 g)
- 1 Pastinake (150 g)
- 40 g Hirsemehl
- 1 EL Tapiokastärke
- 1 TL Salz
- 4 Zweige Liebstöckel
- verträgliches Öl zum Braten
- 100 g Tsatsiki nach dem Rezept von Seite 63

1 Leinsamen im Mixer schroten, mit 50 Milliliter Wasser mischen und 5 Minuten quellen lassen.

2 In der Zwischenzeit die Zucchini waschen und putzen, die Pastinake schälen. Beides fein raspeln und in eine Schüssel geben. Hirsemehl, Tapiokastärke und Salz dazugeben.

3 Liebstöckel waschen, Blätter von den Zweigen zupfen und fein hacken. Zusammen mit den Leinsamen zur Pastinaken-Zucchini-Mischung geben und alles gut vermischen.

4 Öl in einer beschichteten Pfanne erhitzen. Esslöffelgroße Mengen der Teigmischung in die Pfanne geben und etwas flach drücken. Die Puffer von jeder Seite 3–4 Minuten goldbraun backen. Erst wenden, wenn die Unterseite braun gebacken ist, damit die Puffer nicht zerfallen.

5 Die Puffer mit Tsatsiki servieren.

Tipp

Liebstöckel wirkt histaminsenkend. Wenn du keinen zu Hause hast, kannst du auch Petersilie verwenden.

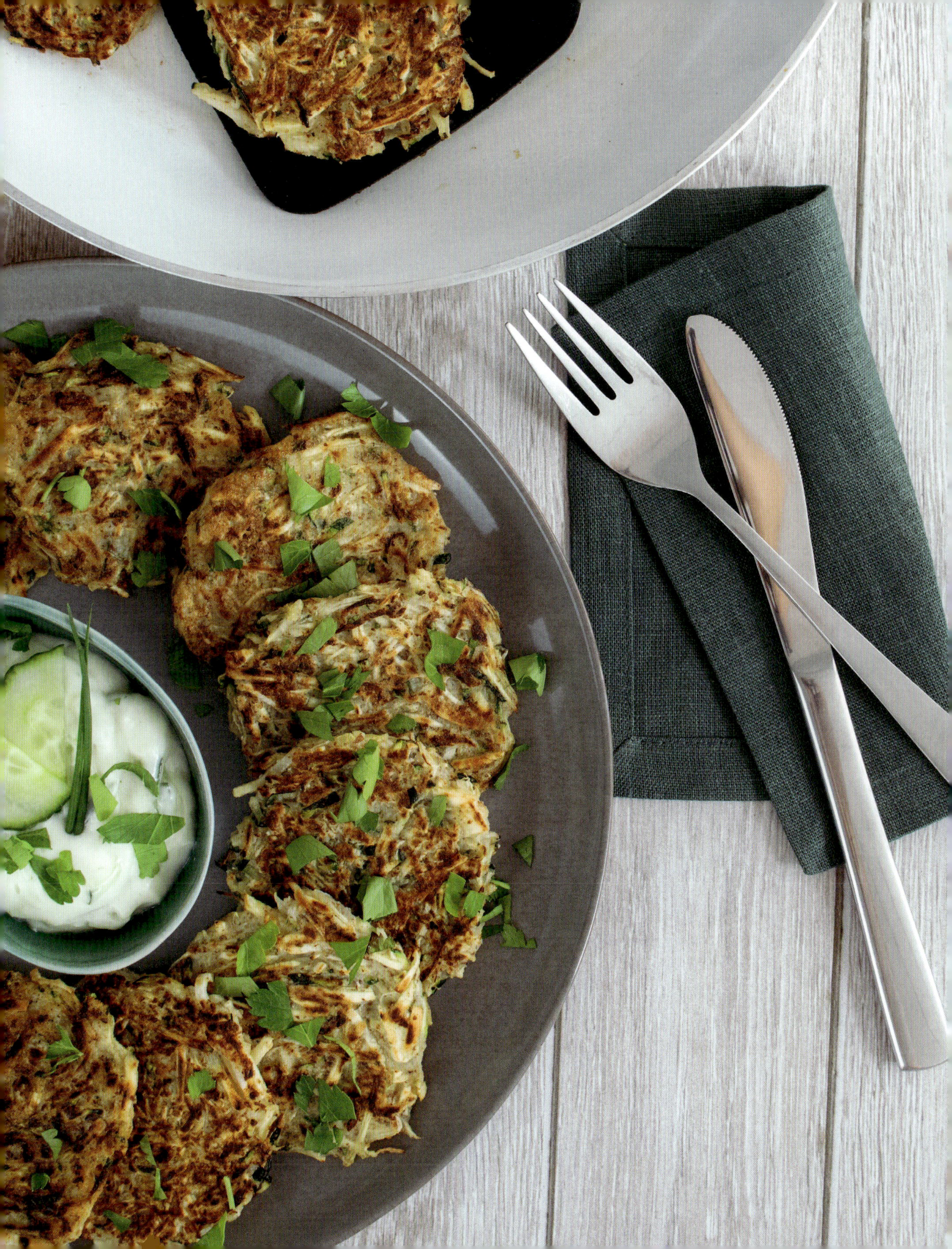

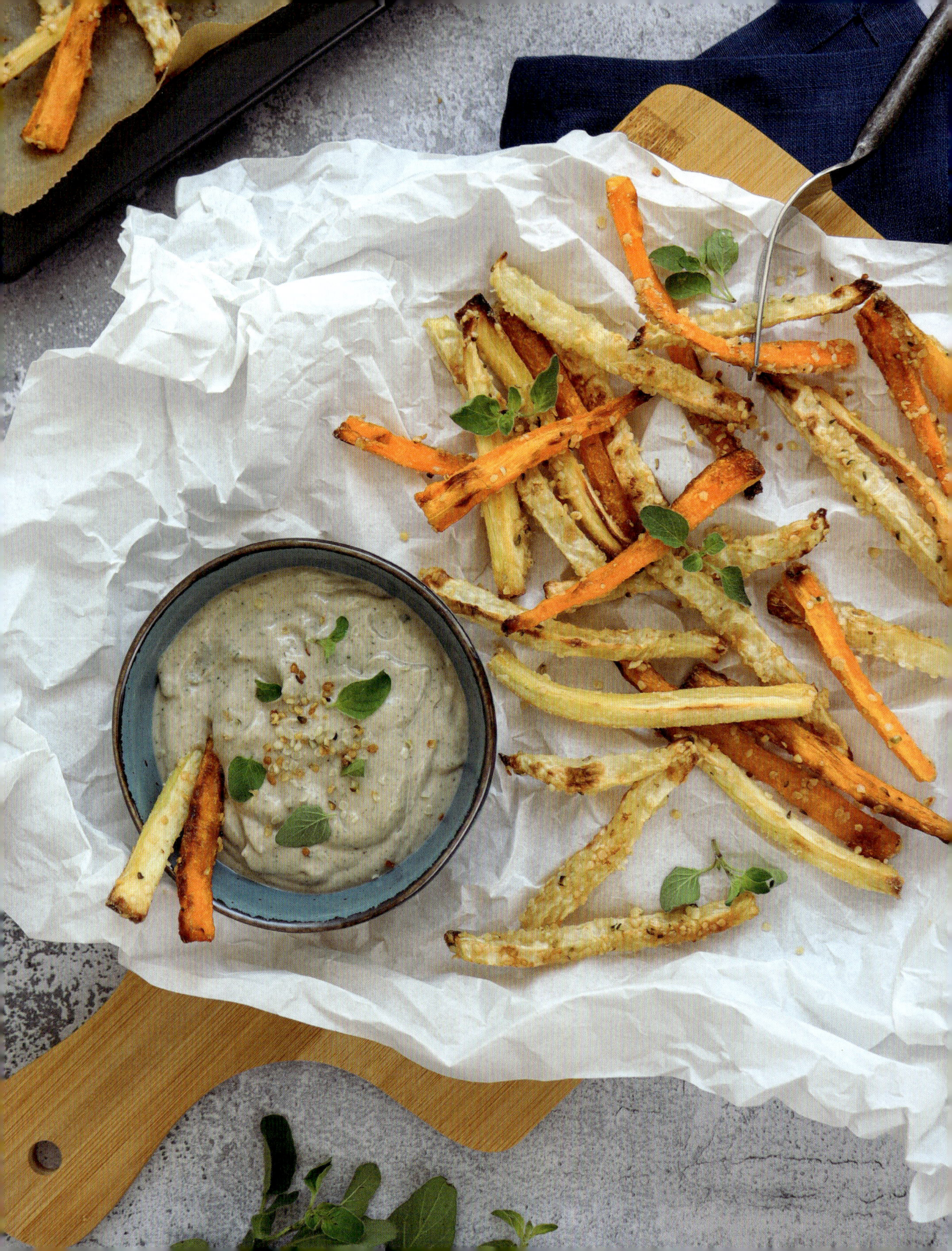

WURZEL-HANF-POMMES
mit Tahinidip

Zubereitungszeit: 30 Minuten + 40 Minuten Backzeit – Für 2 Personen

ZUTATEN

FÜR DIE POMMES:
- 200 g Karotten
- 200 g Knollensellerie
- 200 g Pastinake
- 2 EL Reismehl
- 3 EL Öl
- 1 TL Salz
- 2 EL Hanfsamen

FÜR DEN TAHINIDIP:
- 4 Zweige Oregano
- 20 g Tahini (Sesammus)
- ¼ TL Salz
- 120 g Kokosjoghurt

1 Backofen auf 190 °C Umluft vorheizen. Gemüse schälen und in 0,5 Zentimeter dicke Stifte schneiden. Diese abwaschen, in ein Küchentuch geben und abtrocknen. Zusammen mit Reismehl in eine Schüssel geben und alles gut mischen. Durch das Abwaschen, Abtrocknen und das Reismehl werden die Pommes beim Backen knuspriger.

2 Öl, Salz und Hanfsamen vermengen und über die Gemüsestifte geben. Ein Backblech mit Backpapier auslegen. Die Gemüsepommes so darauf verteilen, dass sie nicht übereinander liegen. In 30–40 Minuten knusprig backen, nach der Hälfte der Zeit einmal wenden.

3 Für den Dip den Oregano waschen, die Blätter von den Stielen abzupfen, grob hacken und mit den restlichen Zutaten verrühren.

4 Die fertig gebackenen Wurzel-Hanf-Pommes mit dem Tahinidip servieren

Tipp

Für die „Pommes“ kannst du auch anderes festes Gemüse verwenden, z. B. Rote Beten oder Süßkartoffeln.

Muss es nicht vegan sein, kannst du den Kokosjoghurt auch durch Joghurt austauschen.

LASAGNE
mit Nomato-Sauce

Zubereitungszeit: 90 Minuten – Für 2 Personen

ZUTATEN

FÜR DIE GRUNDMASSE:

- 100 g Süßkartoffel
- 100 g Pastinake
- 200 g Champignons
- ½ weiße Zwiebel
- ½ Knoblauchzehe
- 1 TL verträgliches Öl
- 300 g Nomato-Sauce (Rezept Seite 62)
- ½ TL getrockneter Oregano
- ½ TL getrockneter Thymian
- 1 TL Salz
- ¼ TL weißer Pfeffer (optional)
- 6 Lasagneblätter glutenfrei

FÜR DIE SAUCEN:

- 120 g Mandelfrischkäse
- 30 g Margarine
- 3 EL Reismehl
- 120 ml Pflanzendrink
- 3 Prisen Muskat (optional)

FÜR DIE GARNITUR:

- 30 g geröstete Kerne je nach Verträglichkeit

AUSSERDEM:

- ofenfeste Form (ca. 15 x 20 cm)

1 Süßkartoffel und Pastinake waschen, schälen und in kleine Würfel schneiden. Pilze putzen und ebenfalls in kleine Würfel schneiden. Zwiebel und Knoblauch abziehen und fein hacken.

2 1 Teelöffel Öl in einer Pfanne erhitzen, Champignons, Zwiebel und Knoblauch anbraten. Süßkartoffel- und Pastinakenwürfel dazugeben kurz mitschmoren und dann mit 200 Milliliter Wasser und der Nomato-Sauce ablöschen. Die Hitze reduzieren, Deckel aufsetzen und das Ganze 15–20 Minuten köcheln lassen. Kurz vor Ende der Garzeit würzen. Den Herd abstellen.

3 In der Zwischenzeit den Mandelfrischkäse mit 50 Milliliter Wasser mischen und glatt rühren. Für eine Béchamelsauce die Margarine in einen Topf geben und auf dem Herd schmelzen. Das Reismehl einrühren, bis keine Klumpen mehr vorhanden sind. Schluck für Schluck den Pflanzendrink zugeben und unterrühren. Mit Muskat, falls verwendet, würzen.

4 Ofen auf 175 °C Ober-/Unterhitze vorheizen und die Form einfetten. Auf den Boden 1 Esslöffel Béchamelsauce verteilen Anschließend 2 Lasagneblätter darauflegen. Als Nächstes zuerst Gemüse-Sauce, dann Béchamel, dann Mandelfrischkäse schichten. Das Ganze noch zwei Mal wiederholen. Die letzte Schicht sollte Mandelfrischkäse sein. Die Lasagne auf mittlerer Schiene 35–40 Minuten backen.

5 Währenddessen die Kerne in einer Pfanne ohne Öl unter Wenden anrösten. Vor dem Servieren über die Lasagne streuen.

Tipp

Anstatt der Champignons kannst du auch frisches Rinderhackfleisch verwenden. Muss es nicht histaminarm sein, kannst du statt der Pilze auch Sonnenblumenhack verwenden.

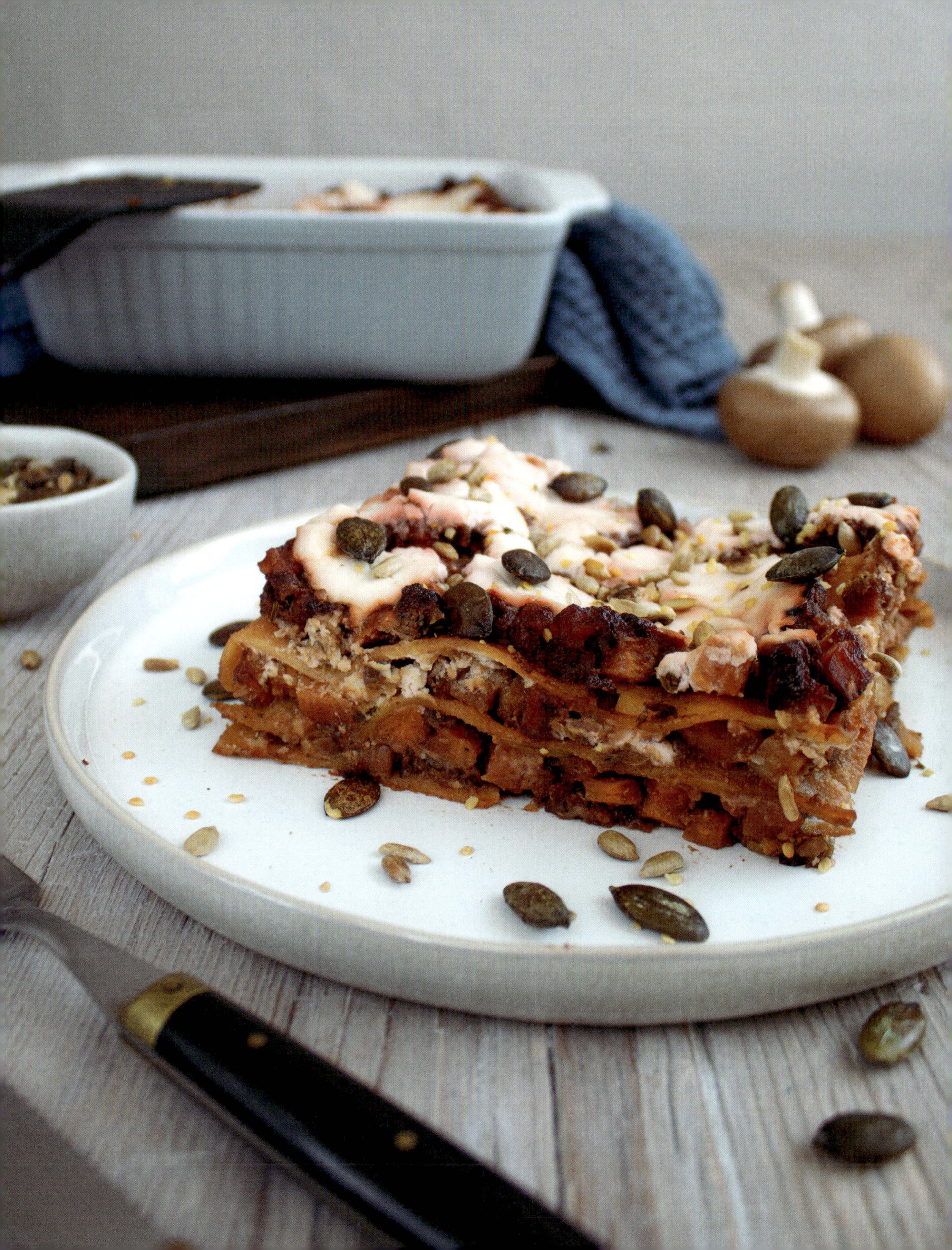

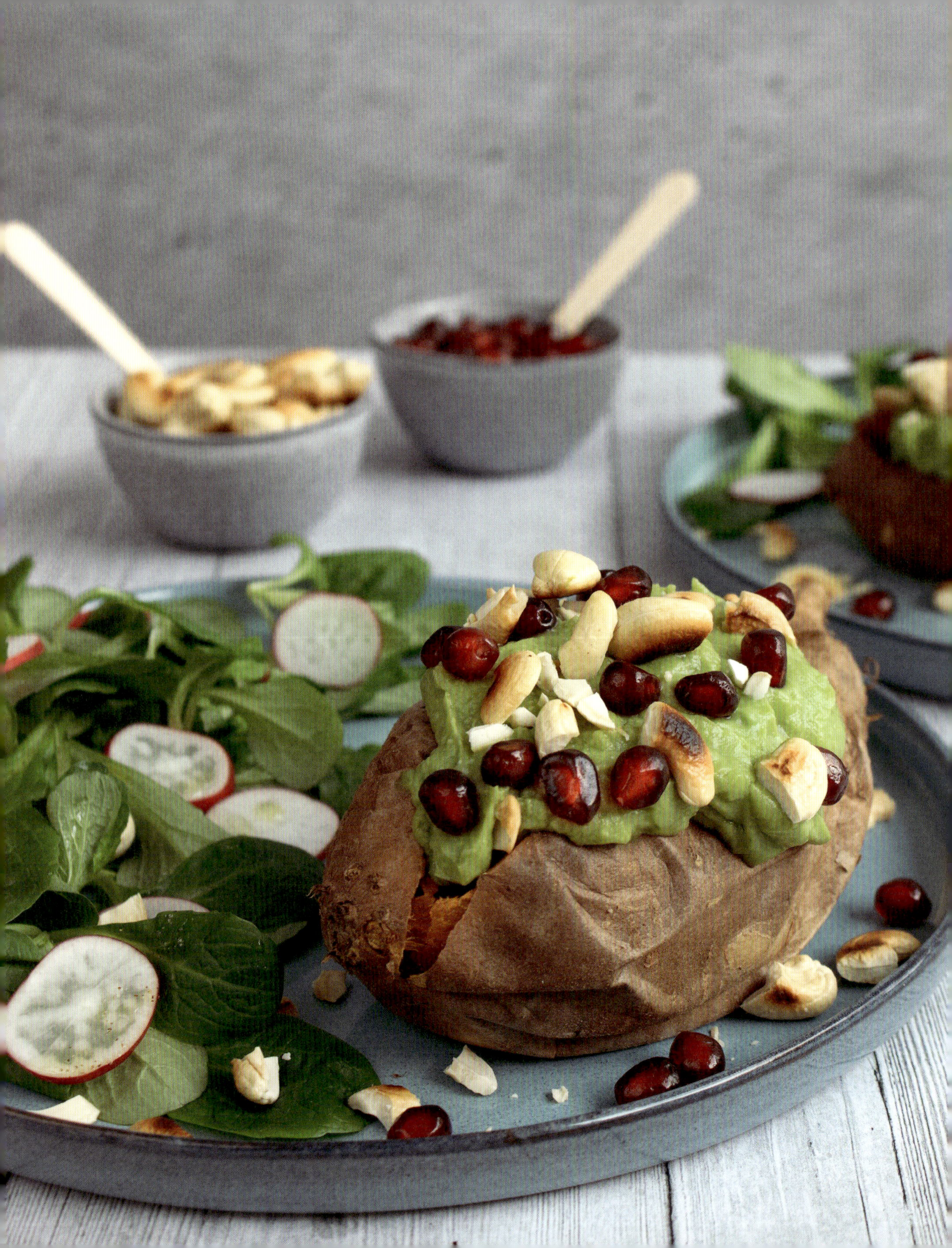

OFENSÜSSKARTOFFEL mit Guacamole, Granatapfel & Cashews

Zubereitungszeit: 35 Minuten + 60 Minuten Backzeit – Für 2 Personen

ZUTATEN

- 2 mittelgroße Süßkartoffeln
- 60 g Cashewkerne
- 50 g Feldsalat
- 4 Radieschen
- 2 EL verträgliches Öl
- 2 EL Zitronensaft
- 1 TL Salz
- 1 Avocado
- 40 g Granatapfelkerne (siehe Tipp auf Seite 68)

1 Ofen auf 180 °C Ober-/Unterhitze vorheizen und ein Backblech mit Backpapier belegen. Süßkartoffeln waschen, auf das Blech legen und der Länge nach 2–3 Zentimeter tief einschneiden. Auf mittlerer Schiene 50–60 Minuten backen. Lassen sich die Kartoffeln mit einer Gabel bis zur Mitte hin leicht einstechen, sind sie durch.

2 Während die Kartoffeln backen, die Cashewkerne in einer Pfanne ohne Öl auf mittlerer Hitze unter Wenden goldbraun rösten. Beiseitestellen und etwas abkühlen lassen.

3 Feldsalat und Radieschen waschen und putzen. Die Radieschen in Scheiben hobeln. In einer kleinen Schüssel aus Öl, 1 Esslöffel Zitronensaft, und ½ Teelöffel Salz das Dressing für den Salat anrühren.

4 Avocado halbieren und entkernen. Das Fruchtfleisch aus der Schale lösen, in ein hohes Gefäß geben und zusammen mit dem restlichem Zitronensaft und ½ Teelöffel Salz pürieren.

5 Süßkartoffeln aus dem Ofen nehmen, jede auf einen Teller legen. Das Fruchtfleisch entlang des Schnitts mit Gabel und Löffel etwas auseinanderziehen und Guacamole, Granatapfel- und Cashewkerne darübergeben. Den Salat daneben anrichten und das Dressing darüber verteilen.

Tipp

Wenn du gerade keine Süßkartoffeln zu Hause hast, kannst du für das Rezept auch normale Kartoffeln verwenden – schmeckt ebenfalls sehr lecker.

LACHSPÄCKCHEN
mit Blumenkohlreis

Zubereitungszeit: 30 Minuten + 20 Minuten Backzeit – Für 2 Personen

ZUTATEN

- 2 frische Lachsfilets (alternativ TK-Ware)
- 1 mittelgroße Süßkartoffel
- 4 Stangen weißer Spargel
- 3 EL verträgliches Öl
- 1 TL Salz
- ½ TL weißer Pfeffer (optional)
- 6 Zweige frischer Koriander
- 250 g Blumenkohl
- 2 Prisen Muskat (optional)

AUSSERDEM:

- Küchengarn

1 Ofen auf 200 °C Ober-/Unterhitze vorheizen. 2 große Stücke Backpapier auf ein Backblech legen. Lachsfilets waschen, trocken tupfen und jeweils mittig auf ein eigenes Stück Backpapier legen.

2 Süßkartoffel und Spargel schälen und in 2–3 Zentimeter große Stücke schneiden. Um die Lachsfilets herum verteilen. 2 Esslöffel Öl, Salz und gegebenenfalls Pfeffer mischen und über Lachs und Gemüse verteilen. Koriander waschen, trocken tupfen und die Zweige auf den Lachs legen.

3 Die Papiere von den Längsseiten her oben zuklappen und links und rechts wie ein Bonbon mit Küchengarn verschließen. Das Blech in den Ofen schieben und Lachs und Gemüse auf mittlerer Schiene 15–20 Minuten backen. (Gefrorener Lachs benötigt etwa 10 Minuten länger.)

4 In der Zwischenzeit den Blumenkohl waschen, putzen, in Stücke schneiden und im Blitzhacker fein zerkleinern. 1 Esslöffel Öl in einer Pfanne erhitzen und den Blumenkohlreis darin unter Wenden anbraten. Nach Belieben mit Muskat würzen.

5 Lachspäckchen aus dem Ofen nehmen und zusammen mit dem Blumenkohlreis auf Teller geben.

Tipp

Anstatt Lachs kannst du auch ein Hähnchenfilet für das Rezept verwenden. Das braucht im Ofen je nach Größe 10–15 Minuten länger.

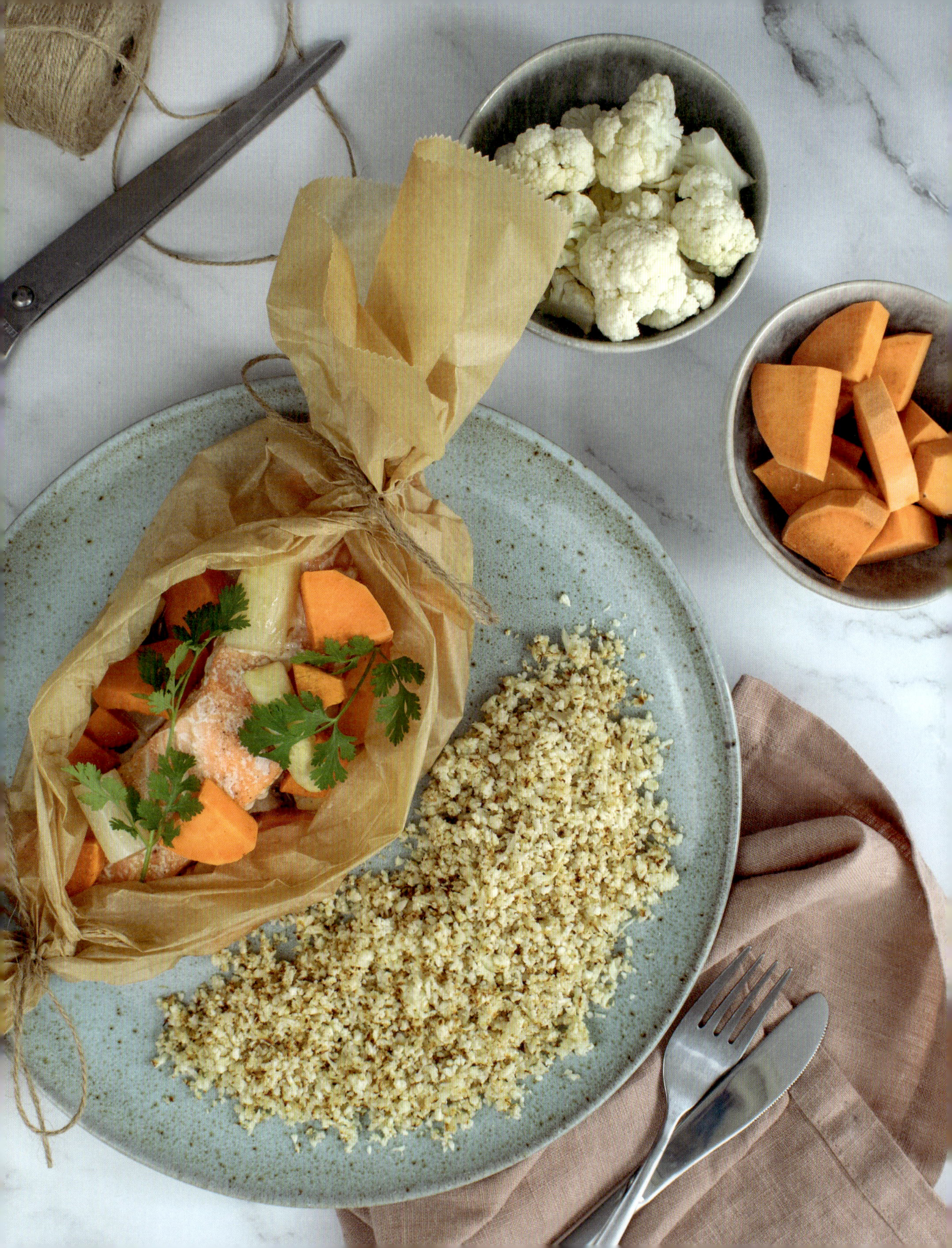

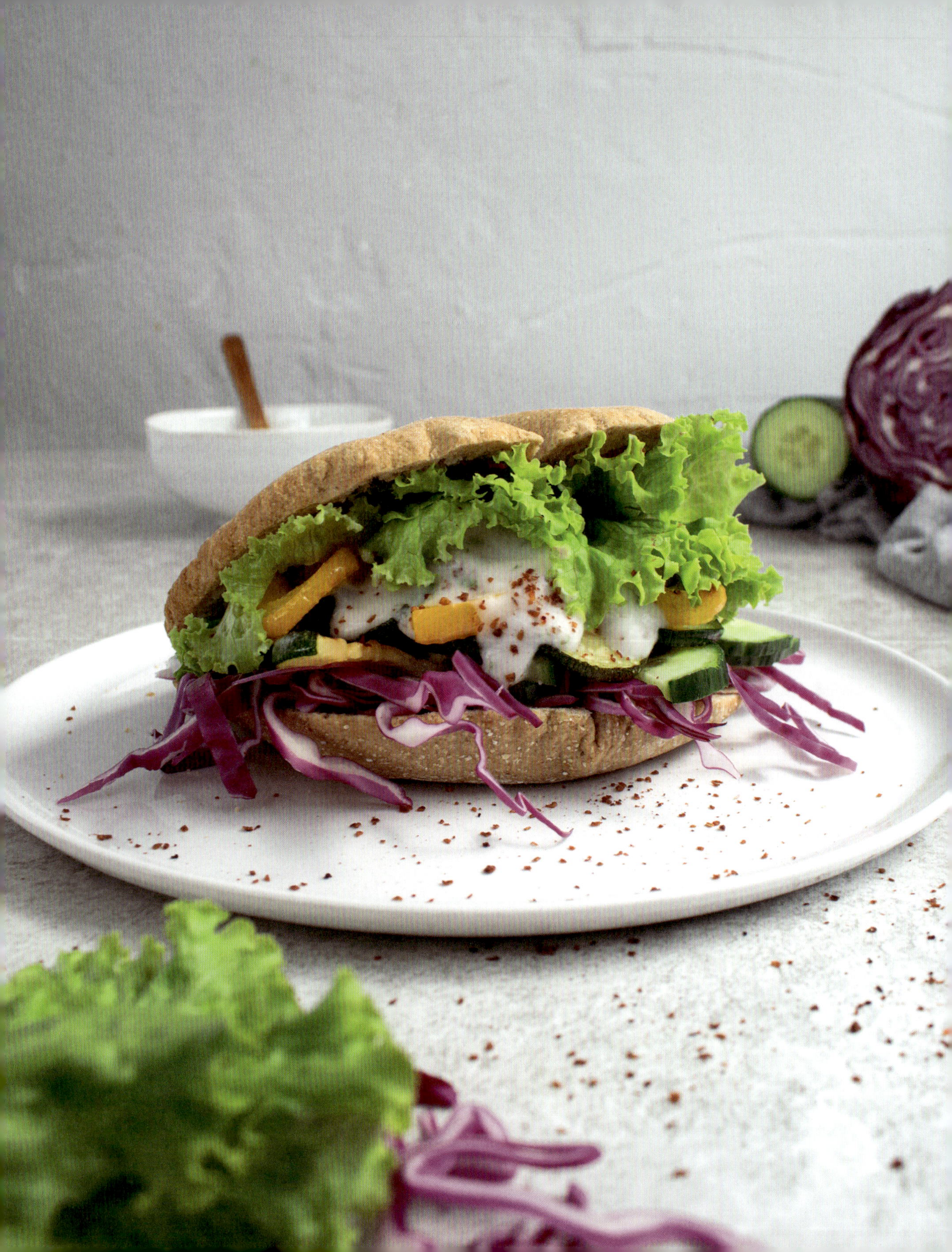

VEGANER DÖNER
mit Minze & Sumach

Zubereitungszeit: 25 Minuten – Für 2 Personen

ZUTATEN FÜR DEN MINZJOGHURT:
- 2 Zweige Minze
- 80 g Kokosjoghurt
- ½ TL Salz
- ¼ TL weißer Pfeffer (optional)
- ½ TL Sumach (optional, siehe Tipp)

AUSSERDEM:
- 80 g Zucchini
- ¼ gelbe Spitzpaprika
- 1 TL Öl
- 4 große Blätter Kopfsalat
- 60 g Rotkohl am Stück
- ¼ Salatgurke (80 g)
- 2 Dönerfladen nach dem Rezept von Seite 83

1 Für den Minzjoghurt die Minze waschen, Blätter von den Zweigen zupfen und hacken. Mit Kokosjoghurt, Salz, gegebenenfalls Pfeffer und Sumach mischen.

2 Gemüse waschen und putzen. Zucchini längs halbieren und in Scheiben schneiden, Paprika in Streifen schneiden. Öl in einer Pfanne erhitzen und beides darin anbraten.

3 Währenddessen die Salatblätter waschen, Rotkohl fein hobeln oder sehr fein schneiden und die Gurke in Scheiben schneiden.

4 Dönerfladen aufschneiden, das Brot aufklappen, jeweils 2 Esslöffel vom Minzjoghurt auf den Boden geben und darauf verteilen. Rotkohl, Gurken, gebratenes Gemüse und Salat daraufschichten und am Schluss den restlichen Joghurt darübergeben.

Tipp

Sumach wird aus der roten Steinfrucht des Färberbaums gewonnen und ist ein beliebtes Gewürz in der orientalischen Küche. Es schmeckt frisch-säuerlich und leicht fruchtig. In der Regel ist es bei verschiedenen Intoleranzen gut verträglich, bitte teste aber vorsichtig deine persönliche Verträglichkeit.

Spitzpaprika sind bei Histaminintoleranz meist besser verträglich als normale Paprika. Bei Fruktoseintoleranz werden grüne und gelbe Sorten in geringen Mengen oft gut vertragen. Grün und gelb enthalten weniger Fruktose als orange und rot.

HASSELBACK-KÜRBIS
mit Spargel & Büffelmozzarella

Zubereitungszeit: 30 Minuten + 50 Minuten Backzeit – Für 2 Personen

ZUTATEN

FÜR DAS GEMÜSE:
- 1 Butternutkürbis
- 10 Stangen grüner Spargel
- 100 g Büffelmozzarella
- 20 g Pinienkerne

FÜR DIE MARINADE:
- 2 Zweige Petersilie
- 2 Zweige Thymian
- 2 Zweige Zitronenmelisse
- 4 EL Öl
- 1,5 EL Reissirup
- 1 TL Salz

1 Den Backofen auf 175 °C Ober-/Unterhitze vorheizen. Den Kürbis schälen, halbieren und die Kerne entfernen. Kürbishälften mit der Schnittfläche auf das Schneidebrett legen und quer im Abstand von 2–4 Millimetern einschneiden - nicht ganz durchschneiden.

2 Ein Backblech mit Backpapier auslegen und Kürbishälften darauf platzieren. Den grünen Spargel waschen, die Enden kappen, die Stangen im unteren Drittel schälen und den Spargel beiseitelegen.

3 Die Kräuter für die Marinade waschen und die Blätter von den Stielen abzupfen. Blätter grob hacken und zusammen mit Öl, Reissirup und Salz in einer Schüssel vermischen.

4 Die Kürbishälften mit der Hälfte der Marinade einpinseln und auf mittlerer Schiene in den Ofen geben. Nach 15 Minuten den Kürbis herausnehmen und nochmals bestreichen, dann für weitere 15 Minuten backen.

5 Den Spargel zum Kürbis auf das Blech geben und beides mit der übrigen Marinade bestreichen. Mozzarella zerzupfen und auf dem Kürbis verteilen. Das Blech für 15–20 Minuten zurück in den Ofen schieben und das Gemüse fertig backen.

6 In der Zwischenzeit die Pinienkerne in einer Pfanne ohne Öl unter Wenden hellbraun rösten und vor dem Servieren über die Kürbishälften streuen.

Tipp

Büffelmozzarella ist laktosefrei. Alternativ kannst du bei Histaminintoleranz zum Überbacken auch jungen Gouda verwenden.

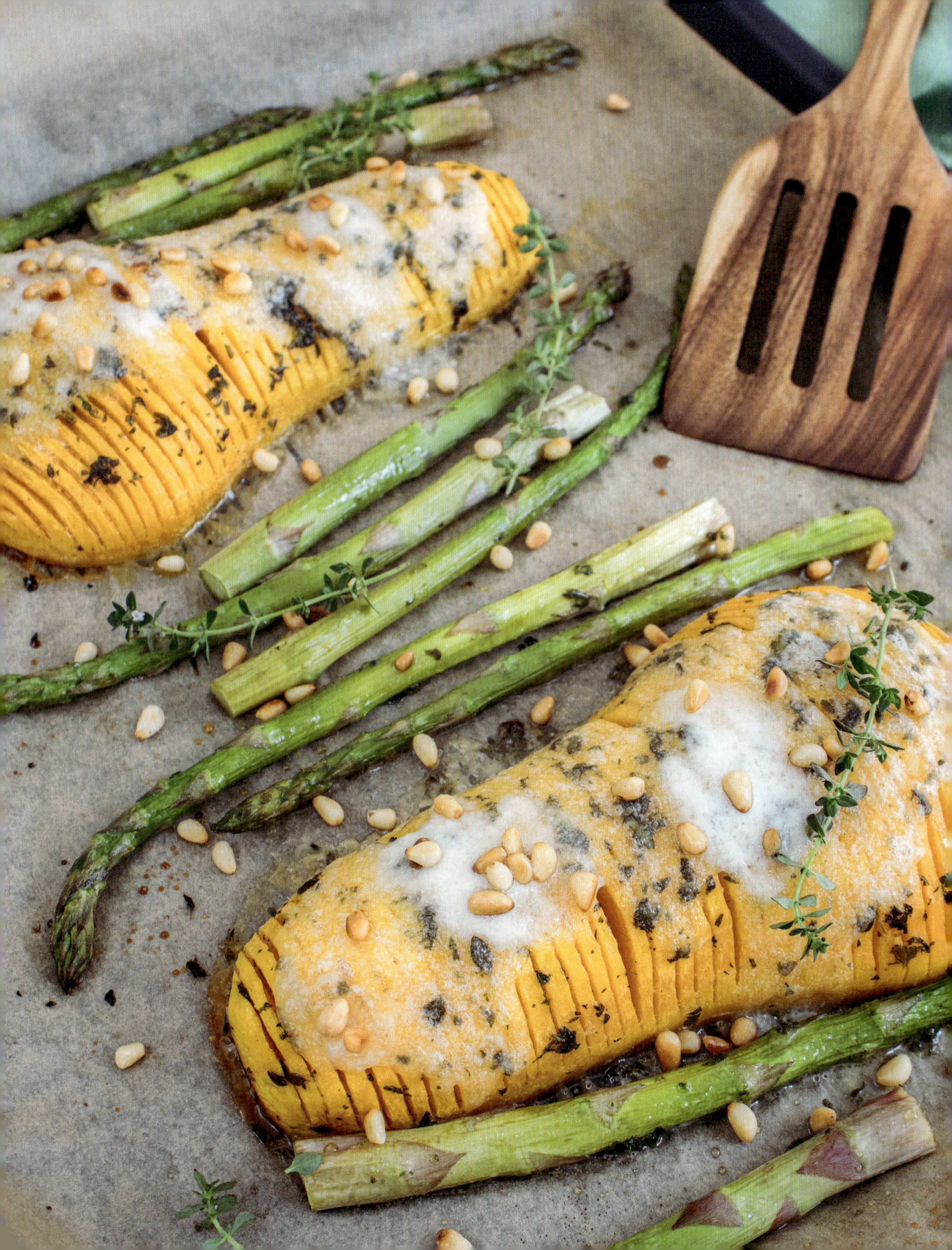

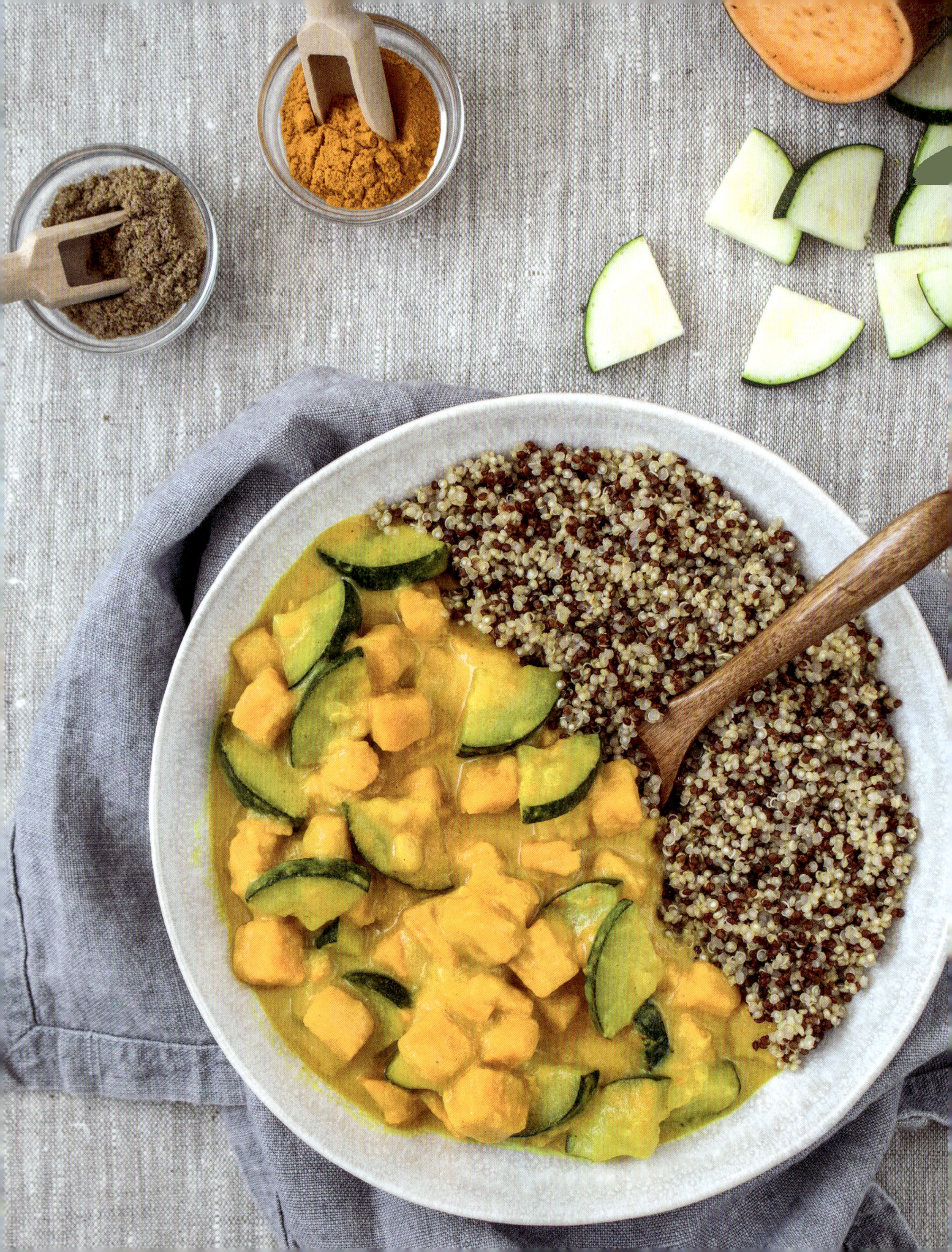

SÜSSKARTOFFELCURRY mit Zucchini & Kokosmilch

Zubereitungszeit: 35 Minuten – Für 2 Personen

ZUTATEN

- 1 Süßkartoffel
- 1 Zucchini
- 1 TL Kokosöl
- 125 g Quinoa
- 500 ml Kokosmilch
- 1 cm frischer Ingwer
- ½ TL gemahlene Kurkuma
- ½ TL gemahlener Koriander
- 1 TL Salz
- ¼ TL weißer Pfeffer (optional)

1 Süßkartoffel schälen und in 1–2 Zentimeter große Würfel schneiden. Zucchini waschen, putzen, längs vierteln und quer in 1 Zentimeter dicke Scheiben schneiden.

2 In einem Topf das Kokosöl erhitzen und die Süßkartoffelwürfel darin kurz anbraten. Anschließend die Temperatur auf mittlere Hitze reduzieren und die Kokosmilch zugeben. 5 Minuten köcheln lassen, dann die Zucchini dazugeben. Einen Deckel auf den Topf setzen und das Gemüse etwa 10 Minuten köcheln lassen.

3 Währenddessen Quinoa in einem Sieb abspülen und abtropfen lassen. 250 Milliliter Wasser zum Kochen bringen, Quinoa zugeben und bei mittlerer Hitze 10 Minuten köcheln lassen. Topf vom Herd nehmen und weitere 5 Minuten durchziehen lassen.

4 Den Ingwer schälen und auf einer Reibe fein raspeln. Zusammen mit Kurkuma, Koriander, Salz und gegebenenfalls Pfeffer zum Gemüse in den Topf geben. Gut umrühren und das Curry noch 5–10 Minuten mit aufgesetztem Deckel bei niedriger Hitze durchziehen lassen.

Tipp

Im Winter kannst du statt Zucchini Kürbis verwenden und diesen gleichzeitig mit der Süßkartoffel in den Topf geben.

BETE-INGWER-SUPPE
mit Schmand & Pinienkernen

Zubereitungszeit: 35 Minuten – Für 2 Personen

ZUTATEN

- 500 g Rote Beten
- ½ Apfel (Granny Smith oder Elstar)
- ½ weiße Zwiebel
- 1 TL Kokosöl
- 400 ml Rote-Bete-Saft
- 2 cm frischer Ingwer
- ½ TL Salz
- ¼ TL weißer Pfeffer (optional)
- 20 g Pinienkerne
- 2 EL laktosefreier Schmand

1 Rote Beten waschen, schälen und in etwa 3 Zentimeter große Stücke schneiden (Vorsicht: Sie färbt stark!). Apfel waschen und entkernen, dann ebenfalls in Stücke schneiden.

2 Die Zwiebelhälfte abziehen und fein würfeln. Kokosöl in einem Topf erhitzen und die Zwiebelwürfel darin anbraten. Rote-Bete- und Apfelstücke dazugeben und 2–3 Minuten mitschmoren. Die Temperatur auf mittlere Hitze stellen, Rote-Bete-Saft in den Topf geben und den Deckel aufsetzen. Alles etwa 20 Minuten köcheln lassen, bis die Roten Beten gar sind.

3 Währenddessen den Ingwer schälen, fein raspeln und kurz vor Ende der Kochzeit mit in den Topf geben. Mit einem Stabmixer alles fein pürieren und mit Salz und gegebenenfalls Pfeffer würzen.

4 In einer Pfanne ohne Fett die Pinienkerne unter Wenden kurz hellbraun anrösten. Die Suppe in zwei Schüsseln füllen und mit Schmand und Pinienkernen garnieren.

Tipp

Verträgst du vorgegarte Rote Beten, reduziert sich die Kochzeit von 20 auf 5 Minuten. Dann kannst du diese köstliche Suppe in nur 20 Minuten zubereiten.

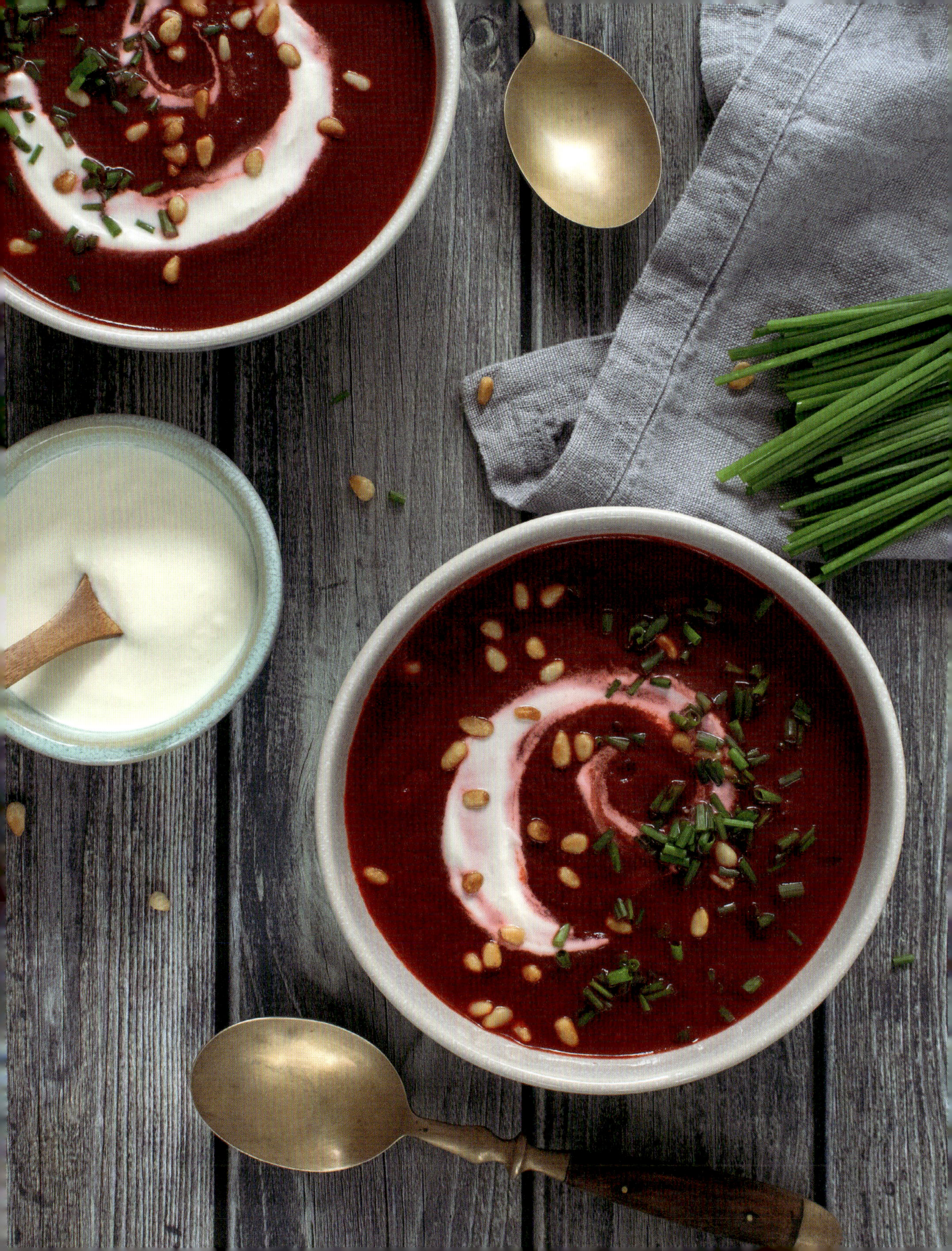

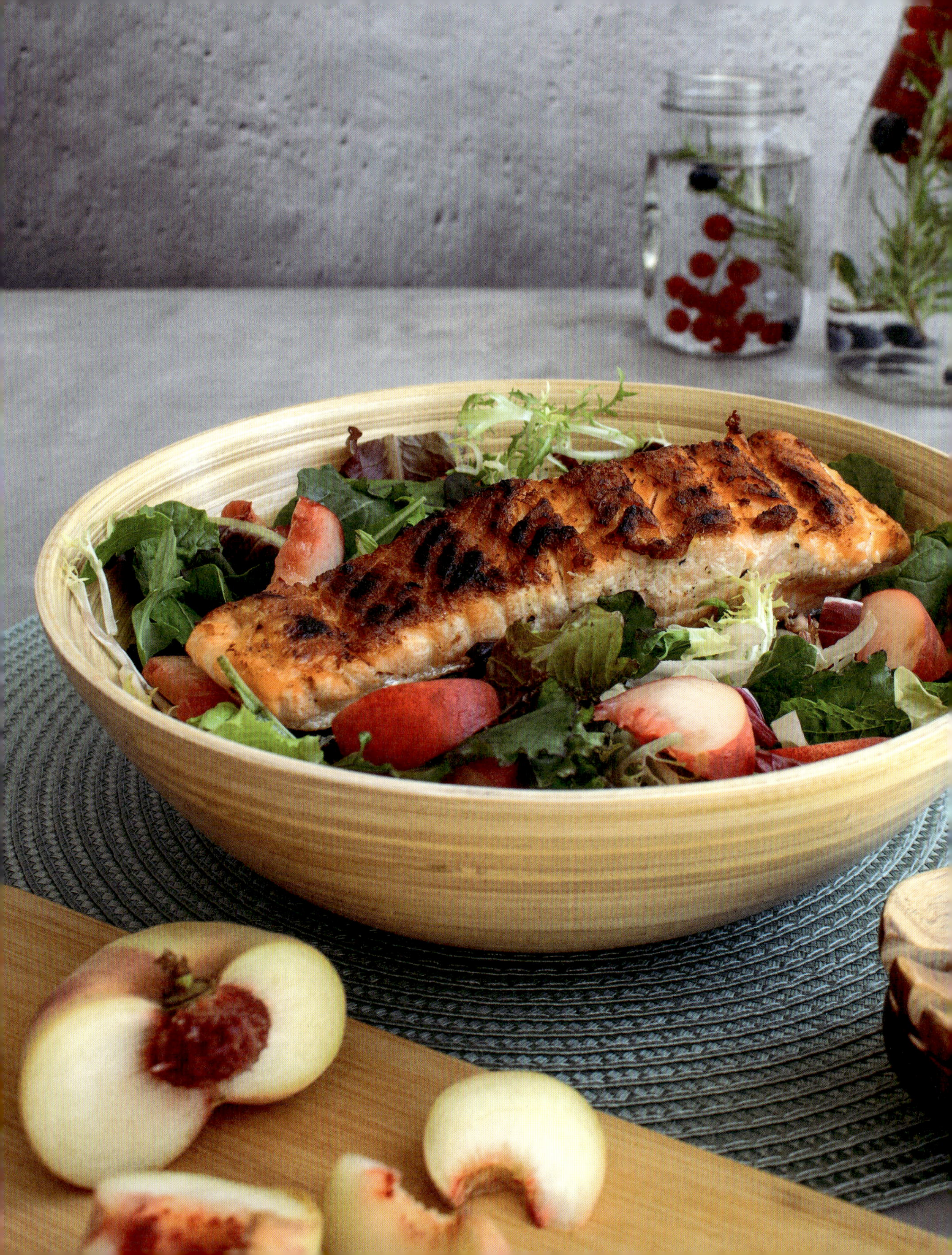

SOMMERSALAT MIT Pfirsich & gegrilltem Lachs

Zubereitungszeit: 20 Minuten – Für 2 Personen

ZUTATEN

FÜR DEN SALAT:

- 250 g Lachsfilet
- 1 TL verträgliches Öl
- 150 g gemischter Sommersalat (z. B. Frisée, Blattsalat, Baby-Grünkohl)
- 2 Plattpfirsiche

FÜR DAS DRESSING:

- 1 EL verträgliches Öl
- 2 EL saurer Verjus (Saft unreifer Trauben)
- ½ TL Salz
- ¼ TL weißer Pfeffer (optional)

1 Lachsfilet mit etwas Öl beträufeln und für 5–10 Minuten auf dem Grill oder für 15–20Minuten im Ofen mit Grillfunktion garen.

2 Währenddessen die Salatblätter waschen und abtropfen lassen. Pfirsiche waschen, halbieren und entsteinen, ½ Frucht beiseitelegen, die übrigen Hälften in Stücke schneiden.

3 Den beiseitegelegten halben Pfirsich mit den übrigen Zutaten für das Dressing pürieren.

4 Salat gegebenenfalls etwas zerzupfen und mit den Pfirsichstücken in einer Schüssel anrichten, das Lachsfilet daraufsetzen und das Dressing darübergeben.

Tipp

Pfirsiche wirken histaminsenkend. Anstelle der etwas süßeren Plattpfirsiche kannst du auch normale Pfirsiche verwenden.

Statt den Lachs zu grillen, kann er alternativ auch gedünstet oder gebraten werden.

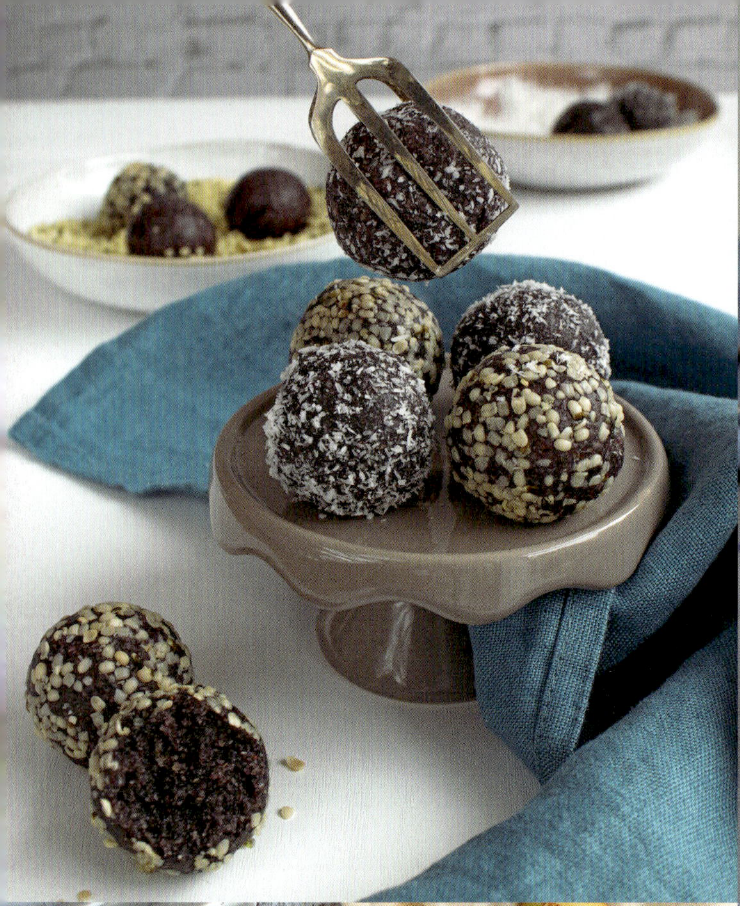
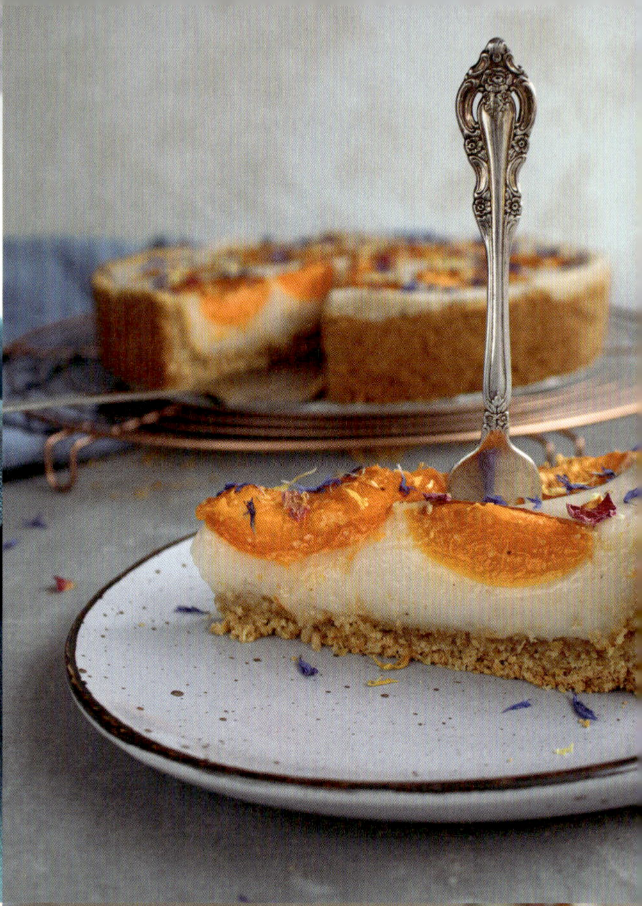
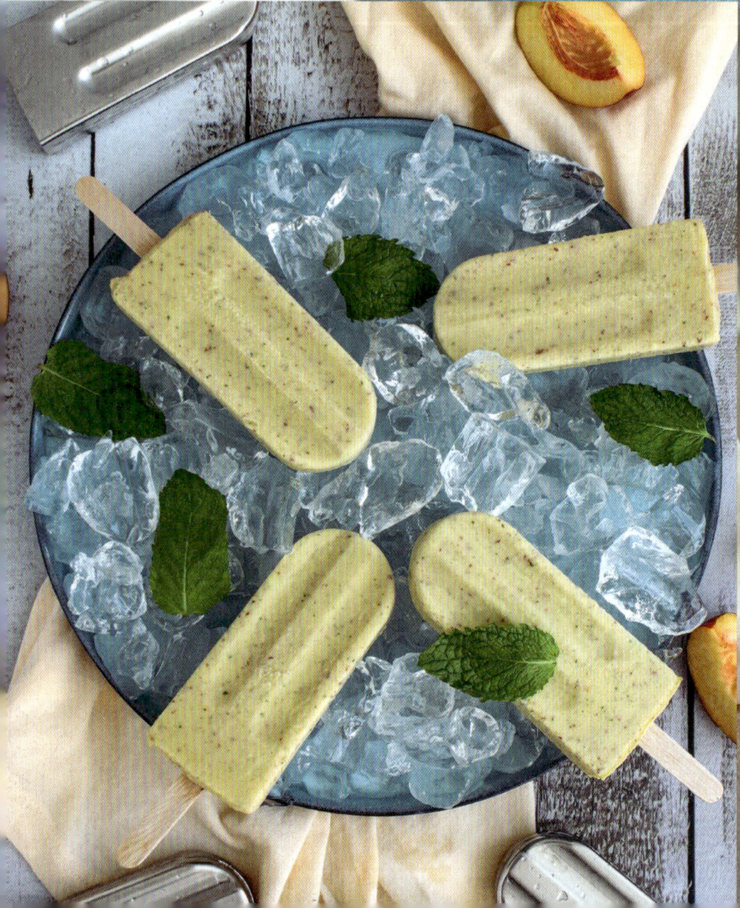
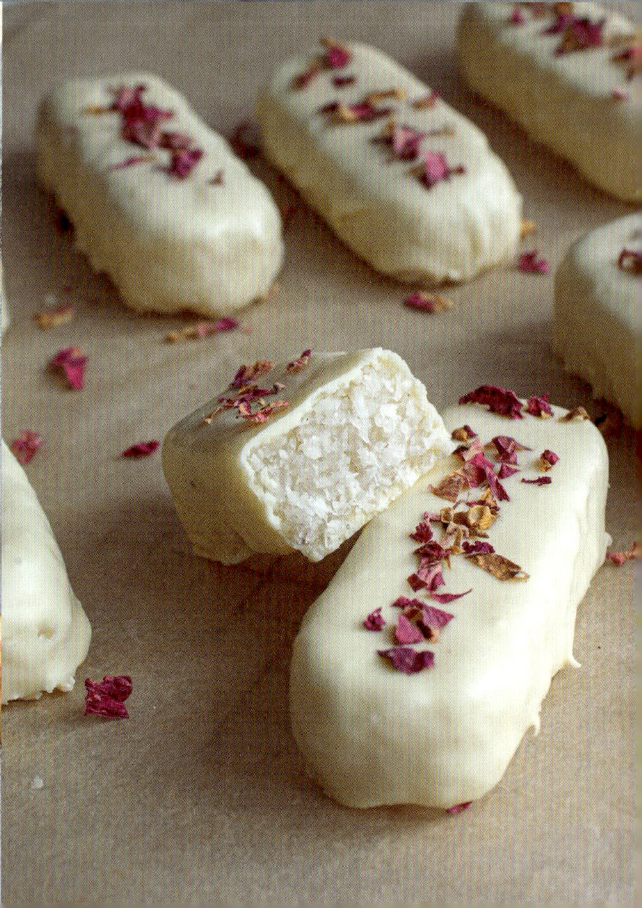

Kapitel 6

SWEETS & SNACKS

TAHINI-CRANBERRY-
Cookies mit weißer Schokolade

Zubereitungszeit: 30 Minuten + 20 Minuten Backzeit – Ergibt ca. 9 Cookies

ZUTATEN

- 2 TL gemahlene Chiasamen
- 30 g Cranberrys (frisch oder TK)
- 30 g weiße Schokolade
- 130 g gemahlene Mandeln
- 3 Prisen Salz
- 60 g Tapiokasirup
- 80 g Tahini (Sesammus)

1 Chiasamen mit 30 ml Wasser verrühren und 10 Minuten quellen lassen.

2 Cranberrys in ein Sieb geben, abspülen und abtropfen lassen. Weiße Schokolade grob hacken. Cranberrys ebenfalls grob schneiden.

3 Alle Zutaten bis auf Schokolade und Cranberrys in eine Schüssel geben und zu einem Teig verkneten. Schokostückchen und Cranberrys zugeben und unterkneten.

4 Backofen auf 165 °C Umluft vorheizen. Aus der Masse esslöffelgroße Mengen zu Kugeln formen, auf das Backblech geben und flach drücken. Kanten mit den Fingern etwas abrunden. Auf mittlerer Schiene etwa 20–25 Minuten backen.

5 Cookies abkühlen lassen und zum Beispiel in einer Blechdose oder einem Bügelglas aufbewahren.

Tipp

Wenn du Carob oder Kakao verträgst, kannst du 2 Esslöffel davon unter den Teig mischen. Kakao ist ein Histaminliberator, aber Carob wird bei Histaminintoleranz in der Regel als Kakaoersatz gut vertragen.

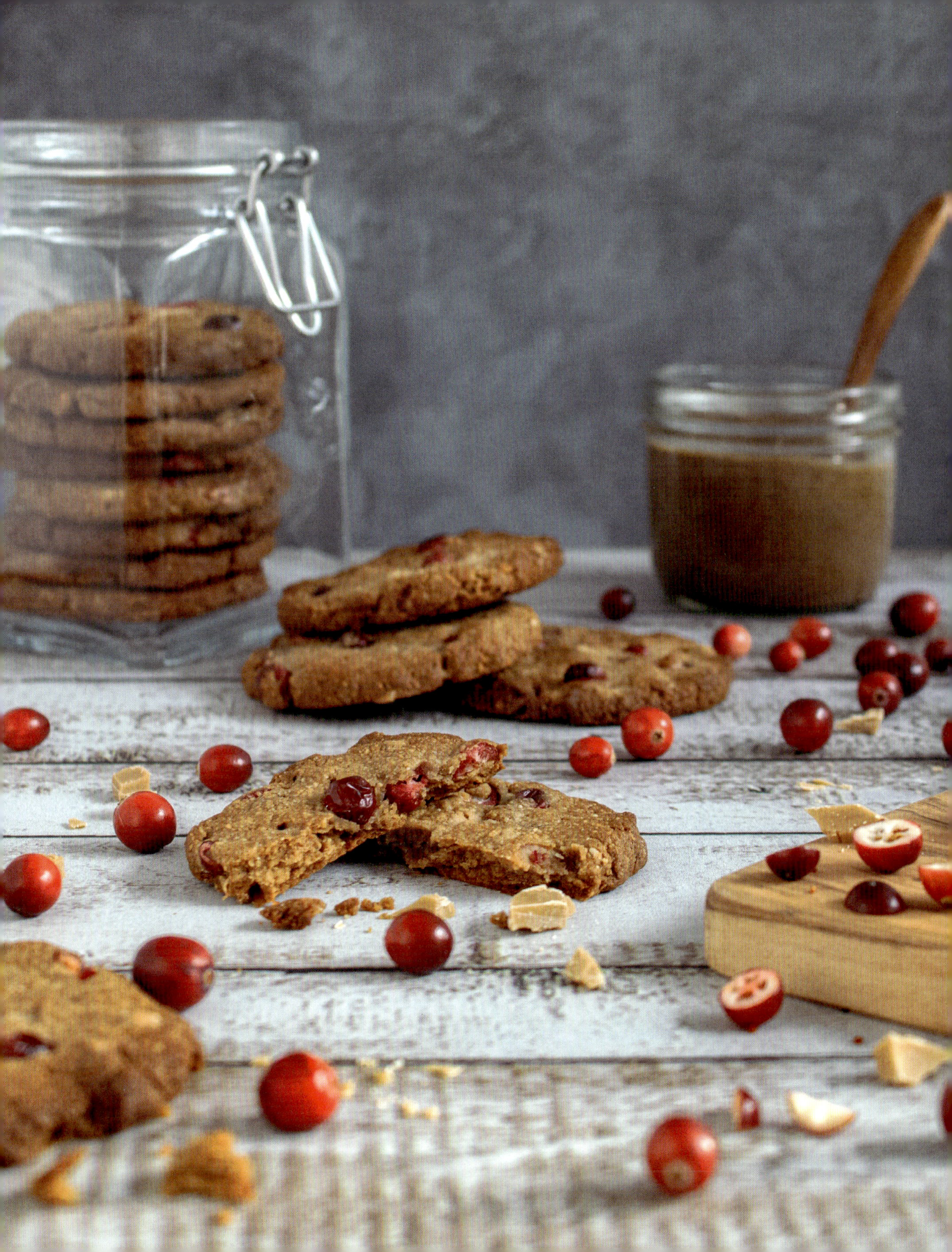

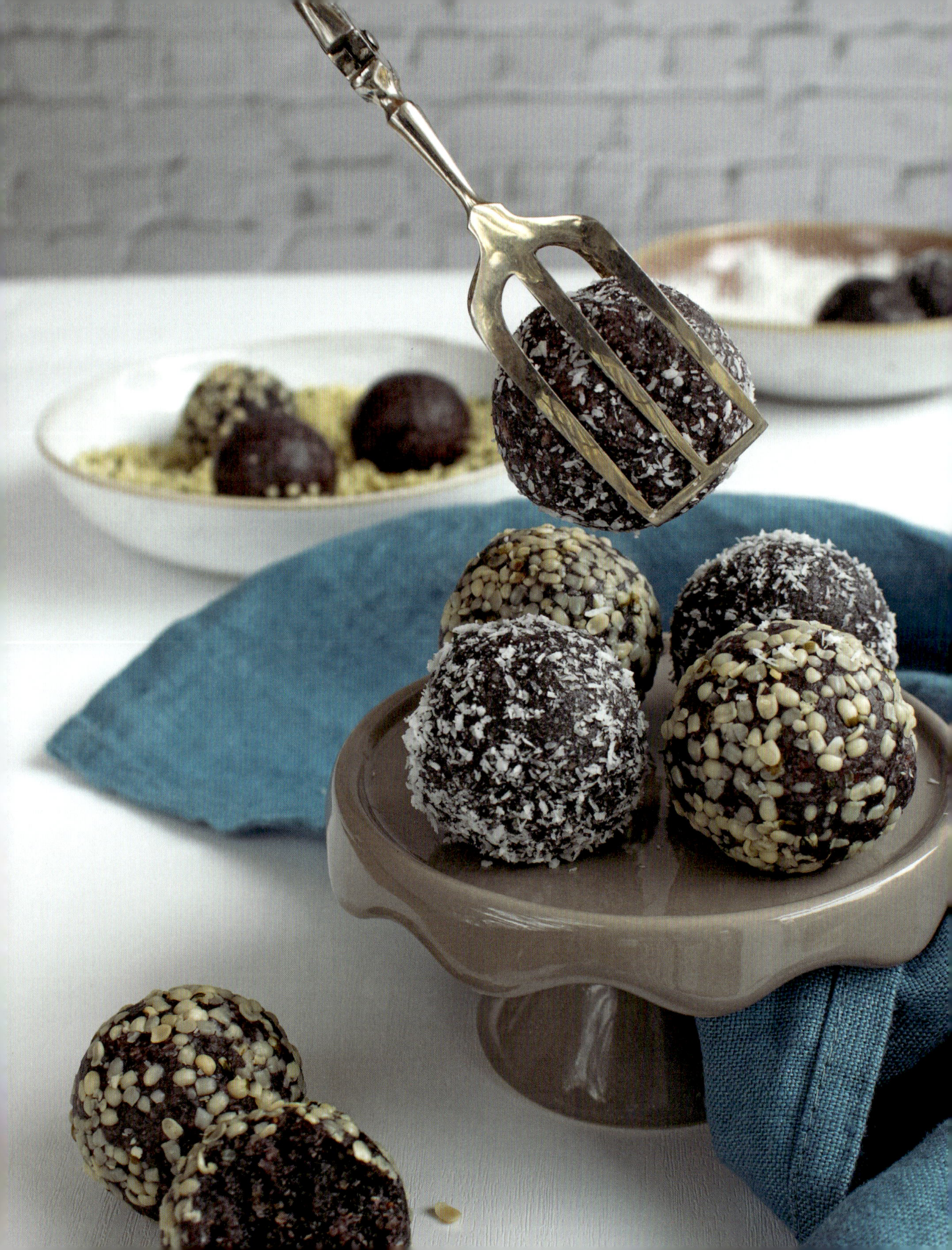

ENERGY-BALLS

Zubereitungszeit: 15 Minuten + 30 Minuten Kühlzeit – Ergibt 12 Stück

ZUTATEN

- 40 g Wildheidelbeeren (frisch oder TK)
- 140 g glutenfreie Haferflocken
- 100 g geschälte Hanfsamen
- 4 EL Reissirup oder Tapiokasirup
- 1 TL Acerolapulver (optional)

1 Falls TK-Heidelbeeren verwendet werden, diese antauen lassen. Inzwischen die Haferflocken zusammen mit den Hanfsamen fein mahlen.

2 Die Wildheidelbeeren pürieren. Zusammen mit der Süße und nach Wunsch dem Acerolapulver zur Hafer-Hanf-Mischung geben und alles gut vermengen.

3 Mit den Händen aus der Masse 12 Kugeln formen und diese für 30 Minuten kalt stellen. Danach sind die Energy-Balls bereits zum Verzehr. Im Kühlschrank aufbewahrt halten sie sich 3–4 Tage.

Tipp

Statt der Haferflocken kannst du auch Hirseflocken verwenden.

Als Obstalternative schmecken Aprikosen auch sehr lecker. Dafür die Heidelbeeren einfach durch die gleiche Menge Aprikosen ersetzen. Achte darauf, dass diese nicht geschwefelt sind.

BLOUNTIES

Zubereitungszeit: 90 Minuten – Ergibt ca. 10 Riegel

ZUTATEN

- 100 g Margarine oder Butter
- 100 ml Kokosmilch
- 100 ml Reissirup oder Tapiokasirup
- 1 Vanilleschote
- 200 g Kokosraspel
- 200 g vegane weiße Schokolade
- 1 Handvoll getrocknete Blütenblätter, z. B. Rosenblätter (optional)

AUSSERDEM:

- rechteckige Kuchenform (ca. 10 x 30 cm)

1 Margarine bzw. Butter, Kokosmilch und Süße in einen Topf geben und bei niedriger Hitze schmelzen. Dabei rühren, bis alles gut verbunden ist. Vanilleschote längs halbieren, das Mark mit einem Messerrücken herauskratzen, in den Topf geben und unterrühren. Die Mischung vom Herd nehmen und die Kokosraspel dazugeben. Alles gut vermengen.

2 Die Kuchenform mit Backpapier auslegen und die Kokosmasse hineingeben. Mit einem Löffel bis in alle Ecken ausstreichen und gut festdrücken, damit die Riegel später nicht auseinanderfallen. Die Form für 30 Minuten ins Gefrierfach stellen.

3 Kuchenform aus dem Gefrierfach holen, Backpapier mit der Masse herausheben und diese in etwa 10 Riegel schneiden. Mit den Fingern die Schnittkanten etwas abrunden und die Blounties auf ein mit Backpapier belegtes Küchenbrett legen. Dieses erneut für 30 Minuten ins Gefrierfach stellen.

4 Währenddessen die Schokolade in einem Wasserbad schmelzen. Riegel aus dem Gefrierfach holen und nacheinander in die Schokolade tauchen. Zum Abtropfen auf ein Pralinengitter legen. Nach Belieben mit getrockneten Blütenblättern bestreuen.

5 Sobald die Schokolade komplett abgekühlt ist, können die Blounties in einer gut verschlossenen Dose im Gefrierfach aufbewahrt und bei Bedarf 30 Minuten vor dem Servieren herausgeholt werden. Im Kühlschrank halten sich die Blounties 3–4 Tage.

Tipp

Weiße Schokolade ist bei Histaminintoleranz besser verträglich, da Kakao ein Histaminliberator ist. Manche vertragen als Ersatz für Kakao Carob. Das Pulver kannst du einfach unter die weiße Schokolade rühren. Teste bitte erst mal vorsichtig, ob Carob für dich verträglich ist.

Bleibt etwas Schokolade übrig, kannst du sie für das Rezept Heidelbeer-Bruchschokolade auf der Folgeseite verwenden.

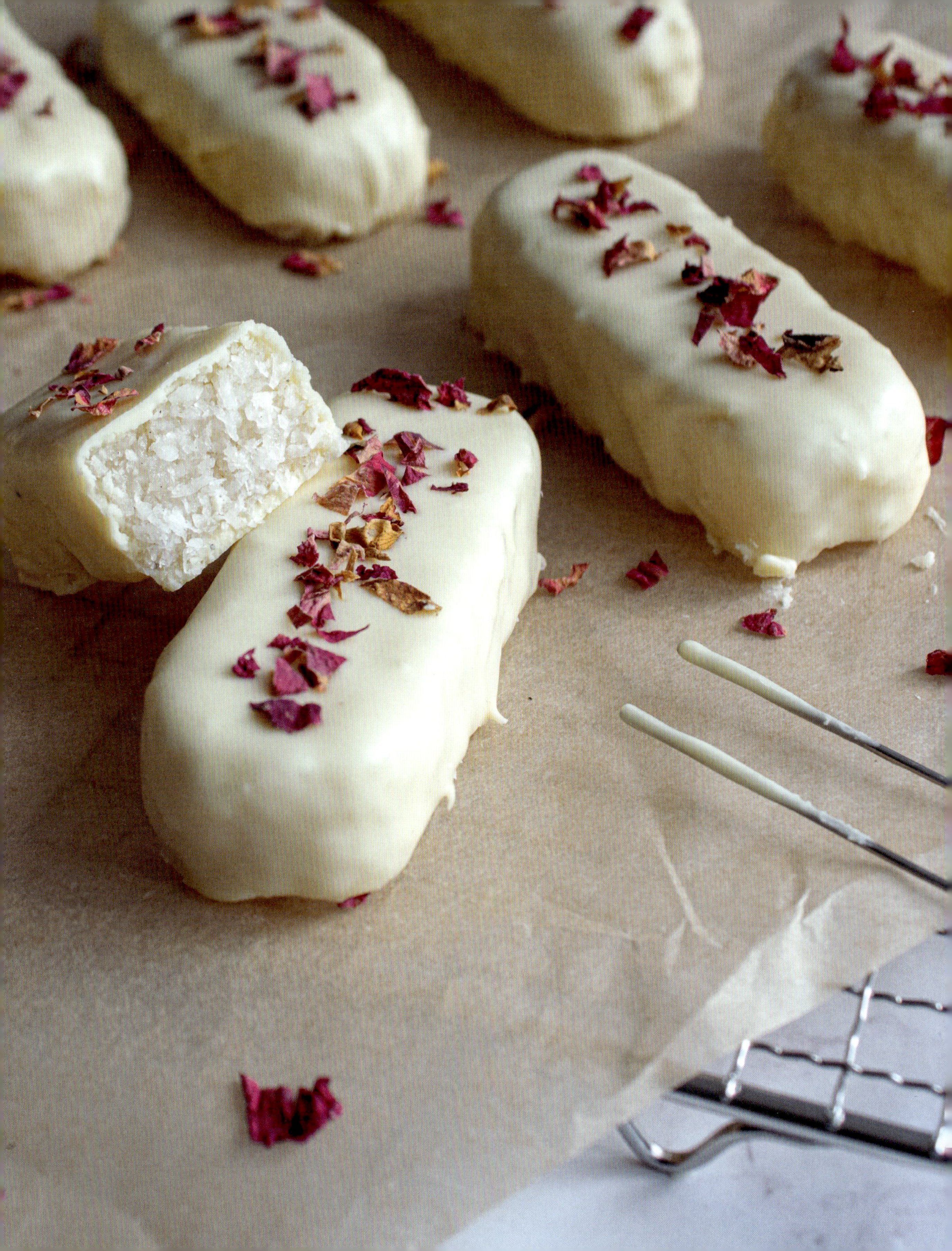

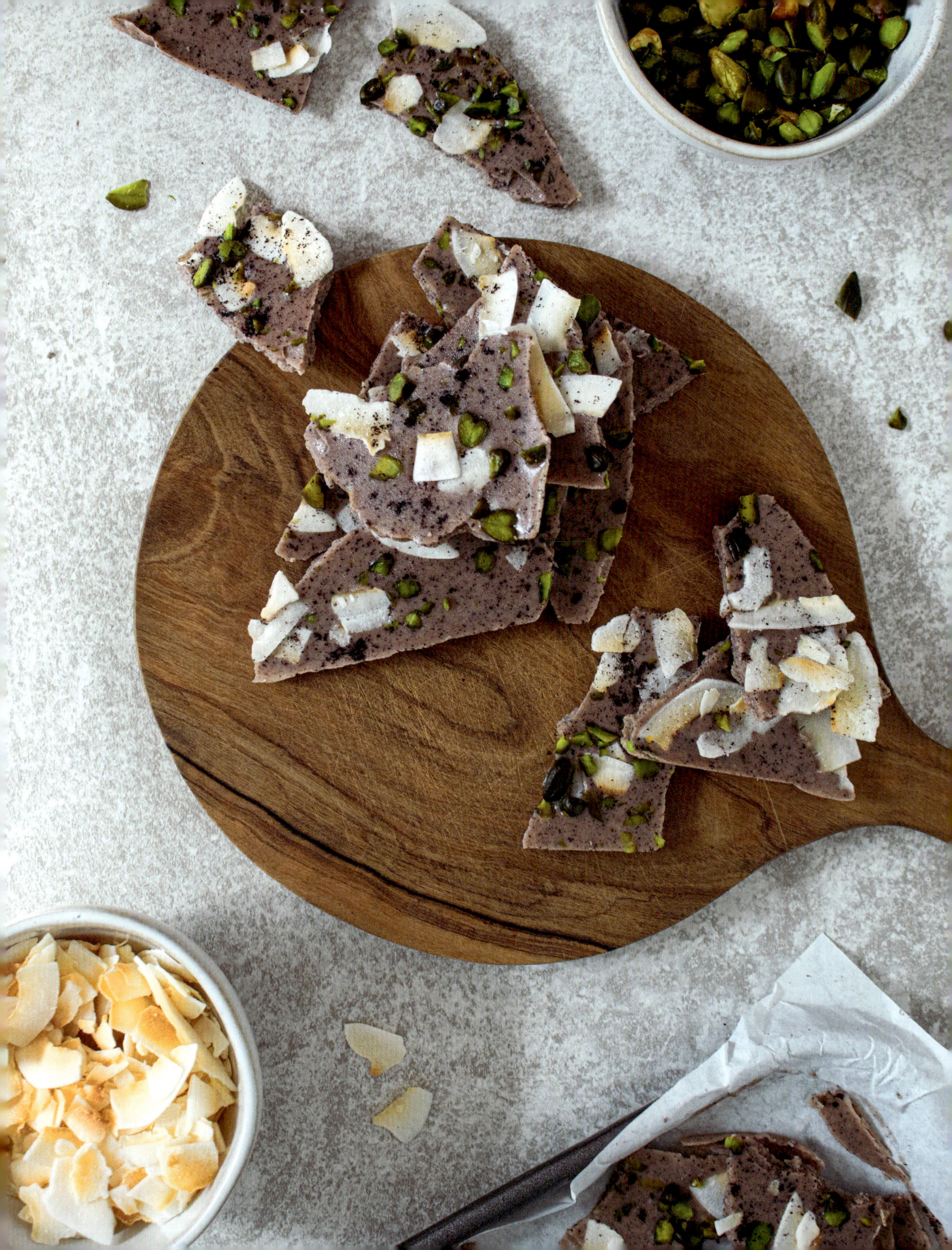

BRUCHSCHOKOLADE mit Pistazien & Kokoschips

Zubereitungszeit: 15 Minuten + 1 Stunde Kühlzeit – Ergibt ca. 300 g Bruchschokolade

ZUTATEN

- 60 g Pistazienkerne
- 40 g Kokoschips
- 200 g vegane weiße Schokolade
- 4 TL Heidelbeerpulver

AUSSERDEM:

- kleines Backblech (ca. 20 x 20 cm)

1 Das Backblech mit Backpapier auslegen. Pistazien und Kokoschips grob hacken.

2 Weiße Schokolade in einem Wasserbad schmelzen, 3 Teelöffel Heidelbeerpulver hinzufügen und beides gut vermischen. Die Schokolade auf das Backblech gießen und glatt streichen (3–4 Millimeter dick). Mit den gehackten Pistazien, Kokoschips und dem restlichen Heidelbeerpulver bestreuen.

3 Die Schokolade etwa 1 Stunde stehen und dabei fest werden lassen. Anschließend die Schokolade in Stücke brechen und in einer Blechdose aufbewahren.

Tipp

Statt dem Heidelbeerpulver kannst du, je nachdem was du verträgst, z. B. auch Cranberrypulver oder Mangopulver verwenden.

FROZEN-YOGURT-
Slices

Zubereitungszeit: 15 Minuten + 4 Stunden Kühlzeit – Ergibt ca. 10 Stück

ZUTATEN

- 60 g Brombeeren
- 30 g Heidelbeeren
- 30 g Johannisbeeren
- 4 Paranüsse
- 2 EL Reissirup
- 400 g Joghurt
- 1 TL Chiasamen

AUSSERDEM:

- rechteckige Kuchenform (ca. 10 x 30 cm)

1 Beeren waschen und trocken tupfen. Johannisbeeren von den Rispen zupfen. Paranüsse grob hacken.

2 Die Kuchenform mit Backpapier auslegen. Reissirup unter den Joghurt mischen. Die Hälfte der Joghurtmasse in die Kuchenform geben und bis in die Ecken verstreichen.

3 Beeren, Nüsse und Chiasamen darauf verteilen. Restlichen Joghurt darübergeben und verstreichen. Die Masse für mindestens 4 Stunden oder über Nacht ins Gefrierfach stellen.

4 Den Frozen Yogurt erst kurz vor dem Servieren herausnehmen und in etwa 10 Stücke schneiden.

Tipp

Als pflanzliche Alternative zum Milchjoghurt kannst du zum Beispiel Kokosjoghurt verwenden.

Auch beim Obst kannst du variieren und für dich verträgliche Sorten wählen. Statt Paranüssen funktionieren auch eine Handvoll Mandeln oder Pekannüsse, sofern du diese gut verträgst.

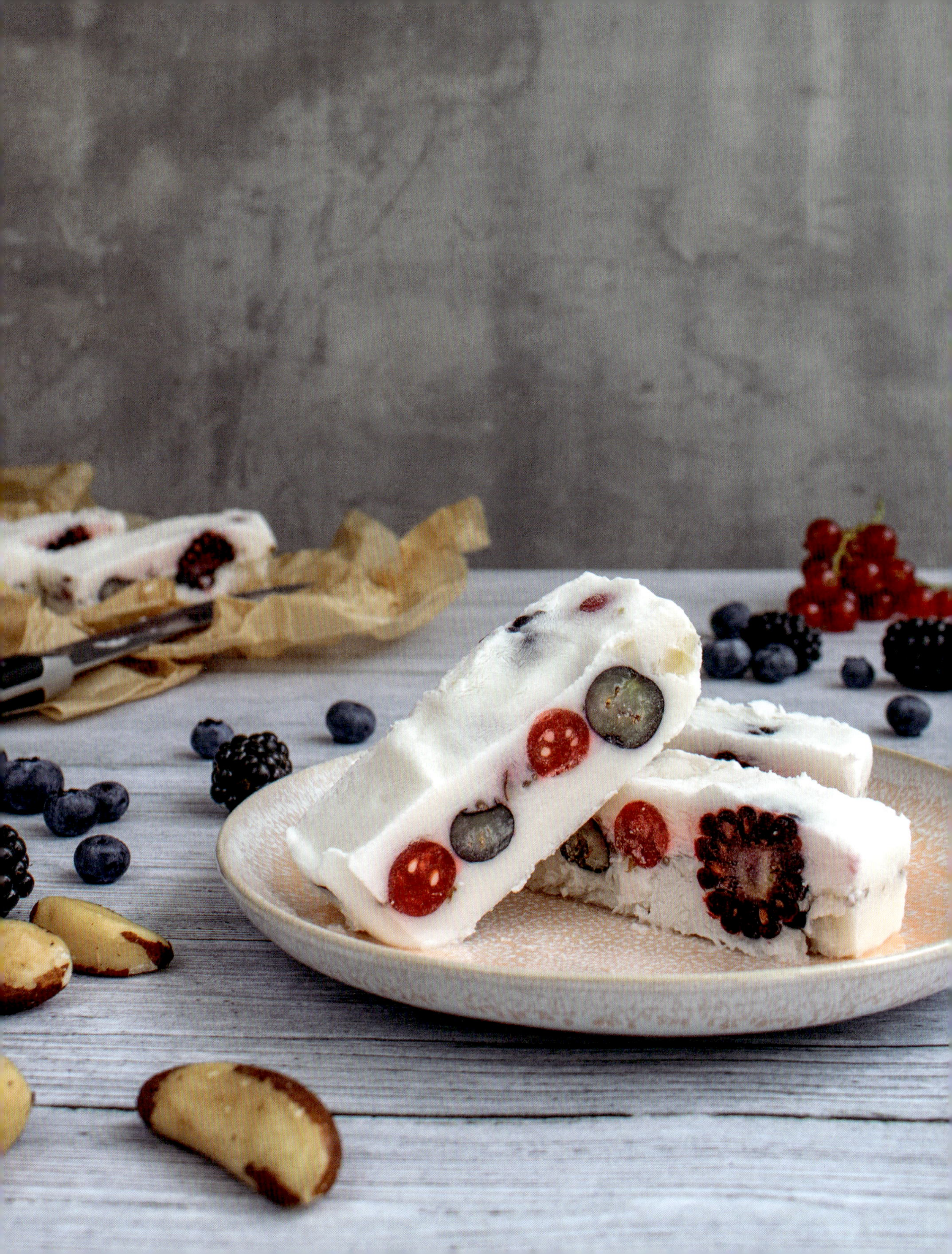

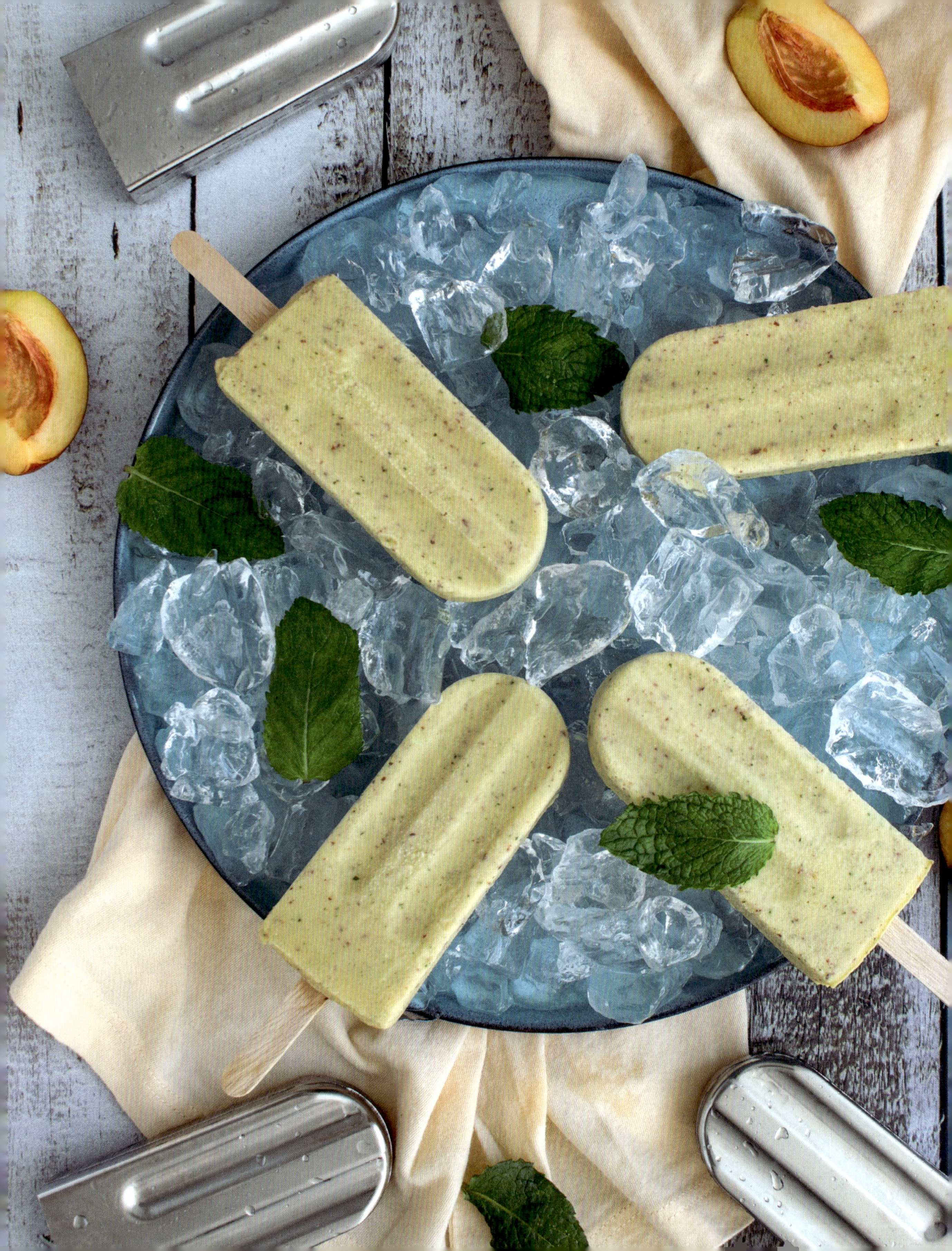

ERFRISCHENDE Nektarine-Minz-Popsicles

Zubereitungszeit: 10 Minuten + 6 Stunden Kühlzeit – Ergibt 4 Stück

ZUTATEN

- 160 g Nektarinen
- 160 ml Kokosmilch
- 2 EL Reissirup oder Tapiokasirup
- 8 Blättchen Minze

AUSSERDEM:

- 4 Popsicle-Formen (Formen für Eis am Stiel)

1 Nektarinen waschen, entsteinen und in Stücke schneiden. Zusammen mit den übrigen Zutaten in den Mixer geben und pürieren. Die Masse in die Popsicle-Formen füllen und für mindestens 6 Stunden oder über Nacht ins Gefrierfach stellen.

2 Die Popsicles aus dem Gefrierfach nehmen und kurz unter kaltes Wasser halten, damit sich das Eis aus den Formen löst. Entweder gleich genießen oder nochmals kurz ins Gefrierfach geben.

Tipp

Statt Kokosmilch kannst du auch Joghurt oder Mandelmilch verwenden und anstatt Nektarinen auch Pfirsiche, Heidelbeeren oder Brombeeren.

Die Minze verleiht dem Eis eine wunderbare Frische. Sehr lecker schmecken die Popsicles alternativ auch mit Zitronenverbene, Zitronenmelisse oder Basilikum.

SALZIGE KRÄCKER

Zubereitungszeit: 20 Minuten + 40 Minuten Backzeit – Ergibt ca. 60 Kräcker

ZUTATEN

- 70 g Leinsamen
- 30 g Hanfsamen
- 10 g Chiasamen
- 110 g Hirsemehl
- 1 EL Salz
- 1 EL Gewürzmischung nach dem Rezept von Seite 72

1 Ofen auf 190 °C Umluft vorheizen und ein Backblech mit Backpapier belegen. Leinsamen im Mixer schroten und in einer Schüssel mit 270 Milliliter Wasser mischen. 5 Minuten quellen lassen.

2 Währenddessen Hanfsamen und Chiasamen kurz im Mixer zerkleinern und anschließend mit Hirsemehl, Salz und der Gewürzmischung vermengen. Das Leinsamengelee zugeben und gut untermischen.

3 Die Kräckermasse auf das Backblech geben und möglichst dünn, maximal 2 Millimeter dick, verstreichen. Ist die Masse zu dick, backen die Kräcker nicht richtig durch und werden nicht knusprig.

4 Die Masse auf der mittleren Schiene etwa 15 Minuten backen. Kurz herausnehmen und mit einem scharfen Messer Dreiecke in die Masse einritzen, so können die Kräcker später leichter auseinandergebrochen werden. Dazu erst längs, dann quer in Abständen von mehreren Zentimetern Linien ritzen. Danach die entstandenen Rechtecke nochmals schräg durch die Ecken ritzend zu Dreiecken teilen.

5 Das Blech zurück in den Ofen schieben und die Masse weitere 20–25 Minuten backen, bis die Oberfläche goldbraun und knusprig ist. Herausnehmen und komplett abkühlen lassen. Dann die Masse in die vorgezeichneten Dreiecke zerbrechen und die Kräcker in einem Schraubglas oder einer Blechdose lagern, damit sie schön knusprig bleiben.

Tipp

Das Verteilen der Masse funktioniert am besten, wenn du die Mischung entlang einer Längsseite auf das Backblech gibst, das Backpapier dort festhältst und mit einem Teigschaber oder -spatel die Masse nach oben hin ausstreichst.

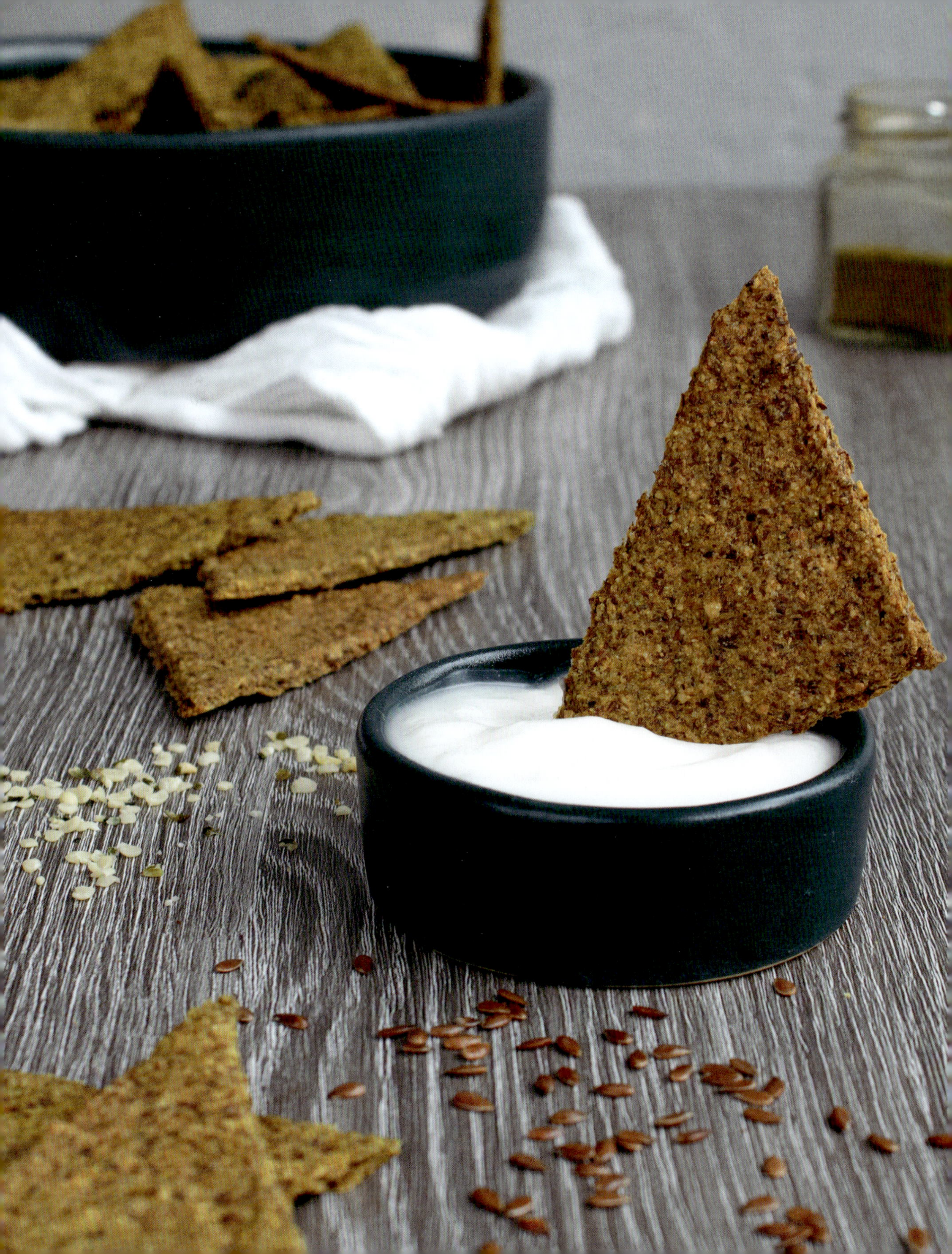

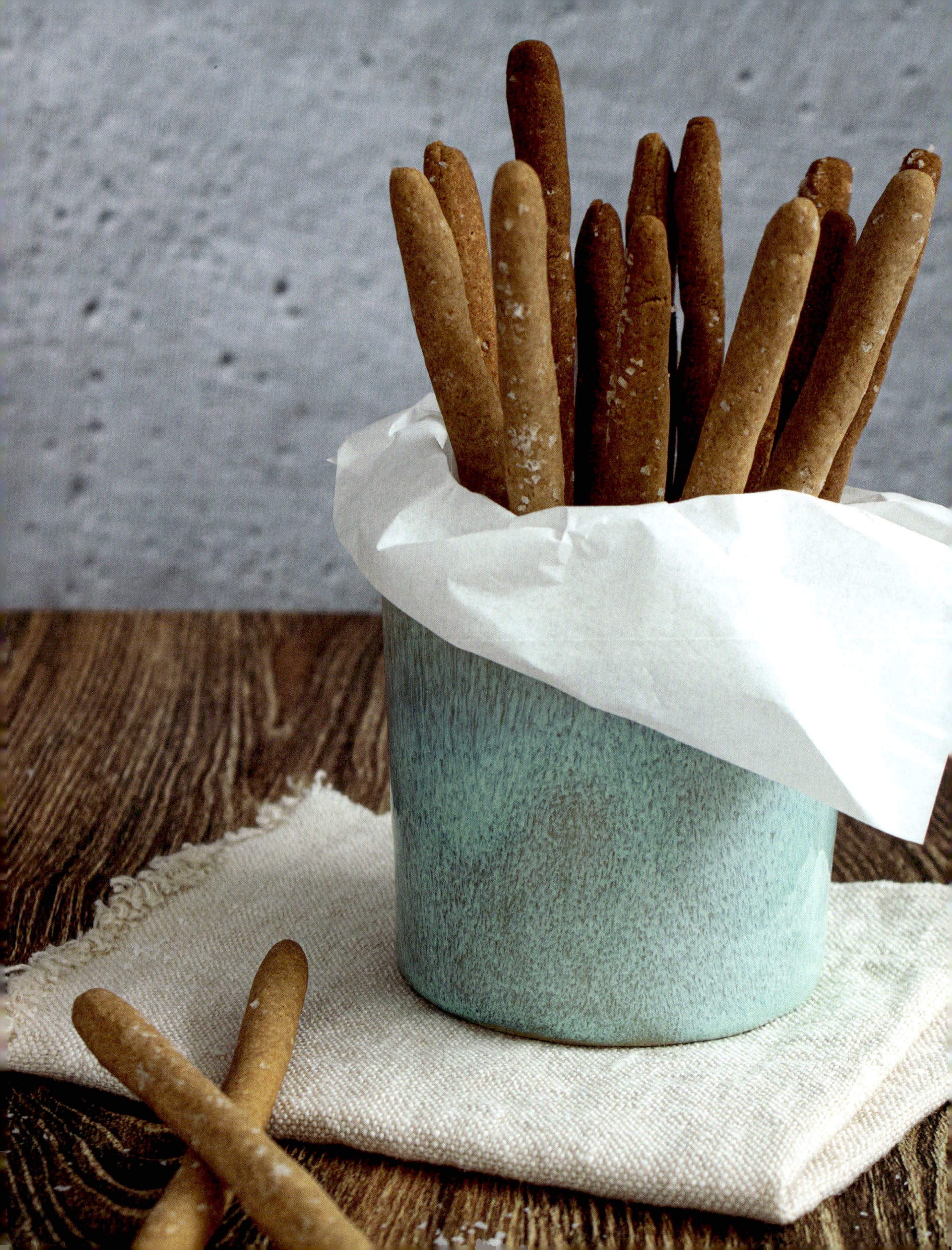

SALZSTANGEN

Zubereitungszeit: 35 Minuten + 20 Minuten Backzeit – Ergibt ca. 20 Stangen

ZUTATEN

- 2 TL gemahlene Chiasamen
- 70 g glutenfreies Hafermehl + Mehl für die Arbeitsfläche
- 45 g Goldhirsemehl
- 20 g Tapiokastärke
- 1,5 TL Weinsteinbackpulver
- ½ TL gemahlene Flohsamenschalen
- ½ TL Salz + etwas grob gemahlenes Salz zum Bestreuen
- ¼ TL Xanthan (kalt verarbeitbares veganes Geliermittel)
- 50 g Margarine
- 6 EL Kokosmilch

1 Gemahlene Chiasamen mit 6 Teelöffel Wasser mischen und 10 Minuten quellen lassen. Währenddessen alle übrigen trockenen Zutaten in einer Schüssel mischen. Die Margarine schmelzen und zusammen mit der Kokosmilch und der Chia-Masse zugeben. Alles mindestens 5 Minuten lang zu einem Teig verkneten.

2 Ofen auf 190 °C Ober-/Unterhitze vorheizen und ein Backblech mit Backpapier auslegen.

3 Die Arbeitsfläche leicht bemehlen. Aus dem Teig etwa 13-Gramm-große Stücke abteilen (ein Probestück wiegen, um die Größe einschätzen zu können). Das ergibt etwa 20 Portionen.

4 Die Teigstücke auf der Arbeitsfläche erst zu kleinen Kugeln und dann mit beiden Händen zu Stangen von etwa 15 Zentimeter Länge rollen. Am Schluss etwas grob gemahlenes Salz auf die Fläche geben und die Stangen durchrollen.

5 Die Salzstangen vorsichtig auf das Backpapier legen und jeweils etwa 1 Zentimeter Abstand dazwischen lassen. Im Ofen auf mittlerer Schiene für 20–25 Minuten goldbraun backen. Die Stangen komplett abkühlen lassen und gut verschlossen in einer Dose aufbewahren.

Tipp

Je dünner die Rollen sind, desto knuspriger werden die Stangen. Allerdings ist der Teig dann etwas schwerer zu verarbeiten, und die Backzeit verkürzt sich um einige Minuten.

Die Chiasamen sind hier der Ei-Ersatz. Alternativ kannst du auch 4 Wachteleier verwenden. Dann benötigst du allerdings nur etwa 4 Esslöffel Kokosmilch.

Das Hafermehl kannst du zu gleichen Teilen durch Quinoamehl oder Buchweizenmehl ersetzen.

HERZHAFTE Müsliriegel

Zubereitungszeit: 35 Minuten + 40 Minuten Backzeit – Ergibt ca. 14 Riegel

ZUTATEN

- 4 TL Leinsamen
- 80 g Hirseflocken
- 100 g Kürbiskerne
- 20 g Pinienkerne
- 20 g Kartoffelstärke
- ½ TL getrocknetes Bohnenkraut
- ½ TL getrockneter Thymian
- ½ TL getrocknetes Basilikum
- ½ TL getrockneter Oregano
- 1 TL Salz
- 50 g Kokosöl
- 40 g junger Gouda

AUSSERDEM:

- kleines Backblech (20 x 20 cm)

1 Ofen auf 190 °C (Ober-/Unterhitze) vorheizen und das kleine Backblech sowie ein normales Backblech mit Backpapier auslegen. Die Leinsamen im Mixer schroten und in einer Schüssel zusammen mit allen anderen trockenen Zutaten mischen.

2 Das Kokosöl schmelzen und mit 100 Milliliter Wasser zugeben. Gouda fein hobeln und ebenfalls dazugeben. Alles zu einer klebrigen Masse verkneten.

3 Den Müsliteig in das kleine Backblech geben, bis in die Ecken verteilen und gut festdrücken. Auf mittlerer Schiene für 20 Minuten backen.

4 Das Blech aus dem Ofen nehmen und die Müslimasse in etwa 14 Riegel schneiden. Diese einzeln mit etwas Abstand voneinander auf das große vorbereitete Blech legen und in weiteren 20–25 Minuten im Ofen fertig backen. Herausnehmen, die Riegel komplett abkühlen lassen und in einer Dose oder einem Schraubglas aufbewahren.

Tipp

Du kannst auch andere für dich verträgliche Kräuter oder Kräutermischungen verwenden. Oder du nutzt die Gewürzmischung von Seite 72.

Wenn es nicht histaminarm sein muss, kannst du die Kürbiskerne durch Sonnenblumenkerne ersetzen.

Die Riegel schmecken auch als vegane Variante ohne Käse sehr lecker.

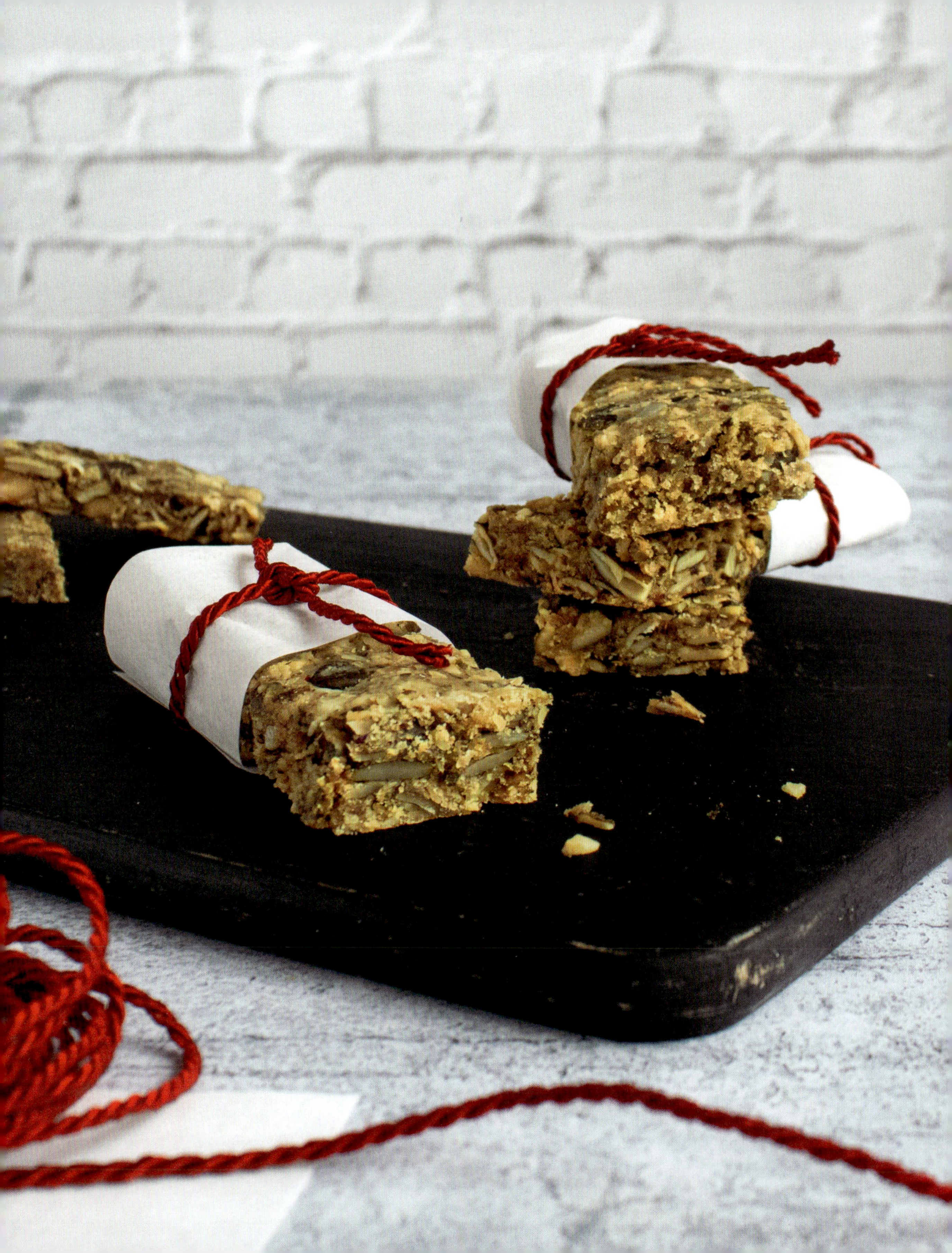

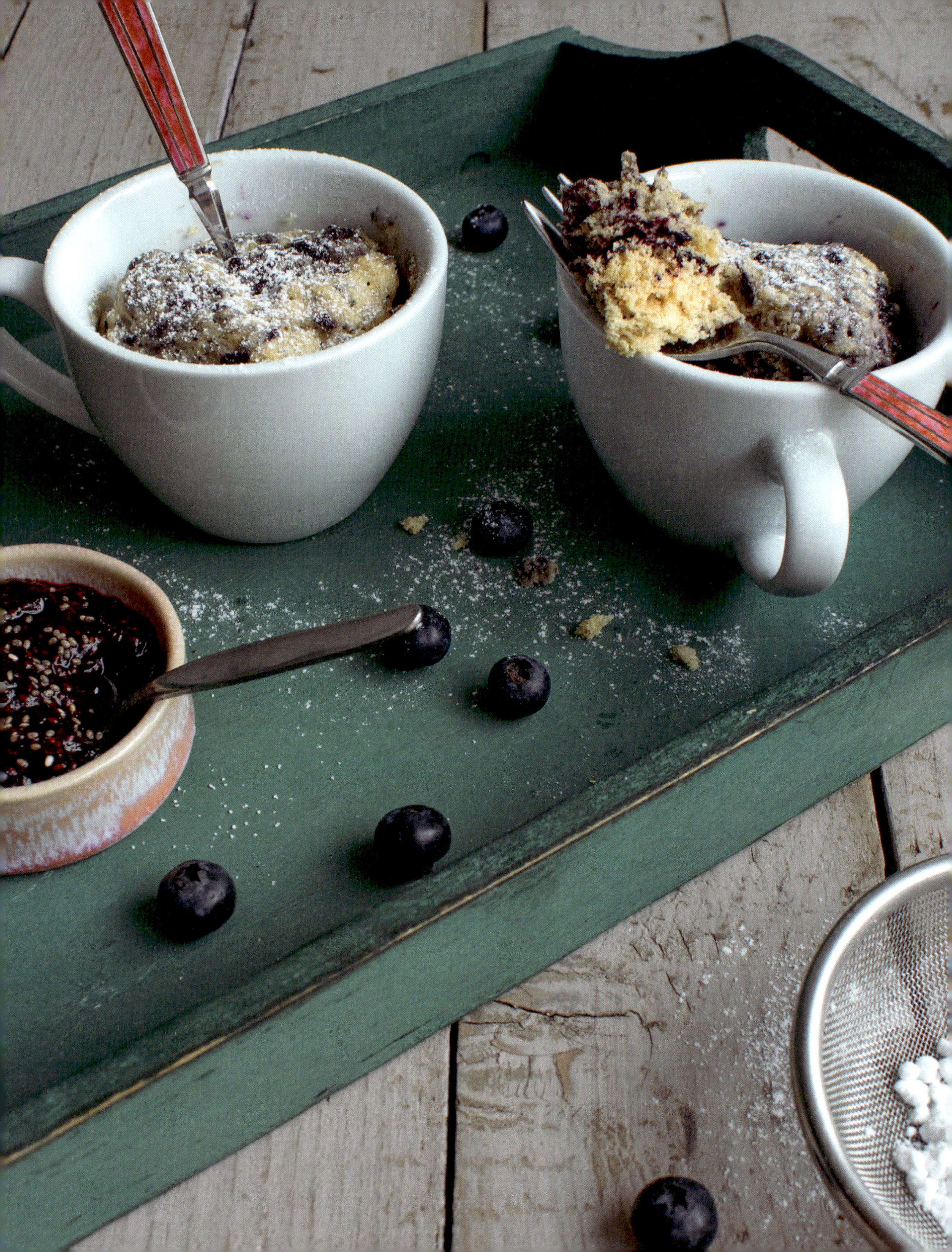

TASSENKUCHEN

Zubereitungszeit: 5 Minuten – Für 1 Person

ZUTATEN

- 2 EL Hafermehl
- 2 EL Goldhirsemehl
- 1 EL Erythrit oder andere verträgliche kristalline Süße
- 1 TL Tapiokastärke
- ½ TL Weinsteinbackpulver
- ½ TL fein gemahlene Chiasamen oder Leinsamen
- 1 Prise Salz
- 2 EL Mandelmus
- 4 EL Pflanzenmilch
- 2 TL Heidelbeermarmelade oder Chia-Marmelade nach dem Rezept von Seite 98

1 Alle trockenen Zutaten in eine Tasse geben und gut miteinander vermischen.

2 Mandelmus und Pflanzenmilch dazugeben und alles mit einer Gabel verrühren, bis keine Klumpen mehr vorhanden sind. Zum Schluss vorsichtig die Marmelade unter die Teigmasse heben.

3 Den Tassenkuchen für 2 Minuten bei 800 Watt in der Mikrowelle backen. Mit einer Stäbchenprobe testen, ob der Kuchen durchgebacken ist. Falls etwas am Holzstäbchen kleben bleibt, den Tassenkuchen noch 30 Sekunden weiterbacken.

4 Den Kuchen etwas abkühlen lassen und direkt genießen.

Tipp

Damit es noch schneller geht, kannst du dir aus den trockenen Zutaten bereits auf Vorrat eine Backmischung vorbereiten. Dann musst du nur noch 5 Esslöffel davon in eine Tasse geben, Mandelmus, Pflanzenmilch sowie Marmelade zugeben, alles gut verrühren und den Tassenkuchen backen.

CARROT-CAKE
mit Cream-Cheese-Frosting

Zubereitungszeit: 55 Minuten – Ergibt ca. 8 Stück

ZUTATEN

FÜR DEN KUCHENTEIG:

- 2 Karotten (ca. 150 g)
- 1 Vanilleschote
- 100 g Goldhirsemehl
- 50 g Reismehl
- 50 g Kartoffelmehl
- 50 g Tapiokastärke
- 50 g gemahlene Mandeln
- 130 g Getreidezucker
- 3 TL Weinsteinbackpulver
- 1 TL gemahlene Flohsamenschalen
- 1 TL Zimtpulver
- ½ TL gemahlener Ingwer
- ¼ TL Kardamom
- 1 Prise Salz
- 125 ml Rapsöl
- 125 g Kokosjoghurt
- 1 TL Branntweinessig

FÜR DAS FROSTING

- 200 g Mandelfrischkäse
- 100 g Getreidezucker als Puderzucker
- 20 g Pistazien
- 20 g geraspelte Karotten

AUSSERDEM:

- Backform (20 x 20 cm)

1 Die Karotten schälen und fein raspeln. Ofen auf 175 °C Ober-/Unterhitze vorheizen. Die Backform mit Backpapier auslegen. Vanilleschote längs halbieren, das Mark mit einem Messerrücken herauskratzen.

2 Alle trockenen Zutaten für den Teig – von den unterschiedlichen Mehlen bis hin zu Gewürzen und Salz – in einer Schüssel mischen. Rapsöl, Kokosjoghurt und den Essig unterrühren. Die Karottenraspel zugeben und untermischen. Den Teig in die Backform füllen und auf mittlerer Schiene 35–40 Minuten leicht goldbraun backen. Aus dem Ofen nehmen und komplett abkühlen lassen.

3 Währenddessen für das Frosting Mandelfrischkäse und Puderzucker verrühren, bis keine Klumpen mehr vorhanden sind. Das Frosting auf dem erkalteten Kuchen verteilen und mit Karottenraspeln und Pistazien bestreuen.

Tipp

Muss es nicht glutenfrei sein, kannst du Mehle, Stärke und Flohsamenschalen einfach durch 250 Gramm Dinkelmehl ersetzen. Den Getreidezucker kannst du auch durch eine andere kristalline Süße ersetzen.

Muss es nicht vegan sein, verwende einfach Joghurt für den Teig.

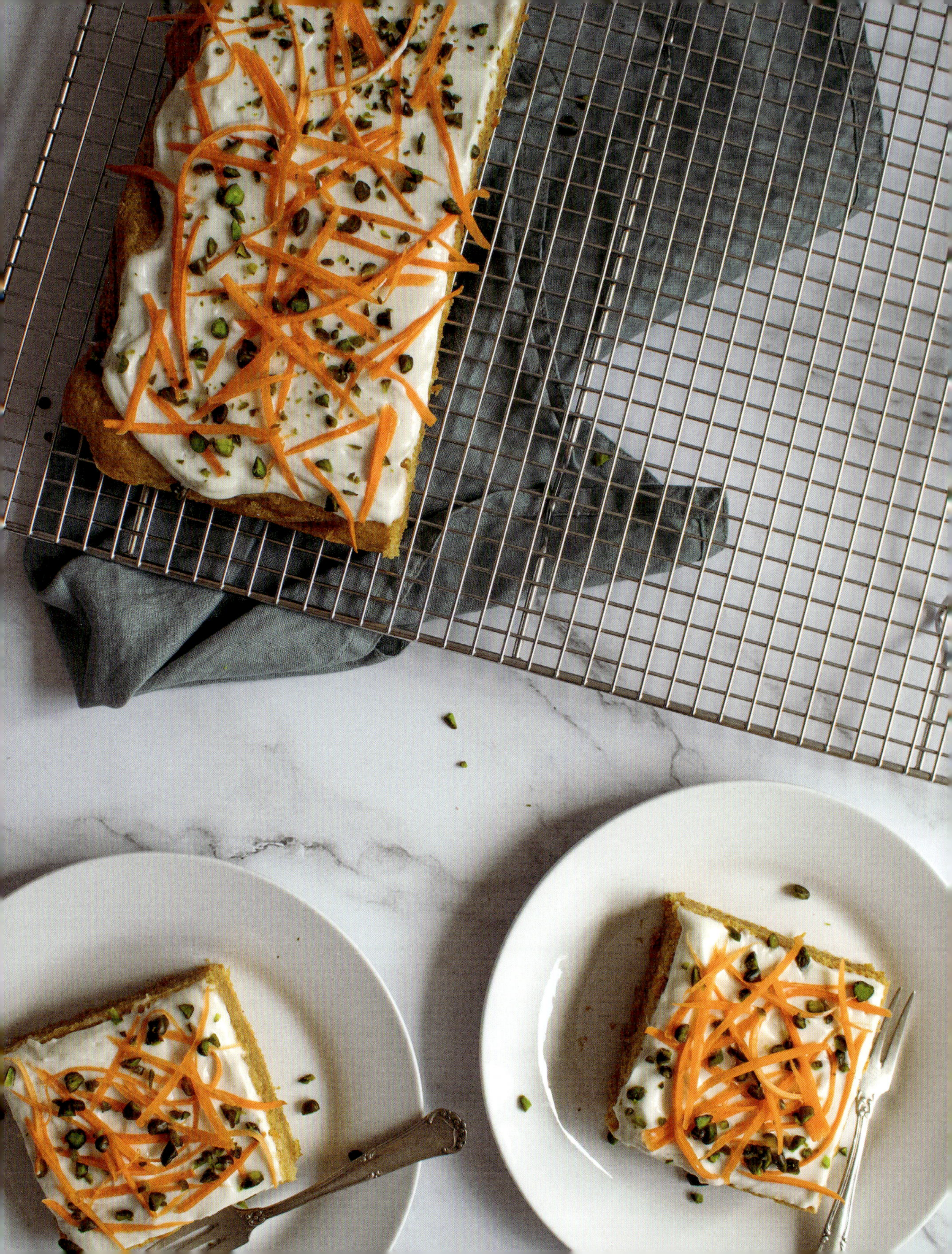

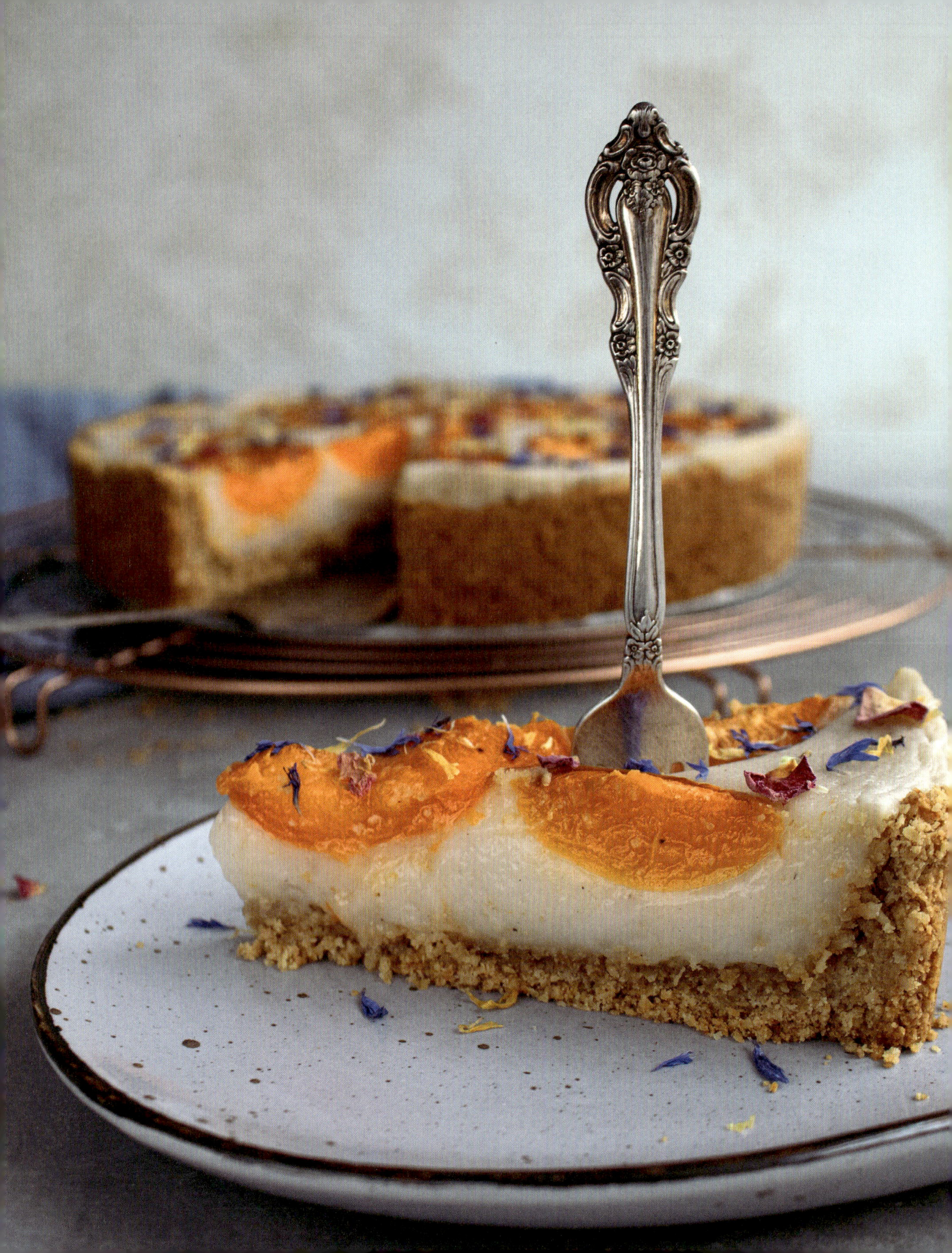

CHEESE-CAKE mit Haferboden

Zubereitungszeit: 20 Minuten + 50 Minuten Backzeit + 3 Stunden Kühlzeit – Ergibt ca. 9 Stück

ZUTATEN

FÜR DEN BODEN:

- 300 g glutenfreie Haferflocken
- 130 g Margarine
- 2 EL Reissirup
- 1 TL Zimtpulver (optional)

FÜR DIE FÜLLUNG:

- Mark von ½ Vanilleschote (optional)
- 300 g Mandelfrischkäse
- 250 g Kokosjoghurt
- 30 g Tapiokastärke
- 150 g Getreidezucker oder Erythrit
- ½ TL Acerolapulver (optional)
- 6 reife Aprikosen

AUSSERDEM:

- kleine runde Backform (23 cm Ø)

1 Ofen auf 175 °C Ober-/Unterhitze vorheizen. Die Backform mit Backpapier auslegen oder einfetten.

2 Für den Boden die Haferflocken im Blitzhacker grob häckseln. Margarine schmelzen und mit Haferflocken, Reissirup und gegebenenfalls Zimt vermischen. Den Teig in die Backform geben und festdrücken, dabei einen 3 Zentimeter hohen Rand bilden.

3 Für die Füllung die halbe Vanilleschote längs halbieren, das Mark mit einem Messerrücken herauskratzen. Vanillemark zusammen mit allen übrigen Zutaten außer den Aprikosen in eine Schüssel geben und glatt rühren.

4 Die Joghurt-Frischkäse-Masse in die Kuchenform füllen und darin verteilen. Aprikosen waschen, halbieren und entsteinen. Mit der Schnittkante nach oben auf den Cheesecake setzen. Den Kuchen auf mittlerer Schiene 50–60 Minuten backen, bis die Oberfläche leicht gebräunt ist.

5 Kuchen aus dem Ofen nehmen und komplett auskühlen lassen. Vor dem Anschneiden für 2–3 Stunden, besser über Nacht, in den Kühlschrank stellen. Er ist noch etwas weich, wenn er aus dem Ofen kommt, und wird erst während der Kühlzeit richtig fest.

Tipp

Statt dem Kokosjoghurt kannst du für den Kuchen auch laktosefreien Quark verwenden. Die Margarine kannst du durch Butter austauschen und den Mandelfrischkäse durch laktosefreien Frischkäse.

Als Obst schmecken Heidelbeeren oder Pfirsiche ebenfalls sehr lecker. Das Acerolapulver ist der Zitronen-Ersatz. Wenn du Zitrusfrüchte verträgst, verwende die Schale von ½ Bio-Zitrone.

REZEPTREGISTER

Hier findest du alle Rezepte aus diesem Buch nach Name und ggf. Hauptzutat alphabetisch sortiert. In Klammern steht die Einordnung in die jeweiligen Kapitel

DANK

Seit ich 2014 Die intolerante Isi gegründet habe, träumte ich davon, irgendwann meine Rezepte auch mal in einem Buch veröffentlichen zu können. Mit Eating your way wurde mir dieser Traum nun erfüllt und war zugleich meine größte Freude und auch meine größte Herausforderung. In diesem Buch stecken viele Stunden Arbeit und viel Herzblut, um nicht einfach „nur“ Rezepte, sondern auch möglichst viele hilfreiche Infos und Tipps rund um das Thema Unverträglichkeiten mit rein zu packen. Es soll nicht nur als Kochbuch dienen, sondern auch als möglichst umfangreiches Nachschlagewerk zu verschiedenen Lebensmittelintoleranzen. Das gesamte Projekt von der Idee bis zum finalen Buch hat insgesamt über ein Jahr gedauert und wäre ohne die Unterstützung einiger wundervoller Menschen nicht möglich gewesen.

Tausend Dank geht an erster Stelle an meinen Liebsten Rainer, der alle Gerichte verkostet, Rezepte zur Probe gekocht und ehrliches Feedback dazu gegeben hat. Ich weiß, dass die letzten Monate nicht immer einfach waren, und ich bin unendlich dankbar dafür, dich schon so viele Jahre an meiner Seite zu haben. Danke, dass du mich immer wieder auf die Füße gestellt und mir neue Energie und Mut gegeben hast, wenn ich dachte, ich schaffe es nicht. Ein großer Dank geht auch an meine Eltern und meinen Bruder, die immer an mich geglaubt und mich auch bei all meinen anderen Projekten und Ideen der letzten Jahre unterstützt haben. Fürs Zuhören, Probeessen, Probelesen und die eine oder andere Goldene Milch inklusive Stunden voller Freude & Lachen danke ich meinen beiden lieben Mädels Isi und Ann ganz herzlich. Bei Anna und Laura von Motel a Miio möchte ich mich für das wunderschöne Geschirr, das ich für die Bilder verwenden durfte, bedanken. Meiner Lektorin Claudia Lenz danke ich vielmals für die Geduld bei der Prüfung so vieler Seiten Theorieteil und den spannenden und harmonischen Austausch. Und zu guter Letzt geht mein Dank an das wunderbare Team des Südwest Verlags, die mir die Möglichkeit gegeben haben, dieses Buch zu veröffentlichen, und meine Ideen und Wünsche stets umgesetzt haben. Vielen Dank, dass ich diese kostbare Erfahrung machen durfte, ein Buch zu konzipieren, zu schreiben, zu stylen und zu fotografieren. Es hat mir wahnsinnig viel Freude bereitet und ich hoffe, dass Eating your way auch allen Leser:innen zu mehr Freude, Leichtigkeit und Genuss trotz Unverträglichkeiten verhilft.

QUELLENANGABEN

Ali M, Rellos P, Cox T M: Hereditary fructose intolerance. Journal Med Genet. 1998 May;35(5):353-65. doi: 10.1136/jmg.35.5.353.

Beutling D: Biogene Amine in der Ernährung. Springer, 1996.

Biesiekierski J R: What is gluten? J Gastroenterol Hepatol., 2017, 32(suppl 1):78-81. doi:10.1111/jgh.13703

Biesalski H K, Pirlich M, Bischoff S C, Weimann A: Ernährungsmedizin. Thieme Verlag, 5. Aufl. 2018.

Canani R B, Pezzella V, Amoroso A et. al.: Diagnosing and Treating Intolerance to Carbohydrates in Children. Nutrients 2016 Mar 10;8(3):157. doi: 10.3390/nu8030157.

Dr. Schmidbauer C: Mikronährstoff-Coach. VdÄ Wien, 3. Aufl. 2018.

Heine H: Lehrbuch der biologischen Medizin. Karl F. Haug, 4. Aufl. 2014.

Kaufmann K und S: Der Histamin Irrtum. VAK Verlags GmbH, 2021.

Lebwohl B, Sanders D S, Green P H R: Coeliac Disease. Lancet. 2018;391(10115):70–81. doi:10.1016/S0140-6736(17)31796-8

Ledochowski M: Wegweiser Nahrungsmittel-Intoleranzen: Wie Sie Ihre Unverträglichkeiten erkennen und gut damit leben. Trias Verlag Stuttgart, 2009

Malakar S.: Bioactive food chemicals and gastrointestinal symptoms: a focus of salicylates. Journal Gastroenterol Hepatol. 2017 Mar;32 Suppl 1: 73-77. doi: 10.1111/jgh.13702.

Roszkowska A, Pawlicka M, Mroczek A, Bałabuszek K, Nieradko-Iwanicka B: Non-Celiac Gluten Sensitivity: A Review. Medicina (Kaunas). 2019 May 28;55(6):222. doi: 10.3390/medicina55060222.

Mueckler M, Thorens B: The SLC2 (GLUT) family of membrane transporters. Molecular Aspects of Medicine 34 (2013) 121-138.

Prof. Dr. Axt-Gadermann M: Gesund mit Darm. Südwest Verlag, 2020.

Putkonen L, Yao C K, Gibson P R: Fructose malabsorption syndrome. 2013 Jul;16(4):473-7. doi: 10.1097/MCO.0b013e328361c556.

Race S: The Salicylate Handbook: Your Guide to Understanding Salicylate Sensitivity. TIGMOR BOOKS 2012.

Samaras D et al.: Effects of widely used drugs on micronutrients: A story rarely told. Nutrition; 29(4):605-10: 2013.

Segersten A: The Elimination Diet. Little, Brown & Company, 2015.

Sieber R, Stransky M, de Vrese M: Laktoseintoleranz und Verzehr von Milch und Milchprodukten. Z Ernährungswiss. 1997;36(4):375–393. doi: 10.1007/bf01617834

Smollich & Vogelreuter (2018): Nahrungsmittelunverträglichkeiten. WVG Stuttgart, 2018.

Souci S W, Fachmann W, Kraut H: Lebensmitteltabelle für die Praxis. WVG, 5. Aufl. 2011.

Ströhle A, Hahn A, Wolters M: Ernährung: Physiologische Grundlagen, Prävention, Therapie. WVG, 2016.

Trautmann A, Kleine-Tebbe J: Allergologie in Klinik und Praxis. Thieme Verlag Stuttgart, 3. Aufl. 2018.

Diese Auflistung ist nur eine kleine Auswahl der wichtigsten Literatur: Ein detailliertes Quellenverzeichnis kann gerne bei der Autorin angefragt werden.

Hilfreiche Institutionen/Weiterführende Infos

DZG – Deutsche Zöliakie Gesellschaft e. V., 2021. www.dzg-online.de

Schweizerische Interessengemeinschaft Histamin-Intoleranz, 2019. www.histaminintoleranz.ch

BZfE – Bundeszentrum für Ernährung, 2021. www.bzfe.de

DAAB – Deutscher Allergie- und Asthmabund e. V. www.daab.de

HZI – Helmholtz Zentrum für Infektionsforschung. www.helmholtz-hzi.de

IMD – Institut für Medizinische Diagnostik. www.imd-berlin.de

MVZ Institut Mikroökologie. Institut für Mikroökologie – Mikrobiota, Schleimhaut und Allergien www.mikrooek.de

IMPRESSUM

1. Auflage

Hinweis: Das vorliegende Buch ist sorgfältig erarbeitet worden. Dennoch erfolgen alle Angaben ohne Gewähr. Weder die Autorin noch der Verlag können für eventuelle Nachteile oder Schäden, die aus den in diesem Buch gegebenen Hinweisen resultieren, eine Haftung übernehmen.

Sollte diese Publikation Links auf Webseiten Dritter enthalten, so übernehmen wir für deren Inhalte keine Haftung, da wir uns diese nicht zu eigen machen, sondern lediglich auf deren Stand zum Zeitpunkt der Erstveröffentlichung verweisen.

Projektleitung: Eva Wagner / Birgit Bulla
Lektorat: Claudia Lenz
Korrektorat: Barbara Kohl
Layout und Satz: OH, JA!
Bildredaktion: Susanne Harecker

Bildnachweis: Adobe Stock: 10 (Antonioguillem); 16 (beats_); 21 (monticellllo); 31 (Nitr); 33 (Siam); 34 (Yingko); 37 (contrastwerkstatt); 51 (Инесса Шустикова), iStock: 12 (istetiana); 23 (TefiM); 29 (South_agency), Shutterstock.com: 45 (TG23), Stefan Dangl Illustrationen: 15, 19, 24, 25, Alle Rezeptfotos: Isabella Hener

Umschlaggestaltung und Konzeption: OH, JA!
Reproduktion: Mohn Media Mohndruck GmbH, Gütersloh
Druck und Bindung: aprinta druck GmbH, Wemding

Printed in Germany

FSC www.fsc.org MIX Papier aus verantwortungsvollen Quellen FSC® C004592

Penguin Random House Verlagsgruppe FSC® N001967

ISBN 978-3-517-10094-4